山西省"十四五"首批职业教育规划教材立项建设教材

高等职业教育新形态一体化教材

医学心理学

主编　武绛玲　区绮云　侯冉

中国教育出版传媒集团

高等教育出版社·北京

内容提要

　　本书是山西省"十四五"首批职业教育规划教材立项建设教材，依据高等职业教育临床医学专业教学标准编写，并参考执业助理医师资格考试大纲要求，重视人文关怀，突出职业教育类型特色，体现教材内容的"必需、够用""针对性、适用性"。全书分为基础知识、临床应用和素质提升3个模块，含8个项目、22个任务，主要包括了解医学心理学，学习医学心理学基础知识，关注心理因素致病问题，研究临床相关心理问题，开展临床心理评估，了解心理测验，并进行心理咨询与心理治疗，建设高质量医患关系和培养医务工作者的职业心理素质等方面的内容。本书配套有丰富的数字化资源，如视频、音频、思维导图、在线测试等，学习者可通过扫描书中二维码随时随地学习，提升自主学习的便利性。

　　本书可供高等职业院校临床医学、口腔医学、预防医学及相关医学类专业教学使用，也可供临床医护人员参考。

　　教师如需获取本书授课用PPT等配套资源，请登录"高等教育出版社产品信息检索系统"（http: /xuanshu.hep.com.cn）免费下载。

图书在版编目（CIP）数据

　　医学心理学 / 武绛玲，区绮云，侯冉主编. --北京：高等教育出版社，2024.7
　　ISBN 978-7-04-062178-5

　　Ⅰ.①医…　Ⅱ.①武…②区…③侯…　Ⅲ.①医学心理学－高等职业教育－教材　Ⅳ.① R395.1

　　中国国家版本馆CIP数据核字（2024）第096086号

YIXUE XINLIXUE

策划编辑　夏　宇	责任编辑　吴　静	封面设计　王　鹏	版式设计　徐艳妮
责任绘图　李沛蓉	责任校对　陈　杨	责任印制　赵　振	

出版发行　高等教育出版社	网　　址	http://www.hep.edu.cn
社　　址　北京市西城区德外大街4号		http://www.hep.com.cn
邮政编码　100120	网上订购	http://www.hepmall.com.cn
印　　刷　北京利丰雅高长城印刷有限公司		http://www.hepmall.com
开　　本　787mm×1092mm　1/16		http://www.hepmall.cn
印　　张　13		
字　　数　260千字	版　　次	2024年7月第1版
购书热线　010-58581118	印　　次	2024年7月第1次印刷
咨询电话　400-810-0598	定　　价	38.00元

《医学心理学》编写人员

主　编　武绛玲　区绮云　侯　冉

副主编　黄声鸣　王　译　刘力为

编　者（以姓氏笔画为序）

王　译（临汾职业技术学院）

王海芳（临汾职业技术学院）

区绮云（广东江门中医药职业学院）

刘力为（长春医学高等专科学校）

武绛玲（临汾职业技术学院）

郑荣华（临汾职业技术学院）

侯　冉（山西医科大学第二医院）

侯潇婵（临汾职业技术学院）

黄声鸣（临汾职业技术学院）

谢新莹（广州卫生职业技术学院）

前　言

医学心理学作为一门医学专业基础课程,在专业课程中具有重要的桥梁作用,旨在使医学生形成心身统一的整体认识观,更全面地理解健康与疾病,不仅对疾病的症状及其生物学病因有所认识,更重要的是认识心理社会因素在疾病发生、发展过程中的作用,了解临床上病人的心理状态,利用心理评估、心理治疗技术对疾病进行干预,应用人际沟通技巧解决工作中存在的各种纷繁复杂的医患沟通问题,以便更好地从事临床医学工作,提高医疗质量,满足现代医学模式和医学自身发展的需求,促进人类的身心健康。

本教材编写以习近平新时代中国特色社会主义思想为指导,坚持以人民为中心的发展思想,牢固树立"大卫生、大健康"理念,以《健康中国行动(2019—2030年)》为纲领,基于习近平总书记在全国高校思想政治工作会议上提出的课程思政理念,紧扣"医教协同、立德树人",探索职业技能与职业精神融合的教材开发新路径。教材深度融入课程思政元素,将"爱国、爱家、爱岗、爱己"四爱教育贯穿始终,突出医者仁心等6项典型思政元素。通过素养导航、案例分析等,适当结合中国古代医学典故、行业榜样,提升学生的职业荣誉感,培养精益求精的工匠精神。坚持临床技能与人文的有机融合,培养具有良好职业心理素质的高素质医学专业技术技能人才,实现由技能人向技能与人文并重的全能人转变。

本教材由临床一线医学专家参与内容选取与设计,打破原有的章节教学体系,便于实施模块化教学;同时建设配套资源,充分发挥富媒体的优势,实现与教学要求匹配、与岗位需求对接、与职业资格考试接轨。本教材注重在调动学生学习自主性和主观能动性的基础上,培养学生的创造性思维能力及发现问题、分析问题和解决问题的能力,以职业技能和岗位胜任力培养为根本,以学生为中心,贴近高职学生认知,夯实基础知识,培养实践技能。

本书为山西省"十四五"首批职业教育规划教材立项建设教材,在编写过程中得到了所有编者的大力支持,在此,对所有编者和在编者身后的支持者们表示衷心感谢。同时,感谢高等教育出版社对我们工作的大力支持。

由于水平有限,疏漏之处在所难免,恳请专家、同仁和广大读者批评、指正,我们将虚心接受,并加以更正,再接再厉,为医学心理学的繁荣和发展做出更多的贡献。

武绛玲

2024 年 3 月

目　录

模块三　素质提升

附录

参考文献

图片

本书思维导图

二维码链接的数字资源目录

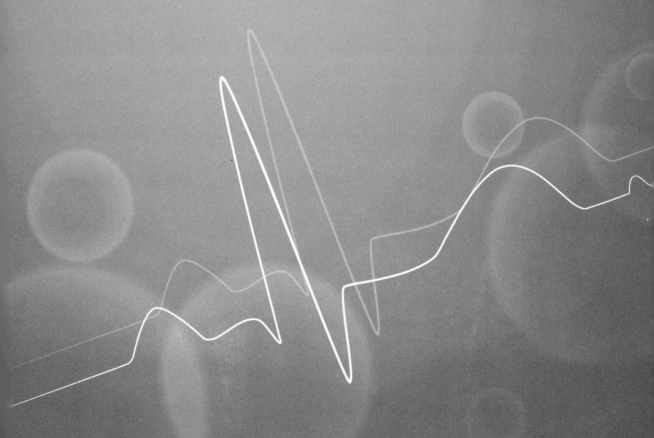

模块一
基础知识

项目一　了解医学心理学

图片

项目一思维导图

⊙ 素养导航

　　张医生是一名综合医院的糖尿病专科医生。一天,她去查房,见到她当天收治的一名刚被诊断为胰岛素依赖型糖尿病的中年女病人。开始,病人非常愤怒,继而满脸忧愁、难以交流。张医生意识到病人的问题,如果不以支持和解决问题的态度与病人交流,可能无法与病人沟通,张医生决定先了解病人为什么愤怒和悲伤。

　　原来,病人入院之初,一名年轻的医生只是简单告诉病人所患的疾病和后果,没做任何解释,导致病人不安和惊恐。她感到很突然,特别害怕。她有个朋友也患了糖尿病,因微血管病变导致视力下降、高血压,最后肾衰竭而亡。此外,病人对注射针头有一些恐惧,她害怕接受每天2次的胰岛素注射,坚持要求服用药片,对改变饮食习惯也很抵触,因此对新制订的治疗计划不愿意合作。

　　张医生接受过一些专业的心理训练,这方面的意识很强。她努力地与病人沟通,建立良好的医患关系,宽慰、支持她。在第一次查房时,她很耐心地回答了病人的很多问题,了解了她的一些真实想法和感受。随后,张医生让这个病人参加了科室精心组织的糖尿病知识讲座,又联系了一位临床心理医生会诊,帮助她摆脱忧虑及对针头的恐惧。第二次查房,病人的态度明显转变,她接受了胰岛素治疗和节食计划,也接受了心理医生的帮助。这就是心理学对临床病人的重要作用。

任务一　掌握医学心理学概况

一、医学心理学的概念

医学心理学(medical psychology)是医学与心理学相结合的一门交叉学科,是心理学在医学领域中的应用。医学心理学兼有心理学和医学的特点,研究医学领域中的心理学问题,侧重研究心理因素对人类健康与疾病的影响及在健康与疾病相互转化过程中所起的作用及其规律,并运用心理学的理论和方法预防、诊断和治疗疾病,以维护和促进人类的整体健康。

考点
医学心理学的概念

二、医学心理学的研究对象和任务

(一) 医学心理学的研究对象

医学心理学主要以人的心理活动与健康、疾病之间的关系为研究对象。凡是与人的健康和疾病有关的心理问题都是其研究的内容。

(二) 医学心理学的主要任务

医学心理学的主要任务是研究如何将心理学的知识和技术应用于医学领域,探讨心理社会因素对人的健康和疾病的作用。具体包括以下几方面:

考点
医学心理学的主要
任务

1. 研究心理社会因素在疾病的发生、发展和变化过程中的作用规律　在人类的疾病谱中,疾病大体可分为三类:一是躯体疾病;二是心身疾病;三是精神疾病。在后两类疾病中,心理社会因素是致病或诱发因素,也可以表现在疾病的症状上。在第一类疾病中,心理因素虽然不是直接的原因,但在患病后不同的心理状态也影响着疾病的进展,有的还产生明显的心理障碍。

2. 研究心身相互作用机制　人的心理的改变必然伴随着生理的变化,心身之间是相互联系、相互影响、相互作用的。医学心理学研究心身相互影响及作用的规律,探索其内在机制,为预防和治疗疾病提供理论依据。

3. 研究疾病过程带来的心理行为变化及干预措施　人在生病时,心理活动也会发生相应的改变。医学心理学研究病人心理反应的特点、性质等规律,以利于掌握病人的心理活动特点,采取适当的方式进行针对性的干预,帮助其解除心理困扰和痛苦,促进康复。

4. 研究人格特征在健康和疾病及其转化中的作用　人格特征决定一个人对事物的认识、态度和行为方式,不同人格素质的个体在面对各种环境刺激时会产生各不相同的生理和心理反应,这些特征和反应对疾病的发生和康复有着重要的意义。如 A 型人格与心脑血管疾病、C 型人格与癌症密切相关。人格素质在健康与疾病相互转化中有什么作用,如何完善病人的人格以促进其疾病康复,这是医学心理学研究的重要课题之一。

5. 研究如何将心理学的知识和技术应用于医学的各个方面 医学心理学的重要任务是研究如何运用心理学的手段,如心理评估、心理咨询、心理治疗及心理护理等技术帮助人们改善心理状态,预防或治疗疾病,保持健康或促进病人病情好转,增强病人的社会适应能力,提高生活质量。

执考链接 医学心理学的主要任务不包括(　　　)
A. 研究心理社会因素在疾病的发生、发展和变化过程中的作用规律
B. 研究个性的形成和发展
C. 研究心身相互作用机制
D. 研究疾病过程带来的心理行为变化及干预措施
E. 研究人格特征在健康和疾病及其转化中的作用
参考答案: B

三、医学心理学的分支学科

研究健康与疾病关系中心理行为因素的学科很多,这些学科有的可视为医学心理学的分支学科,有的在研究内容上与医学心理学有不同程度的重叠,可视为医学心理学的交叉学科,有的则几乎是医学心理学的同义词,可看作是相似学科。即使是同一学科,目前不同学者或在不同著作中的定义也不尽相同。以下简要介绍几种:

1. 临床心理学 是现代应用心理学中的重要组成部分,主要研究和解决心理学临床问题,包括心理评估、心理治疗、心理咨询等内容,目的在于处理和解决人的心理问题,改变和改善人的行为方式。美国心理学会认为它是一门以有心理障碍的人为研究对象,并实际从事心理疾病的诊断、治疗与预防的应用心理学科。由于临床心理学涉及心理学知识、技术在防治疾病中的应用问题,一般将其看作是医学心理学最大的临床分支学科。

2. 健康心理学 又称心理卫生学,主要研究心理、行为因素在维持健康、预防疾病、促进疾病康复中的作用,运用心理学的专业知识增进心身健康,预防疾病。

3. 神经心理学 是心理学与神经解剖学、神经生理学、神经病理学和神经化学等基础医学学科相结合的分支,主要研究大脑与心理活动、行为的具体关系。

4. 护理心理学 是将心理学知识、原理、方法应用于现代护理领域,解决护理领域中心理学问题的一门学科,主要研究病人的心理活动规律及其相应最佳心理护理措施。

5. 心身医学 又称心理生理医学,研究心身疾病的发生、发病机制、诊断、治疗

和预防,研究生理、心理和社会因素相互作用及其对人类健康和疾病的影响。

6. 行为医学 是综合行为科学和生物医学知识的交叉学科,主要研究有关健康和疾病的行为科学与生物医学的知识和技术,行为与疾病的关系,行为障碍及与行为有关疾病的预防、诊疗和康复。行为医学侧重于将行为治疗方法应用于医学领域,重点在于指导人们树立健康行为,矫正异常行为,改变不合理的生活方式和不良习惯,其理论归属于医学心理学的行为主义学派。

7. 变态心理学 又称病理心理学,以异常的心理活动与行为为研究对象,着重研究异常心理与行为发生、发展、变化的原因及规律,并探讨其机制,以便更好地理解、预测和有效控制人的行为。

8. 康复心理学 是康复医学与心理学相结合的一门交叉学科,是以伤残病人、慢性病病人和老年人存在的心理行为问题为研究对象的一门学科,目的是应用心理学和医学的知识与技术来帮助病人适应工作、适应生活、适应社会,从而尽可能减轻伤残、疾病、老化而导致的心理行为障碍。

9. 药物心理学 研究药物在应用过程中,对心理活动和行为的影响规律及影响药物效应的心理因素,是提高药物疗效的心理学分支学科。

任务二 了解医学心理学简史

医学心理学是一门渊源数千载而却只有百年历史的学科。说它渊源数千载,是因为自有人类文明史以来,人们都把心、身相互作用的探索视为主要问题。不论我国还是西方国家对此都有记载,但最初都依附于神灵思想和哲学之中,而心理学和医学心理学从哲学中分化出来成为一门独立的科学,开始于 19 世纪末,迄今不过100 多年的历史。

医学心理学作为科学的发展历史虽不长,但人类心理与健康和疾病关系的探索史却是漫长的。从科学发展的历史看,是心理学和医学发展到一定阶段才自然逐步形成一个独立分支学科的历史。

一、西方医学心理学的形成过程

心理学早期一直隶属于哲学的范畴,直到 19 世纪中叶,由于对心理现象的研究引进了科学实验方法,才使心理学从哲学中分化出来,成为一门独立的学科。1879年,德国学者冯特(W.Wundt)创立了世界上第一个心理学实验室,标志着科学心理学的诞生。此后心理学在百余年时间里发展很快,特别是在 20 世纪 20~30 年代形成了许多心理学流派,同时也派生出许多分支学科,医学心理学就是其中一个重要的分支。1852 年,德国的洛采(Lotze B.H.)提出"医学心理学"的概念。1890 年,美国的卡特尔(J.M.Cattell)首先提出了"心理测验"的概念。1896 年,美国的魏特曼(L.Witmer)提出"临床心理学"的概念,并建立了第一个临床心理诊所。1908 年,美国成立了世界上第一个心理卫生协会。19世纪末20世纪初,奥地利医生弗洛伊德(S.Freud)创立了精神分析理论,采用精神分析疗法治疗疾病。以美国的坎农(W.B.Cannon)和沃尔夫(H.G.Wolff)、加拿大的塞里(H.Selye)等为代表的心理生理学派,研究了情绪的心理生理学、心理应激机制等问题。美国的华生(J.B.Watson)提出"行为理论",创立了行为主义心理学派,通过实验研究外显行为,成为行为治疗的重要理论起点。20世纪30年代,美国成立了心身医学会,并创办了《心身医学》杂志,为医学心理学的发展做出了很大的贡献。1976年,在美国耶鲁大学举行的行为医学会议上提出了"行为医学"的概念。1978年出现了"健康心理学"的概念。医学心理学的基础研究逐步深入,并形成一定的理论体系,临床心理学在综合医院的应用也日益广泛。医学心理学的发展不仅从理论上丰富了医学和心理学的基础知识,而且也直接为人类防治疾病做出了贡献。

二、我国古代医学中的医学心理学思想

视频

黄帝内经中蕴含的
心理学思想

历史悠久、文化灿烂的中华民族是世界心理学思想的策源地之一。在我国古代哲学中,很早就有身心关系的论述。如春秋战国时期的编年体史书《左传》中就有形神合一、守静、保精、和气的认识。战国后期的荀况提出的"形具而神生"的主张,认为先有身体,而后才有精神,精神依附于身体的认识,可以说荀况是我国古代第一个从朴素的唯物主义观点出发,较全面研究人的心理活动的思想家。而在我国传统医学的宝库中,关于医学心理学的思想、观点、内容更是有着丰富的记载。《黄帝内经》这部医学巨著中就有关于身心关系论述的记载。可以说近代医学心理学所涉及的内容在《黄帝内经》中均有论述。如关于"神志"与脏腑的关系:"心藏神,肺藏魄,肝藏意,肾藏志";关于情绪与疾病的关系:"喜伤心,怒伤肝,忧伤肺,思伤脾,恐伤肾";关于"以情胜情"的心理治疗法则:"悲胜怒,恐胜喜,怒胜思,喜胜忧,思胜恐"等。丰富的医学心理学思想融入我国传统医学中,其中有着不少正确而独特的认识。

三、现代医学心理学在我国的发展

20世纪初期,心理学传入我国,但研究者不多,应用较少。1917年,北京大学建立了我国第一个心理学实验室,同年在北京大学哲学系开设了心理学课程。1918年,我国第一部大学心理学课本《心理学大纲》出版。1920年,南京高等师范学校(现东南大学)建立了我国第一个心理学系。1921年,中华心理学会(现中国心理学会)在南京正式成立。此后医学院校陆续开设了心理卫生的有关课程,这些标志着我国心理学教学、研究和应用体系已逐步建立。1936年成立了中国心理卫生协会,因抗日战争爆发而未开展实际工作,医学心理学的教学、临床研究同其他心理学研究一样因故中断,但仍有许多医学心理学工作者以不同方式坚持研究工作。

20世纪70年代末、80年代初,中国心理学会医学心理学专业委员会和一个真正意义上的中国心理卫生协会先后成立,对我国心理卫生事业的发展起到了重要的推动作用,标志着我国医学心理学步入新的发展阶段。20世纪80年代后期,卫生部明确规定将医学心理学作为医学生的必修课,并随即创办了《中国心理卫生杂志》。20世纪90年代初,中华医学会行为医学会、心身医学会相继成立,《中国行为医学科学》《中国临床心理学杂志》相继创刊。这一切表明,我国医学心理学的临床教育、科研工作已经展开,并迅速发展。与此同时,还产生了一大批我国自己的心理学家。近30年,我国的医学心理学事业蓬勃发展,心理与健康的问题日益受到人们的重视,医学心理学的队伍正日益壮大,并向更广阔的领域发展。

医学心理学是一门年轻的学科,更是一门充满生机与希望的学科,它将随着全球医学模式的转变而不断发展、完善,为人类的健康事业做出更大的贡献。这些年,我国医学心理学得到不断的发展,有关的科研成果不断增多,科研质量不断提高,我国自行编制了一些心理量表,还修订了一些国外引进的心理测验工具,这些心理测验工具广泛应用于精神科和医院有关科室及各类心理咨询机构,各种形式的心理咨询、心理治疗等工作已经普遍开展起来。在医院,病人心理问题和心理护理逐渐受到重视,国家卫生行政部门已经将临床心理学科的开设纳入综合医院等级评审标准,许多医院已经成立临床心理门诊,医学心理学工作已逐渐扩大到基础医学和内、外、妇、儿临床学科及老年医学与康复医学各领域。2002年,国家劳动和社会保障部开始试行心理咨询师国家职业标准,大大促进了我国心理卫生工作的开展。

📖 知识拓展

医学心理学溯源

医学心理学的历史可以溯源于古代心身关系的辩证认识。在秦汉之际的中国古代医学经典《黄帝内经》中早已阐明了外感于"六淫"和内动于"七情"的相辅相成与协同作用的思想,在治疗和预防上主张"治神入手""治神为本""主明则下安,以此养生则寿"等观点。在古希腊的柏拉图、亚里士多德、希波克拉底等人的著作中,也有不少有关精神与躯体相互作用及强调心理治疗和医患关系等问题的论述。

📋 执考链接
首次提出"临床心理学"概念的是(   )

A. 坎农   B. 沃尔夫   C. 华生

D. 卡特尔   E. 魏特曼

参考答案:E

任务三　掌握医学心理学对人的健康和疾病的认识

 案例分析

> 　　张某,男,45岁,是一位事业成功的企业家,他在过去的几年里一直面临着巨大的工作压力。由于对成功的渴望和对失败的恐惧,张某长期处于紧张和焦虑状态。最近,他因为严重的胸痛和呼吸困难被诊断为心脏病。在得知自己的病情后,张某感到非常沮丧和害怕。他担心自己的事业会受到影响,也担心自己的健康状况会影响到家庭的幸福。在这一段时间里,张某的情绪变得非常低落,他经常感到焦虑和恐惧。
>
> 　　问题:1. 张某的情绪对他的健康和疾病进程有何影响?
>
> 　　　　　2. 张某应该如何通过心理学方法来应对自己的情绪问题?

一、国外有关学派的观点

如何认识心理因素在健康和疾病中的作用和地位,国外有许多学派和理论。

(一) 精神分析理论

精神分析理论由弗洛伊德所创立。弗洛伊德的精神分析理论和技术为现代心理治疗奠定了基础,其基本观点包括潜意识理论、人格结构学说、以“性”为象征的心理发展阶段理论和心理防御机制理论等。

潜意识理论把人的心理分为意识、前意识、潜意识三个层次。

1. 意识　指人们当前注意到的,由外界刺激引起的,符合社会规范和道德标准并通过语言表达的心理活动。

2. 前意识　它是曾经属于意识的观念思想,因与目前的实际关系不大,被逐出意识园地,需经他人提醒或经自己集中注意并努力回忆才能进入意识领域的心理活动。前意识介于意识与潜意识之间。

3. 潜意识　指人们在清醒的意识下面潜在进行的心理活动,其内容包括幼年经验、本能冲动和被压抑的愿望等心理沉淀物。

精神分析疗法是通过自由联想、释梦、移情、催眠等方法挖出其压抑的潜意识冲突,予以解释并在意识领域消除,从而使症状得到缓解。

(二) 心理生理学理论

心理生理学理论是研究心理活动(特别是情绪)影响生理活动机制的学科,它为心身医学及心身疾病概念的提出奠定了理论基础。以坎农、塞里等人关于紧张状态、应激的研究为先导,沃尔夫、马森等人的临床和实验室研究也提供了有说服力的证据。

(三) 行为主义理论

行为主义理论的主要创始人为华生,该学派强调后天的学习作用及环境对人的心理发展的影响,以巴甫洛夫的经典条件反射理论、斯金纳的操作条件反射理论及班杜拉的社会学习理论等为其理论基础。行为主义理论对行为医学的发展及行为治疗奠定了基础。行为疗法的原则是通过消退使已建立的条件反射消失或建立新的正确的条件反射。

(四) 人本主义理论

人本主义理论的主要创始人为马斯洛与罗杰斯。该理论体系强调人的主观意识的作用,强调人的自我实现,因而也有人将其称为独立于精神分析和行为主义的"第三种势力"。该理论体系为心理健康的概念及"询者中心疗法"提供了依据。

(五) 认知理论

认知理论的主要代表人物有贝克和瑞米,该理论强调人的理性和认知对情绪产生的影响及对行为的支配作用。对不良行为及情绪障碍的矫治可通过对人的认知和信念的调整及重塑来进行。

二、医学心理学对健康和疾病的理解

我国医学心理学工作者经过多年的工作实践和科学研究,在对人的健康和疾病问题上建立了自己的理论体系,有四个基本观点。

(一) 心身统一的观点

完整的个体应包括心身两部分,对外界环境的刺激,心身是作为一个整体来反应的。心理反应总会伴随生理反应,而生理的变化也会导致心理发生相应的变化。所以在面对健康和疾病问题时,应同时考虑心身两方面因素的影响。

(二) 个体与社会保持和谐的观点

人不仅是生物人,还是社会人。每个人都生活在特定环境之内,处于各种不同层次的人际关系网中。各种不同自然环境和社会因素对个体的心身健康都会产生影响。所以,在面对健康和疾病问题时,必须要具有"人 – 自然 – 社会"的系统观,不仅要注意其所处的自然环境,而且还要注意其所处的社会环境,如家庭人际关系、文化背景、教育状况、经济状况、职业及社会地位等因素的综合影响。

(三) 认知评价的观点

社会因素能否影响健康或导致疾病,不完全取决于社会因素的质和量,更主要的是取决于个体对这些外界刺激的主观认知和评价。社会因素必须通过心理的中介作用,才能引起心身的整体反应,从而影响个体的健康和疾病。

(四) 主动适应与调节的观点

人作为一个整体要对各种变化的外环境与机体内环境随时主动适应和调节,保持与外界动态平衡,以促进健康、抵御疾病。在成长发育过程中,个体不能总是被动顺应环境,而是应该主动地做出一些适应性努力,或改变社会环境和自然环境,或调整自我的认知,以适应变化的环境,这是个体保持健康和抵御疾病的重要力量。

以上四个观点贯彻到医学心理学各个领域,指导医学心理学各个方面的工作和研究,也是学习医学心理学这门课程的指导思想。

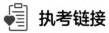

执考链接　我国医学心理工作者对人的健康和疾病建立了四个基本观点,不包括(　　)

A. 心身统一　　　　　B. 个体与社会保持和谐　　　C. 认知评价
D. 主动适应与调节　　E. 被动适应

参考答案: E

三、医学模式演变

医学模式(medical model)又称医学观,是人们考虑和研究医学问题时所遵循的总的原则和总的出发点,即人们从总体上认识健康和疾病及其相互转化的哲学观点,包括健康观、疾病观、诊断观、治疗观等,影响着某一时期整个医学工作的思维及行为方式,从而使医学带有一定的倾向性、习惯化了的风格和特征。医学发展的每个阶段都有与之相应、反映该时期医学发展状况和水平的医学模式。医学经历了古代医学、近代医学和现代医学的不同发展阶段,医学模式也经历了神灵主义医学模式、自然哲学医学模式、机械论医学模式、生物医学模式和生物 – 心理 – 社会医学模式。这种渐进递次性演进,符合医学总体规律。随着人类对医学本质的认识更加深入,势必会有更符合科学发展需求、更适应现代人类卫生保健的新模式出现。因此,医学模式的演进是持续不断的、不断完善的、永不完结的。医学心理学正是适应这一转变而逐步发展、完善起来的(表 1-1)。

(一) 神灵主义医学模式

在原始社会,由于对疾病认识的局限性,古人认为生命与健康是上帝神灵所赐的,疾病和灾祸是上天惩罚人体,而死亡则是神灵召回灵魂;人们将治疗疾病寄托于祛除瘟神,祈祷以拜天或 "跳大神" 驱魔的方法恢复健康。由此形成了早期的健康观和疾病观,即世界上存在着超自然的神灵支配着人类的健康与疾病。在这种思维的影响下,人们主要依赖于求神问卜,祈祷神灵的宽恕,采用巫医巫术驱邪以维护健康和治疗疾病。所以那时的巫医常常采用讨好病人的方式来谋生,用一些所谓的巫术取悦病人要比与疾病正面交锋更加重要。特鲁多先生的那句"总是安慰"是此时期的真实写照,或者是一种无奈,反映了那一时代的思想状态。

表 1-1　医学模式的演进

医学模式	产生时期	背景	特征	哲学观
神灵主义医学模式	原始社会	社会生产力低下,自然力统治着人类	认为人的健康与生命是神灵赐予的,疾病是神灵的惩罚,治病只能祈求神灵保护	唯心主义的医学观,用超自然的力量解释人类健康和疾病
自然哲学医学模式	奴隶制社会	"四体液学说"和"阴阳五行学说"等古代朴素的整体思想	把人、自然、社会视为一体,把疾病看作心理、社会、环境诸因素作用于机体后的整体反映	朴素唯物主义的医学观,用以自然哲学理论为基础的思维方式来解释健康和疾病
机械论医学模式	15世纪下叶	欧洲文艺复兴和工业革命的发展	将生命现象归结为机械和物理规律,忽视人的社会性和生物性	机械唯物主义的医学观,以机械论的观点和方法来观察和解释健康与疾病
生物医学模式	18世纪下叶和19世纪	生物医学的发展	忽视人的社会属性,心理、行为、环境因素对人的影响	机械唯物主义的医学观,从人体的生物属性来观察和解释健康与疾病
生物－心理－社会医学模式	20世纪	现代医学发展,疾病谱和死因谱改变,卫生保健需求增加	多方面预防疾病和促进健康	辩证唯物主义医学观,从整体的角度认识健康与疾病

神灵主义医学模式是在科学思维尚未确立、生产力极其低下、极度崇拜超自然力量的背景下产生的,用超自然的力量来解释人类的健康和疾病,是人类早期落后的生产力和低下的科学技术水平的体现,反映了原始的宗教思想和唯心主义的哲学观,这种模式应予以摒弃。

(二)自然哲学医学模式

随着人类社会的进步和对自然认识的加深,人们开始逐渐摆脱宗教的束缚,对自然现象有了较为理性的客观认识,开始试图借鉴自然界的物质和现象来解释疾病,这一时期的人们主张人与自然融为一体,有意识地把疾病和自然、社会环境联系起来,逐渐形成了一种较为朴素、辩证的自然哲学医学模式。人们用自然现象的客观存在和发展规律来认识、观察和思考健康与疾病,这是人类由唯心主义向唯物主义的初步转变。其中最具有代表性的是中医学的"阴阳五行学说"和古希腊"医学之父"希波克拉底提出的"四体液学说"。

自然哲学医学模式对人体和疾病本原的认识已摆脱了具有神秘作用的超自然力量的束缚,人们开始用直观的自身物质性因素如"四体液""阴阳五行"来解释生命、健康和疾病,用无神论的力量把神灵主义的幽灵驱逐出了医学,这是医学模式的历史进步。基于此医学模式,曾产生了系统的中国古代医学理论体系、中亚细亚兴起的阿拉伯医学。但是自然哲学医学模式和自然哲学一样都受经验哲学和科技水平的限制,建立在直观的基础上,有时会依赖思想性的推测来弥补观察的不足,这样就存在一定的缺陷,就不可避免地会被进步的医学模式所代替。

(三) 机械论医学模式

15世纪下半叶,在欧洲兴起的文艺复兴运动推动了社会变化和生产力的发展,机器生产代替了手工生产,人们逐渐摆脱宗教神学的束缚,转而推崇机械决定论。于是兴起了以机械决定论为主导的实验哲学思想,机械论医学模式逐渐形成。代表人物是法国哲学家、科学家笛卡尔和法国医生拉美特里。

笛卡尔在《动物与机械》一书中提出,动物和人体是具备各种功能的精密机器,所有的生理功能都可以解释为物质微粒运动和由心脏产生的热运动,他把心脏比作制热机,肺比作冷却机,神经、肌肉和肌腱运动比作引警和发条,用机械原理解释人体的功能。拉美特里则发表了《人是机器》一书,认为"人体是自己发动自己的机器,疾病是机器某部分失灵,需要修补完善"。自此,人类对医学的探究进入了实验科学和机械理论时代,形成了近代的用"力"和机械运动去解释一切自然现象的形而上学的机械唯物主义自然观。

机械论医学模式促使人们从物质的、运动的角度去观察人体、解释疾病,突破了宗教神学、唯心主义哲学的局限,把医学由经验医学引向了实验医学时代,把实验方法应用到医学领域,促进了解剖学、生理学、病理学和外科学的迅速发展,对现代医学影响深远。但它也具有一定的局限性,人们多利用机械观来解释一切人体现象,却忽略了人的生物性、社会性及心理复杂性。

(四) 生物医学模式

从公元14世纪、15世纪起,自然科学摆脱了宗教的禁锢,在各个领域不断取得进展,同时也促进了现代西方医学的迅速发展。医学家采用物理学、化学等科学的先进理论和技术对人体进行实验研究,如哈维的实验生物学、莫尔迦尼的疾病的器官定位研究、巴斯特的微生物学、科赫的细菌学及魏尔啸的细胞病理学等,他们的研究成果奠定了现代西方医学的基础,人类对自身和疾病的认识不断加深,从整体到系统、器官,直至现在的亚细胞和分子水平。生物医学的高度发展,使人们对病原的认识取得了突破性进展,在防治许多生物源性疾病诸如长期危害人类健康的传染病方面做出了巨大贡献。例如,20世纪初,人类主要死因还是传染病,死亡率高达580/10万,而此后,多数国家传染病的死亡率逐渐下降,直至30/10万以下。伴随着生物医学模式的发展,形成了一套固定的思维模式和行为方式,如心身二元论和分析还原论观点,此类观点认为"每一种疾病都必须并且也可以在器官、细胞或生物分子水平上找到可测量的形态或化学的变化,都可以确定出生物的或理化的特定原因,都应找到特异的治疗手段",并且"疾病完全可以用偏离正常的可测量的生物学(躯体)变量来说明",认为"化学和物理的语言最终足以解释生物现象"。

在生物医学模式指导下,医务工作者习惯于把人看成是生物人,忽视人的社会性:在临床实践中,重视躯体因素而忽视心理和行为因素;在医学科学研究中,关注躯体的生物活动过程,而忽视心理和行为过程及对健康的作用。正如恩格尔所说,经典的西方医学将人看成一部机器,疾病被看成是机器的故障,医生的工作则是对机器的维修。受此模式的影响,医务工作的视点集中于机体的"疾病",形成以"疾病"为中心的诊疗模式。

(五)生物－心理－社会医学模式

1977 年,美国医学教授恩格尔在《科学》杂志上发表的《需要一种新的医学模式——对生物医学的挑战》一文提出了一种新的医学模式,即生物－心理－社会医学模式(biopsychosocial medical model)。他认为,对健康和疾病的全面观点,应该包括生物学、心理学和社会学的相互作用。这一建议立即得到世界卫生组织(WHO)的赞同。

生物－心理－社会医学模式是一种系统论和整体观的医学模式,它要求医学把人看成是一个多层次的、完整的连续体,在健康和疾病问题上,要同时考虑生物、心理和社会各因素的综合作用(图 1–1)。

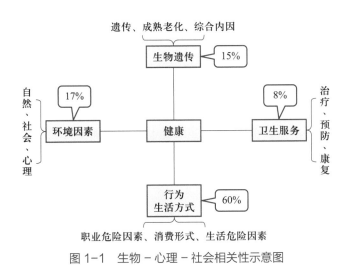

图 1–1　生物－心理－社会相关性示意图

音频

生物－心理－社会医学模式出现的动因

医学模式的转变对疾病的预防和治疗起到了积极的推动作用,医生的思维模式、工作方法和医学教材的表述也发生了质的飞跃,给人类的健康、长寿带来了根本性的变化,促成了一次全方位的医学革命。

任务四 探究医学心理学的研究方法

 案例分析

> 　　某大学心理学系与附属医院合作开展了一项关于心理因素对心血管疾病影响的研究。研究人员选取了 100 名患有心血管疾病的病人,年龄在 40 岁至 65 岁之间,病程在 2 年以上。这些病人被随机分为实验组和对照组,各 50 人。实验组病人在接受常规药物治疗的基础上,还接受了心理干预治疗,包括认知行为疗法和放松训练。对照组病人仅接受常规药物治疗。研究期限为 6 个月。在研究开始前、研究期间和治疗结束后,研究人员对病人进行了心理评估和生理指标的检测,包括血压、心率、心电图等。
>
> 　　问题:1. 本研究采用了哪种研究方法?
>
> 　　　　　2. 本研究的意义是什么?

一、医学心理学研究的基本原则

考点
医学心理学研究的
基本原则

　　医学心理学研究在坚持辩证唯物主义这一基本原则的同时,还必须遵循以下原则:

(一) 客观性原则

　　客观性原则是一切科学研究必须遵循的原则。对于研究人的心理活动来说是指对人的心理活动必须按它本来的面貌加以考察,必须在接近人的生活环境和活动中加以观察,即不附加任何主观的猜测或采用单纯内省思辨的方法,而必须以客观观察为依据,以实事求是为准则,切忌主观臆断。还必须坚持理论与实践相结合,在实践中观察、思考、总结教训、积累经验,才能对人的心理行为获得正确的认识。

(二) 发展性原则

　　医学心理学是一门年轻的学科,人们对心理实质的认识尚不成熟,基础理论薄弱,尚须努力探索,不断发展完善。另外,人的心理活动是处于不断发展变化中的,应摒弃以孤立、静止的观点去观察分析人的心理活动。

(三) 系统性原则

　　人的心理活动是一个多层次、受多因素影响的复杂系统,它与周围的环境构成一个统一的整体。注意多因素之间的相互关系和作用,防止片面性,才能得出正确的结论。

二、医学心理学的研究方法

（一）观察法

观察法是通过对研究对象开展科学、有目的的直接观察和分析，研究个体或团体的行为活动，从而探讨其心理行为变化规律的一种方法。这种方法是科学研究史上最原始、应用最广泛的一种方法。根据预先是否设置情境，观察法可分为自然观察法和实验观察法。

考点 ✐
医学心理学的研究方法

（二）调查法

调查法是通过问卷或访谈等形式获得资料并加以分析的研究方法。其具体方法可分为以下几种：

1. 问卷法　是研究者将事先设计好的调查表或问卷发放给研究对象，由其自行阅读操作要求并填写问卷，然后再由研究者回收并对其内容进行整理和分析的方法。问卷法简便易行，收效快，具有节省时间、信息量大的优点，但其结果的真实性、可靠性可受各种因素影响。

2. 访谈法　又称晤谈法，是指通过与研究对象面对面交谈来了解其心理和行为的研究方法。访谈法的效果取决于问题的性质和研究者本身的访谈技巧。访谈法可应用于临床病人，也可应用于健康人群，在心理评估、咨询、治疗等研究中均被广泛采纳，能够简单而迅速地收集多方面的资料。

视频 📱

晤谈法

（三）测验法

测验法是运用经过信度、效度检验的标准化量表对研究对象的某些心理特征进行量化的研究方法，是医学心理学研究中一种通用而重要的方法。在临床心理评估中，心理测验内容主要包括器质性和功能性疾病的诊断中与心理有关的各方面问题，如智力、人格、特殊能力、症状评定等。

（四）实验法

实验法是按照研究目的控制或创设条件，主动引起或改变研究对象的心理活动，从而进行研究的一种方法。实验法是科学研究中最为广泛、成效最大的一种方法，常被用于实验室或临床研究。

（五）个案法

个案法是指对一个研究对象进行研究的方法，可以同时使用观察、访谈、测验和实验等研究手段。个案法常用于某些特殊案例的研究，在医学心理学研究中，个案法适用于心理问题的干预、心身疾病的研究分析等。

一、名词解释

1. 医学心理学　2. 意识　3. 实验法

二、填空题

1. 医学心理学是医学与心理学相结合的一门_____,是心理学在医学领域中的应用。

2. 行为主义心理学派产生于20世纪的美国,代表人物是_____和_____。

3. 医学心理学研究的基本原则包括_____、_____、_____。

4. 一切科学研究必须遵循的原则是_____。

三、简答题

1. 简述医学心理学的定义和学科性质。

2. 简述医学心理学的研究方法。

3. 简述医学心理学的主要任务。

习题

项目一在线测试

（郑荣华　侯潇婵）

项目二 学习医学心理学基础知识

图片

项目二思维导图

学习目标

— 知识目标

1. 能说出心理现象的构成及各部分的基本特征。
2. 简述人格的概念、基本特性和类型。
3. 简述气质与性格的区别和联系。
4. 简述马斯洛需求层次理论。

— 能力目标

能将心理学理论应用于临床,并将心理学知识与临床实践进行融会贯通。

— 素养目标

1. 培养良好的情感品质和意志品质,养成良好的职业素养。
2. 增强对自身的悦纳及对他人的了解和包容,树立积极的自我信念与价值观。

素养导航

　　古代医学中没有"心理学"的说法,医家一般把属于心理的疾病都归于"情志"类,张从正关于"情志"治疗的医案就记载于《儒门事亲》中。用现代心理治疗方法来看,他记载的情志疗法已经达到了相当高的水平,可以说张从正是古代最杰出的中医心理治疗大师。下面就是他运用以喜胜悲法治愈病人的案例。

　　当时的息城司侯听说父亲死于强盗之手,过度悲伤,大哭了一场之后就觉得心下疼痛,疼痛一天比一天严重,并逐渐形成结块。一个月后,结块有一个杯子般大小,形状就像倒放在桌子上的杯子,疼痛难忍,多方用药,都没什么效果,最后请张从正来诊治。

　　张从正问清了起病的原因之后,想了个治疗的办法。他从巫师那里借来道具,扮起巫师来,一手持桃木剑,一手拿着朱砂画的符纸,并且在口中念念有词:"天灵灵,地灵灵,太上老君速速如律令……"病人看到他这个架势,忍不住开怀大笑,过了两天,心下的硬结就渐渐散开,疾病治愈。

　　后来,病人问他,为什么没吃药病就好了。张从正告诉病人,这就是《内经》上说的"喜胜悲"的情志治疗方法。因为喜是心脏精气的变化活动,心在五行中属火,而悲是肺脏精气变化活动的结果,肺属金,火能克金。所以,喜悦情绪能克制悲忧的情绪,从而达到治愈疾病的目的。

　　心理学基础知识,相当于一般所说的普通心理学。它是以研究正常成人的心理活动为对象,阐述心理活动最基本的规律。

本项目的主要内容是心理学最基本的概念和知识体系,为后续学习奠定基础。

任务一　认识心理学

德国著名心理学家艾宾浩斯(H.Ebbinghaus,1850—1909 年)曾这样概括地描述心理学的发展历程:"心理学有一个漫长的过去,但只有短暂的历史。"

1879 年,德国学者冯特(W.Wundt)受自然科学的影响,在莱比锡大学建立了第一个心理实验室,标志着科学心理学的诞生。至此,心理学脱离思辨性哲学成为一门独立的学科。

一、心理学的概念

心理学一词来源于希腊文,意思是"关于灵魂的科学",后来变成英文 Psychology。

心理学是研究人和动物心理现象发生、发展和活动规律的一门科学。心理学既研究动物的心理(研究动物心理主要是为了深层次地了解、预测人的心理发生、发展的规律),也研究人的心理,而以人的心理现象为主要研究对象,同时也考察人的行为规律,探讨二者之间的关系。

考点
心理学的概念

行为是通过肉眼或者仪器观察并记录人或动物表现出来的行动,如表情、觅食、浏览记录、问卷填写等,这些都是行为。人的心理过程就像一个黑箱,感觉、知觉、梦、信念、思维等,都是需要靠行为去推断的东西。心理与行为之间的联系是一种比较普遍的对应关系。行为在很大程度上是心理活动的外部工作表现或客观的外部指标。而心理则是潜伏在行为内部,支配、调节行为的内部精神活动或观念形态。因此,我们不仅能依据某个人的行为去了解他的心理,而且还能从他当前的心理状态和个人心理特点,预测他将会做出什么样的行为反应。所以医务工作者可以借助临床心理学知识和技能,评估病人的心理状态,制订出更加科学合理的治疗或护理方案。

心理学包括基础心理学与应用心理学,其研究涉及知觉、认知、情绪、思维、人格、行为习惯、人际关系、社会关系、人工智能、智商、性格等许多领域,也与日常生活的许多领域——家庭、教育、健康、社会等有关联。一方面,心理学尝试用大脑运作来解释个体基本的行为与心理功能;另一方面,心理学也尝试解释个体心理功能在社会行为与社会动力中的角色。此外,它还与神经科学、医学、哲学、生物学、宗教学等学科有关,因为这些学科所探讨的生理或心理作用会影响个体的心智。

📖 知识拓展

┌───┐
心理学小百科

　　心理学的主要流派：行为主义心理学、精神分析心理学、存在主义心理学、人本主义心理学、格式塔心理学、认知心理学、功能主义心理学、结构主义心理学。

　　心理学的学科分支：普通心理学、变态心理学、认知心理学、实验心理学、生理心理学、社会心理学、团体心理学、发展心理学、教育心理学、劳动心理学、文艺心理学、公关心理学、消费心理学、进化心理学、体育运动心理学、航空航天心理学、组织管理心理学、临床或医学心理学、司法与犯罪心理学。

　　心理学主要采用的研究方法：实验法、观察法、测验法、模拟法、个案法。
└───┘

二、心理现象

　　心理现象（mental phenomena）是心理活动的表现形式，指生物对客观物质世界的主观反应。人的心理现象包括心理过程和人格（图2-1）。

视频

心理现象

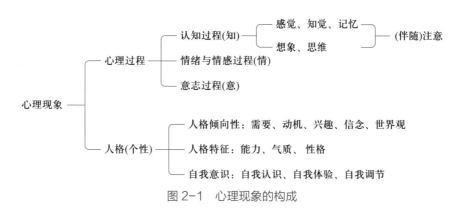

图 2-1　心理现象的构成

　　1. 心理过程　人的心理活动都有一个发生、发展、消失的过程。人们在活动的时候，通过各种感官认识外部世界事物，通过头脑的活动思考事物的因果关系，并伴随着喜、怒、哀、乐等情感体验等。这一系列折射心理现象的过程就是心理过程，主要包括认知过程、情绪与情感过程、意志过程，即知、情、意三方面。

　　2. 人格　个人先天素质不同，生活条件不同，所受影响和教育不同，所从事的实践活动和经历不同，也就导致了人的心理活动的互通特点和差异，这就是人格，也称为个性。它主要包括人格倾向性、人格特征和自我意识。

三、心理实质

　　历史上的智慧先贤们，如孔子、亚里士多德、鬼谷子、李泽厚等都对心理及行为有过自己的论述。

随着对自身的不断了解，人们发现大脑中有着三个独立的神经回路，分别控制着三种情绪反应，与心理有着紧密联系。人们逐渐意识到，原来所谓的心理并不是凭空产生的，也根本不是由"心"产生的。

心理是脑的功能，任何心理活动都产生于脑，即心理活动是脑的高级功能的表现；心理是对客观现实的反映，即所有心理活动的内容都来源于外界环境；心理是外界事物在脑中的主观能动的反映，心理活动会进一步影响身体功能。

（一）人的心理是人脑的功能

1. 从物种进化史来看　动物发展到一定阶段产生了神经系统以后，才有了心理活动。随着神经系统和脑的逐渐发展，心理活动也越来越丰富、越来越复杂。低等的无脊椎动物只有简单的感觉，进化到脊椎动物才有知觉，从哺乳动物发展到灵长类动物，才有了较高级的思维萌芽，并具有喜、怒、哀、乐的丰富表情。

人类的心理是生物进化过程中长期演化的结果。人脑的形成大约经历了10亿年。由于人类的社会生活、生产劳动和语言的发展，大脑皮质功能有了质的飞跃，具有抽象思维能力，达到意识水平的阶段。人的意识是心理发展的最高阶段。

2. 从脑重指数和新皮质层的发展来看　从脑重指数来看，科学家按照脑重与体重的比例推算出脑重指数，人的脑重指数最大，明显超过其他动物。但人与人之间能否依据脑的重量来表示智慧的高低，目前对此还有争议。

从新皮质层的发展来看，人类新皮质层发展最快，已成为大脑皮质的主要部分。新皮质层是信息加工整合的部位。新皮质区的高度发展使人类能够在本质上区别于其他动物。

3. 从个体发育史来看　从个体发育史来看，心理的发生、发展是以脑的发育为物质基础的。解剖学实验表明，发育正常的成人脑的重量约为1 400 g；刚出生的婴儿脑重平均为390 g，约为成人脑重的1/3，因而心理活动简单；出生9个月时脑的重量约达到660 g，相当于成人脑重的1/2，此时的幼儿与父母之间开始建立起语言、情绪、行为等较复杂的心理联系；2.5~3岁的幼儿脑重约为1 280 g，相当于成人脑重的2/3，此时心理活动发展迅速，行动有了随意性，动作思维进一步发展，开始产生较为复杂的情感体验；12岁时脑重接近于成人，此时，儿童已能做出假设，进行逻辑推理，具有抽象思维能力。由此可见，儿童的心理水平随着脑的发育而提高。

4. 从动物实验及临床实践观察来看　动物实验证明，切除或破坏脑的一定部位会导致动物的某些正常行为丧失。当外伤或疾病使人脑遭受破坏时，人的心理活动会部分或完全丧失。例如，语言运动中枢损伤时，病人产生失语症；听觉语言中枢受损时，病人听不懂别人说话的意义。

总之，人类高度发展的心理活动是以高度发达的大脑为物质基础的，心理是脑的功能，脑是心理活动的器官。

（二）人的心理是客观现实在人脑中的反映

心理活动是脑的功能，并不意味着脑本身可以产生心理活动，脑只是为人产生心理活动提供了物质基础。心理活动来源于外界环境的刺激，是客观现实在人脑中的反映。

1. 客观现实是心理活动的源泉　客观现实是指人们赖以生存的自然环境和进行人际交往并从事实践活动的社会环境。人的心理活动不论是简单还是复杂，其内容都可从客观事物中找到它的源泉。即使是神话或科幻影视剧中虚构的形象，其原始材料还是来自客观现实。如孙悟空的形象就是将猴的形象拟人化，电影《流浪地球》也是基于日益发达的航天科技而创造构思的。由于客观事物是多样性的，因此心理活动也具有多样性。

2. 社会生活实践是人产生心理活动的基础　社会生活实践是人的心理产生的基础，脱离了人的社会生活实践，则不能形成人的心理。如"狼孩"由于从小就脱离了人类社会，虽然有人的生理结构，却无法形成人的心理。1920年，在印度的一个小城，人们在狼窝里发现了两个女孩，送到孤儿院抚养，还给她们取了名字，大的叫卡玛拉，小的叫阿玛拉。第二年阿玛拉便去世了，卡玛拉经过7年的教育，才掌握了四五个词，勉强能学几句话，由于长期脱离人类社会生活而丧失了正常心理。

（三）人的心理是客观现实的主观、能动的反映

人们因性别、年龄、阅历、经验、文化水平、社会地位等差异，对同一客观事物的反映有所不同。人对客观现实的反映不像镜子反映物像那样机械被动，而是通过社会实践活动，主动地把客观事物反映到主观上来，又能通过主观改造客观，使之符合人的需要和意愿。因此，人对客观现实的反映具有主观能动性。

执考链接　关于心理实质的描述正确的是（　　　）

A. 心理是脑的功能

B. 脑是心理活动的器官

C. 心理是由"心"产生的

D. 人的心理活动是客观现实在人脑中的反映

参考答案：ABD

任务二　阐述心理过程

案例分析

> 　　刘某,男,65 岁。脑梗死后留下后遗症,右手不太灵活,拿东西时总显得吃力。这让他对自己的身体状况感到无比沮丧,时常感觉自己变得"没用",因此经常无法入睡或早早醒来。主治医生在了解病人压力因素后,从根本上引导调整其思维方式和情绪反应,采用认知行为疗法,延长了睡眠时间,提升了睡眠质量。具体做法为:建立一个有积极情感的习惯,通过各种身体和心理放松技术提高身体的感知性,加入深度呼吸和放松练习。
>
> 　　请结合本任务学习内容,分析心理学基础知识和治疗技术在临床实践中的重要作用。

　　心理过程(mental process)指一个人心理现象的动态过程,包括认知过程、情绪与情感过程和意志过程,反映正常个体心理现象的共同性一面。这三种过程不是彼此孤立的,而是相互联系、相互作用构成个体有机统一的心理过程的三个不同方面。

一、认知过程

　　认知过程即认识过程,是人们获得知识或者运用知识的过程,或信息加工的过程(图 2-2)。这是人基本的心理现象,包括感觉、知觉、记忆、想象、思维等;注意则是伴随心理过程的一种心理特征。

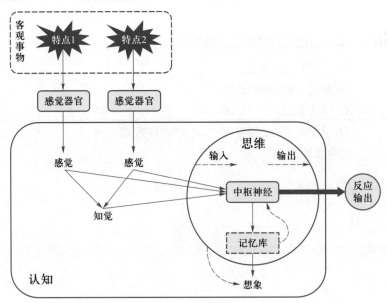

图 2-2　认知过程拆解

（一）感觉

1. 感觉的概念　感觉是人脑对当前直接作用于感觉器官的客观事物个别属性的反映（图2-3）。任何感觉的产生，都需要两个基本条件：一是刺激物，即直接作用于人的感觉器官，引起神经冲动的客观事物；二是感觉器官，即把客观刺激物转变为主观映像的生理装置。例如，当我们被蚊子叮咬时，皮肤上的触觉器官接收到这个信号，并将这个信号进行处理后传递至中枢神经，我们便会产生"痒"的感觉。

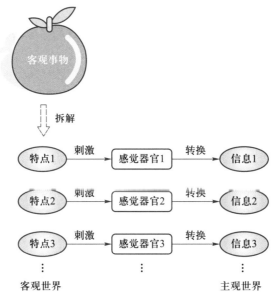

图2-3　感觉的示例

2. 感觉的分类

（1）外部感觉：指接受外部刺激，反映外界事物属性的感觉，包括视觉、听觉、嗅觉、味觉、肤觉。

（2）内部感觉：指接受机体内部刺激，反映身体的位置、运动和内脏器官不同状态的感觉，包括运动觉、平衡觉、机体觉等。

每个感觉器官只能描绘出刺激的一个特征，如眼睛传递视觉特征，耳朵传递听觉特征……

3. 感觉的特征

（1）感觉的个体差异性（sensory differences）：指因先天遗传、后天条件的不同，个体的各种感觉会出现明显的差异，主要体现为感觉阈限的差异。感觉阈限是测量人的感觉系统感受性大小的指标，以能引起感觉差别的刺激量大小来表示。

（2）感觉适应性（sensory adaptation）：指感觉器官在外界刺激持续作用下感受性发生变化的特性。最常见的是明适应和暗适应。

（3）感觉对比（sensory contrast）：指同一个器官在不同刺激作用下感受性发生变化的现象，可分为同时对比和继时对比。

（4）感觉后像（sensory afterimage）：指在外界刺激停止作用后，感觉在短时间内暂时保留的现象，分为正后像和负后像。后像的品质与刺激物相同叫正后像；后像的品质与刺激物相反叫负后像。如在注视灯光之后,闭上眼睛,眼前会出现灯的一个光亮形象位于黑色背景之上,这是正后像;之后可能看到一个黑色形象出现在光亮背景之上,这就是负后像。

(5) 感觉的相互补偿(sensory compensation):指某种感觉系统的功能缺失后可以通过其他感觉系统的功能来弥补。如盲人由于视觉缺失而出现触觉、听觉和嗅觉特别灵敏的补偿现象。

(6) 联觉(synaesthesia):指一个刺激不仅引起一种感觉,同时还引起另一种感觉的现象。如医院建筑设计、环境布置甚至医务工作者工作服的颜色选择都要考虑色觉的联觉作用。

4. 感觉的意义

(1) 感觉是人认知过程的初级阶段,是人心理活动的开端和来源,也是人从事各种实践活动的必要条件。

(2) 一切较高级、较复杂的心理现象都是在感觉的基础上产生的。人的知觉、记忆、思维等复杂的认知活动必须借助于感觉提供的原始材料。人的情绪体验也必须依靠人对环境和身体内部状态的感觉。

(3) 感觉的信息维持着机体和环境之间的平衡。人要正常生活,必须保持和环境平衡,其中包括信息的平衡。信息过载或不足都会破坏信息平衡。如"感觉剥夺"造成的信息不足,也会使人产生无法忍受的不安和痛苦。

📖 **知识拓展**

感觉剥夺实验

1954 年,心理学家贝克斯顿进行了如下实验:他将被试单独隔离,通过戴护目镜、重复播放单调音乐、戴手套等方式,剥夺其视觉、听觉、触觉等,让他们在极度缺乏刺激的环境中静静躺在舒适的帆布床上。实验刚开始,许多被试都大睡特睡。然而,在几天后,所有的被试都无法忍受,纷纷退出。

结果显示:被试都有不同程度的注意力涣散,思维受到干扰,不能进行明晰的思考,智力测验成绩下降,生理发生明显变化。通过脑电波分析,发现被试的全部活动严重失调,有的甚至出现幻觉。被试在实验后,要经过一段时间,才能恢复正常水平。

实验证明:没有刺激,没有感觉,人不能产生新的认知,也不能维持正常的心理活动。

实践应用:患儿产生情绪时,医护人员可对患儿进行抚触、拥抱等。通过身体接触,对患儿的感官施加刺激,达到抚慰作用。

自从现代心理学诞生以来,心理学家们进行了大量的心理学实验研究,推动了心理学的发展,为了解人类心理做出了贡献。但是有些实验在现在看来却有违伦理学原则(比如本实验已被禁止)。促进和保护人类健康是每一位医务工作者的职责,以推动医学进步为目的而开展的科学研究,也必须符合人体医学研究的伦理准则,并进行科学严谨的设计,保护受试者的生命健康和权益。

5. 感觉理论在临床上的应用　由于感觉与人的情绪关系十分密切,故在临床工作中增加病人愉快的感觉对疾病的治疗和康复有重要作用。

首先,应结合感觉理论设计病区环境。视觉上,可根据各科室特点进行布置,如儿科病房可设计小动物、卡通形象,妇产科病房以粉色或紫色调为好。听觉上,医生、护士及工作人员最好穿软底鞋,讲话声音适当控制。嗅觉上,应祛除或减少一切不良气味,如消毒剂、药品、脓血、大小便的味道。

其次,应按病情轻重安置病人,注射或手术时尽量不在病人面前露出利器,减少不良刺激。

最后,还可应用分散注意力的方法,减轻病人惧怕的心理。如护士以动画人物的话语和患儿沟通,麻醉师以生活话题分散病人的注意力。

(二) 知觉

1. 知觉的概念　知觉是指脑对直接作用于感觉器官的客观事物的各种特性或各个部分的综合反映。感觉提供客观事物的个别属性、个别方面、个别部分的信息,而知觉则把这些分散、片段的信息结合起来,形成事物的完整映像。一般来说,感觉的材料愈丰富和精确,知觉映像也愈完整和正确。知觉不是感觉材料简单的堆砌,而是按照一定关系将这些材料有机地统一起来(图 2-4)。知觉是多种感觉器官协同活动的结果。如对物体形状的知觉是视觉和触觉、动觉等协同活动的结果。另外,知觉过程还受到主体以往的知识经验和当前需要、情绪等多种因素的影响,因此知觉具有明显的主观性和个别差异。

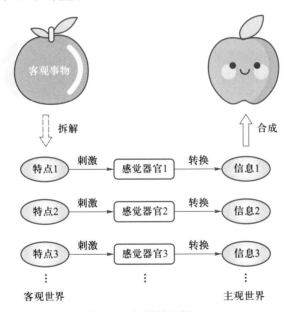

图 2-4　知觉的示例

2. 知觉的分类　按感觉器官在知觉中所起的主导作用,分为视知觉、听知觉、触知觉、嗅知觉和味知觉等;按知觉对象性质的不同,分为空间知觉、时间知觉和运动知觉;按知觉过程与主观意识联系程度的不同,分为无意知觉和有意知觉(观察)。

视频

知觉的特性

3. 知觉的基本特性

(1) 知觉的整体性:知觉的对象是由不同属性的许多部分组成的,人们在知觉它时却能依据以往经验组成一个整体。如运动会团体操变换队形博得喝彩,是基于观众知觉的整体性。

(2) 知觉的选择性:客观事物是多种多样的,在特定的时间内,人只能感受少量或少数刺激,而对其他事物只作模糊的反映。被选为知觉内容的事物称为对象,其他衬托对象的事物称为背景。影响知觉选择性的因素有刺激的变化、对比、位置、运动、大小程度、强度、反复等,还受经验、情绪、动机、兴趣、需要等主观因素影响,如学生用荧光笔划重点。

(3) 知觉的理解性:也叫知觉的意义性,是指以人原有知识经验为基础对感知的事物进行加工处理,并用词语加以概括赋予说明的加工过程。知识经验越丰富,理解就越深刻,知觉就越完整、准确。如面对一张 X 线片,不懂医学的人知觉不到有用信息,而放射科的医生却能获知是否有病变。

(4) 知觉的恒常性:客观事物本身不变,但知觉条件在一定范围内发生变化时,人的知觉映像仍相对不变。知觉的恒常性包括颜色恒常性、亮度恒常性、形状恒常性、大小恒常性和声音恒常性等。

4. 知觉理论在临床的应用　根据知觉整体性特征,临床观察病人的病情时,要注意透过现象看本质,善于找到疾病的根本所在;对刚入院的病人,要主动介绍医院、医务人员及病人的病情等有关情况,以增加病人的整体知觉,同时也可减轻其焦虑情绪。

根据知觉的理解性特征,医务人员要注意多学习、多实践,增加知识,丰富经验,使对病人、对病情的理解更深刻、更精确。

根据知觉的选择性特征,在设计医院挂号、收费等窗口时,应加大字和背景色的对比度,以方便病人寻找。

(三) 记忆

1. 记忆过程　记忆是指人脑对过去经验的反映,如对客观事物苹果的记忆(图 2-5)。记忆包括识记、保持、回忆或再认三个基本过程。从信息加工的观点来看,记忆是人脑对外界输入的信息进行编码、储存和提取的过程。对信息的编码相当于识记过程,对信息的提取相当于回忆或再认过程。存在于人脑中的信息在应用时不能提取或提取发生错误则为遗忘现象。记忆不仅在人的心理活动中具有基石的作用,而且在人的各种实践活动中具有积累和借鉴经验的作用。

2. 记忆的分类　根据记忆内容的不同,可分为形象记忆、情绪记忆、运动记忆和逻辑记忆。形象记忆是以感知过的客观事物在头脑中再现的具体形象为内容的记忆。它可以帮助我们记住事物的具体形象,包括事物的大小、形状、颜色、声音及物体的活动变化等。情绪记忆是以过去体验的情绪、情感为内容的记忆。如触景生情、经验教训等都是情绪记忆。运动记忆又称操作记忆,是对过去做过的运动或操作的记忆。如开车、游泳都是运动记忆,这种记忆是技能、技巧、技术和习惯动作形成的基础。逻辑记忆是指以概念、公式、理论、推理等为内容的记忆。它是人类所特有的具有高度的理解性、逻辑性的记忆。

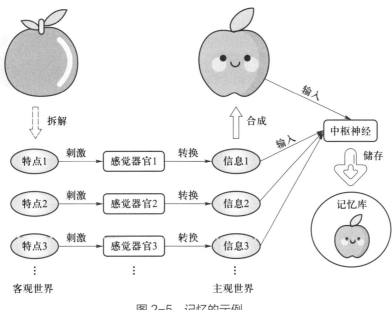

图 2-5 记忆的示例

根据信息维持的时间长短,可分为感觉记忆、短时记忆和长时记忆。感觉记忆(也称瞬时记忆)的维持时间以毫秒或秒计算。短时记忆的保持时间在无复述的情况下只有 5~20 秒,最长也不超过 1 分钟。长时记忆的保持时间是 1 分钟以上甚至终身不忘。

3. 记忆的品质

(1)记忆的敏捷性:这是记忆的速度和效率特征。能够在较短的时间内记住较多的东西,是记忆敏捷性良好的表现。

(2)记忆的持久性:这是记忆的保持特征。能够把知识经验长时间地保留在头脑中,甚至终身不忘,是记忆持久性良好的表现。

(3)记忆的准确性:这是记忆的正确和精确特征。它是指对于所识记的材料,在再认和回忆时,没有歪曲、遗漏、增补和臆测。

(4)记忆的准备性:这是记忆的提取和应用特征,它使人能及时、迅速、灵活地从记忆信息的储存库中提取所需要的知识经验,以解决当前的实际问题。记忆的这一品质是上述三种品质的综合体现;而上述三种品质只有与记忆的准备性结合起来,才有价值。

4. 记忆的规律

(1)遗忘规律:德国心理学家艾宾浩斯是第一位从心理学上对记忆进行系统试验的人,并根据记忆的保持规律绘制了著名的"艾宾浩斯遗忘曲线"(图 2-6)。根据遗忘曲线我们发现,遗忘在记忆完成后即刻产生,遗忘的速度是先快后慢。

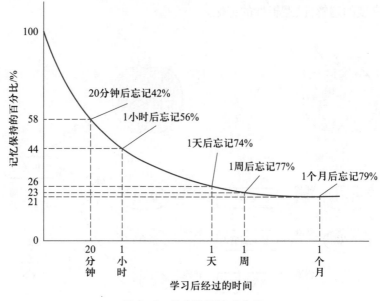

图 2-6　艾宾浩斯遗忘曲线

(2) 魔力之七:美国心理学家约翰米勒曾对短时记忆的广度进行过比较精确的测定,即正常成年人一次的记忆广度为 7 项 ±2 项内容。多于 7 项内容则记忆效果不佳。这个"七"既可以是 7 个字符,也可是 7 个汉字,或 7 组双音词、7 组四字成语,甚至是 7 句七言诗句。

(3) 前摄抑制和倒摄干扰理论:记忆时,先射入大脑的内容会对后来的信息产生干扰,叫前摄抑制;由于接受了新内容而把前面看过的忘了,叫倒摄抑制。

(4) 耶克斯－多德森定律:又称"倒 U 曲线"。心理学家耶克斯和多德森(Yerkes & Dodson,1908)的研究表明,各种活动都存在一个最佳的动机水平。动机不足或过分强烈,都会使工作效率下降。研究还发现,动机的最佳水平随任务性质的不同而不同。在比较容易的任务中,工作效率随动机的提高而上升;随着任务难度的增加,动机最佳水平呈逐渐下降的趋势。动机处于适宜强度时,工作效率最佳;动机强度过低时,缺乏参与活动的积极性,工作效率不可能提高;动机强度超过顶峰时,过强的动机使个体处于过度焦虑和紧张的心理状态,干扰记忆、思维等心理过程的正常活动。此外,动机的最佳水平不是固定的,依据任务的不同性质会有所改变。在简单的任务中,动机强度高,效率可达到最佳水平;在难度适中的任务中,中等的动机强度效率最高;在复杂和困难的任务中,偏低动机强度的工作效率最佳。

(四) 想象

1. 想象的概念　想象是在外界现实刺激物影响下,在头脑中对过去形成的若干表象进行加工改造而建立形成的心理过程。

储存在记忆系统中的信息会被作为想象的素材。如吃了苹果的当天晚上,孩子的脑海里可能会浮现出一杯苹果汁(图2-7)。

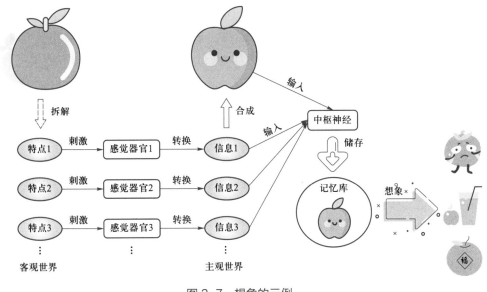

图 2-7　想象的示例

2. 想象的分类　根据想象活动是否具有目的性,可以分为无意想象和有意想象。

(1) 无意想象:也叫不随意想象,指没有预定目的,不自觉产生的想象。如抬头看天空的白云像棉花糖一样,这是一种无意想象。梦是一种典型的无意想象,比如"庄周梦蝶"、白日梦等,以及精神病人的幻听、幻视都属于无意想象。

(2) 有意想象:指有预定目的,自觉进行的想象。根据想象的新颖程度和方式不同,有意想象可以分为再造想象、创造想象和幻想。再造想象是根据语词描述或图像示意,在头脑中形成相关形象的心理过程,需要借助一定中介物,即语词或图像。如看《红楼梦》里面的文字描述,想象出林黛玉、贾宝玉的样子,即属于再造想象。创造想象指根据一定的目的、任务,在头脑中独立创造出新形象的过程。如曹雪芹写《红楼梦》属于创造想象。幻想属于创造想象的特殊形式,一般与个人的未来前途、个人愿望相联系。幻想包括理想和空想。理想是立足现实的想象;空想是不切实际的想象。

(五) 思维

1. 思维的概念　思维是指人脑对客观事物间接的、概括的反映,是借助语言揭示事物本质特征及内部规律的理性认识过程。简单来说,就是信息作用于中枢神经的整个过程。

2. 思维的分类

(1) 根据思维的凭借物(思维的内容)分类:可分为直观动作思维、具体形象思维、抽象逻辑思维。直观动作思维(又称为实践思维)是指在思维过程中以具体、实际动作作为支柱而进行的思维。这种思维要解决的任务目标一般是直观、具体的,如家电修理工人在修理电器时一边操作,一边思维。具体形象思维是指在思维过程中借助表象而进行的思维,如低年级小学生在数字运算时通过头脑中一个手指加两个手指的形象进行运算,体现具体形象思维。抽象逻辑思维是在思维过程中以概念、判断、推理的形式来反映事物本质属性和内在规律的思维,如三角形的概念,所有三角形的内角之和都是 180°。

(2) 根据思维的逻辑性分类:可分为直觉思维、分析思维。直觉思维是未经逐步分析就迅速对问题答案做出合理的猜测、设想或突然领悟的思维。分析思维是经过逐步分析后,对问题解决做出明确结论的思维。

(3) 根据思维的指向性分类:可分为聚合思维、发散思维。聚合思维也称集中思维、求同思维,是指人们解决问题时,思路集中到一个方向,从而形成唯一的、确定的答案。发散思维也叫求异思维、分散思维,是指人们解决问题时,思路向各种可能的方向扩散,从而求得多种答案。

(4) 根据思维的创新性程度分类:可分为常规思维、创造性思维。常规思维也称再造性思维,是指人们运用已获得的知识经验,按现成的方案和程序,用惯用的方法、固定的模式来解决问题的思维方式。创造性思维是以新颖、独特的方式来解决问题的思维方式。

(六) 注意

1. 注意的概念　注意不是一种独立的心理过程,但总是和心理过程紧密联系,作为心理活动的调节存在。注意是人的心理活动对一定事物的指向和集中。指向是指心理活动有选择性地针对某一对象和范围;集中是指心理活动倾注于被选择的对象的稳定和深入的程度。注意保证人们对事物的清晰认识,有效监控自己的行为,从而达到预定目的,是个体完成各种心理活动的必要条件。

2. 注意的分类　根据有无目的性和意志努力的程度不同,可把注意分为三种:无意注意(指没有预定目的,也不需要意志努力的注意)、有意注意(指有预定目的,且需要意志努力而产生的注意,受人的意识自觉调节和支配)、有意后注意(指有预定目的,但不需要意志努力的注意)。

3. 注意的品质特征

(1) 注意的广度:又称注意的范围,指在单位时间内注意到事物的数量。在 1/10 秒内成人能注意到 4~6 个彼此不相联系的字母。注意的广度受知觉对象特点、个体知识经验、活动任务、情绪及兴趣状态等因素的影响。扩大注意广度,可以提高学习和工作效率。

(2) 注意的稳定性:是注意时间上的特性,指在统一对象或统一活动上注意所能持续的时间。注意的稳定性与事物的特点和主体的状态有关。

(3) 注意的分配:是指在同一时间内把注意指向不同的对象。如医生一面倾听病人诉说病情,一面对病人进行观察或体格检查。注意分配的基本条件是熟练,只有熟练,才可能"一心二用",才能提高工作效率。

(4) 注意的转移:是指注意的中心主动地从一个对象转移到另一个对象上,或由一种活动转移到另一种活动上去。一般来说,注意转移的快慢和难易取决于原来注意的紧张度和引起注意转移的新事物的性质。

注意的品质特征在个体之间存在着差异,这些差异与个体的神经生理特点、人格特征和生活实践都有密切关系,注意的品质特征也可通过实际生活的锻炼得到改善和提高。

📖 知识拓展

想象与思维的关系

想象与思维同属于高级的认知过程,它们都产生于问题的情境,并能预见未来。想象的预见是以具体形象的形式出现的,而思维是以概念的形式出现的。这两种形式密切配合、协同活动。一般认为,若问题的原始材料是已知的,解决问题的方向是基本明确的,解决问题的进程将主要服从于思维规律。如果问题的情境具有很大的不确定性,由情境提供的信息不充分,那么解决问题的进程将主要依赖于想象。想象可以"跳过"某些思维阶段,构成事物的形象,并在此基础上寻找解决问题的途径。例如,早在飞机发明之前,人们就想象能像鸟一样在天空自由地飞翔。

二、情绪与情感过程

(一) 情绪与情感的概念

情绪与情感是个体在对客观事物的认识过程中表现出来的态度体验。客观事物是产生情绪、情感的本源,离开了客观事物,情绪、情感就成了无本之木。人在认识客观事物时,不仅仅是认识它、感受它,同时还要改造它,这是人与动物的本质区别。

(二) 情绪与情感的分类

1. 基本情绪 人的情绪非常复杂,自古以来许多学者试图对情绪进行分类。中医学将人的情绪分为七种——喜、怒、忧、思、悲、恐、惊,即七情;到了近代,西方学者常把情绪分为快乐、愤怒、悲哀、恐惧,它们通常被认为是最基本的情绪形式或原始的情绪。

2. 情感的分类 情感是与人的社会性需要相联系的体验,具有鲜明的社会历史性,是人类所特有的。人类的高级情感主要包括道德感、理智感和美感。

（三）情绪与情感的关系

情绪与情感在历史上曾统称为感情，它既包括感情发生的过程，也包括由此产生的各种体验，因而用单一的感情概念难以多方面表达心理现象的全部特征。在当代心理学中分别采用情绪和情感能更确切地表达感情的不同方面，情绪和情感既相互联系，又有区别。

情绪主要是指感情过程，即脑的神经机制活动过程。情绪代表了感情种系发展的原始方面，所以情绪的概念可用于动物和人。情绪是和机体的生理需要能否得到满足相联系的体验，如饮食需要是否得到满足所引起的愉快或不愉快的体验。情绪带有情境性，变化快，某种情境消失会使某种情绪消失。情绪往往由事物的表面现象引起，带有冲动性。

情感是感情的"觉知"方面，集中表达感情的体验和感受，是只有人才具有的高级心理现象。情感是人在社会历史发展过程中产生的，与社会需要相联系，是比较复杂的体验。情感是对事物的稳定态度，受情境的影响小。情感的产生与对事物的深刻认识相联系，冲动性较少。

情绪与情感虽然有区别，但事实上很难将二者截然分开，情绪与情感总是彼此依存、相互交融的。稳定的情感是在情绪的基础上发展起来的，同时让情绪反应得以表达；情绪的变化往往反映情感的深度，在情绪发生的过程中，常常蕴含着情感。

（四）情绪调节

情绪调节是个体管理和改变自己或他人情绪的过程。在这个过程中，通过一定的策略和机制，使情绪在生理活动、主观体验、表情行为等方面发生一定的变化。

1. 运动调节　运动可以促进血液循环，使大脑兴奋，情绪变好。如跑步、游泳、骑行等。

2. 阅读调节　阅读可以提高注意力，让情绪得以安定，忘却烦恼。可以根据个人的需要和喜好选择书目，如阅读自我提升类书籍、心理学类书籍、文学与诗歌类书籍。

3. 饮食调节　缺乏维生素 B_1 能令人情绪沮丧，可以每天摄入 50~100 g 粗粮，如燕麦、大麦、小米、大黄米、糙米、黑米、高粱米，以及红小豆、芸豆、绿豆、豌豆等。镁能帮助调节情绪，深绿色叶菜是镁的良好来源，如菠菜、小白菜等。补锌有助于缓解抑郁，花生、核桃、开心果等坚果类是补锌好帮手。除了多吃富含以上营养素的食物，对于有抑郁情绪的人来说，咖啡、浓茶、烟、糖或甜食、饮料等刺激性食物，应尽量少碰。

4. 音乐调节　解除抑郁，可选择欢快、自然、舒缓的音乐；克服焦躁，可选择一些引导思维趋向宁静、缓解压力的音乐；解除疲劳，可选择一些轻松舒缓的音乐；消除紧张，可选择轻音乐；振奋精神，可选择节奏欢快、积极健康的乐曲。

（五）医务工作者良好的情感品质

1. 情感的倾向性　指一个人的情感经常指向的事物及其性质。这是情感品质的核心。作为医务工作者,救死扶伤,尽力为病人服务,是情感的职业倾向性的优秀品质。

2. 情感的深刻性　指一个人的情感在思想和行动中所表现的深度。情感的深刻性是以情感的倾向性为基础的,与人的认知水平有关,认知越全面深入,情感越深刻。对医生这个职业内涵理解得越深刻,对医生这个职业越热爱,情感也就越深刻。

3. 情感的广阔性　指一个人的情感所体现的范围。情感的广阔性与一个人的兴趣和爱好密切相关。作为医务工作者,无论其情感的范围如何,只有将仁心仁术和病人纳入情感的范围,才能成为一个医术精湛、受病人欢迎的好医生。

4. 情感的稳定性　指一个人的情感持续时间的长短。医务工作者对工作的情感的稳定性,对个人技术技能的进步有帮助,对医疗卫生事业的发展也起着至关重要的作用。

5. 情感的效能性　指一个人的情感对行为所能产生的实际效果。这是检验情感作用的重要指标,是对前四种情感品质最终结果的检验。作为医务工作者,情感效能性的关键是有利于病人的身体康复,有利于本身医学知识的丰富和医疗技能的提高,有利于医疗卫生事业的发展。

三、意志过程

(一) 意志的概念

意志过程是个体自觉地确定目标,并根据目标调节支配自身的行动,克服困难,以实现预定目标的内在心理活动过程。意志是人特有的心理现象,是人的意识能动性的集中表现,是人和动物的本质区别之一。

(二) 意志的分类

1. 感性意志　是指人们用以承受感性刺激的克制能力和兴奋能力。如人们在体力劳动中需要克服肌肉疼痛、呼吸困难、血管扩张、精神紧张等感性方面的困难和障碍。

2. 理性意志　是指人们用以承受理性刺激的意志,它反映了人在实践活动中对于第二信号系统(语言文字)刺激的克制能力和兴奋能力。

(三) 意志过程

第一阶段是采取决定阶段,意志行动的准备阶段,先决定有什么样的动机,接着确定行动目标,再选择最有效的策略、方法或手段,然后制订出切实可行的行动计划。

第二阶段是执行决定阶段,坚决执行所指定的行动计划,努力克服主观上和客观上遇到的各种困难,最终实现计划。

意志活动的运行程序是:第一步确立价值目标;第二步设计整体规划;第三步制订实施细则;第四步落实具体行为;第五步修正意志动力的特性。

（四）意志与认知、情感的关系

认知活动、情感活动、意志活动是一条基本的、不可分割的人类自控行为的流水线。

1. 知、情、意都是认知活动，情感侧重于从意义的角度进行认知，而意志则侧重于从行为效应的角度进行认知。情感是一种特殊的认知，意志又是一种特殊的情感。

2. 认知一般是以抽象的、精确的、逻辑推理的形式出现，是关于"是如何"的认识，也就是事实是怎么样的。情感一般是以直观的、模糊的、非逻辑的形式出现，是关于"应如何"的认识，也就是该怎么看待事实。意志一般是以潜意识的、随意的、能动的形式出现，是关于"怎么办"的认识，也就是对这个事实该采取怎样的行动。

综上所述，认知、情感与意志相互依存、相互联系。事实关系以价值为导向，价值关系又以行为关系为导向。因此，认知以情感为导向，情感又以意志为导向。

（五）医务工作者良好的意志品质

1. 意志的自觉性　指一个人在行动中具有明确的目的，能认识行动的社会意义，并使自己的行动服从于社会需要的意志品质。与自觉性相反的意志品质是受暗示性和独断性。医务工作者意志的自觉性表现在对自己的行动目标有深刻理解，坚信目标的正确性，从而使自己的行动服从病人和社会的利益。

2. 意志的果断性　指善于抓住时机，迅速合理地做出决定，并实现所做决定的意志品质。与果断性相反的意志品质是优柔寡断和草率决定。医务工作者需要具备果断的意志力，这样才能够在救治病人时当机立断做出决定，抓住最佳救治期。

3. 意志的坚韧性　又称意志的顽强性，指在行动中保持充沛的精力和毅力，克服各种困难，坚决达到预定目标的意志品质。与坚韧性相反的意志品质是动摇和顽固。一个优秀的医务工作者要坚定自己的职业初心，不受外物影响，承担职责担当。

4. 意志的自制性　指在意志行动中能够自觉、灵活地控制自己的情绪，约束自己的行为和言语的品质。与自制性相反的意志品质是冲动性。一个具有自制力的医务工作者能够灵活自如地控制自己的情绪，不会因为自己的言行不慎给病人造成消极影响。

任务三　认识人格

人格（personality）一词源自希腊语"persona"，最初指代在希腊戏剧中演员所戴的面具，这些面具会根据不同角色而改变。

人格是指一个人在长期发展过程中形成的独特心理特征和行为方式，它是个体内在核心特征，决定了个体的思维、情感和行为模式。人格可以反映一个人的价值观、态度、兴趣爱好、情绪反应及与外界的相互关系。每个人的人格都是独一无二的，它在某种程度上决定了个体行为和与他人互动的方式。

一、人格概述

(一) 人格的组成

人格有多个方面,包括性格、情绪、动机和价值观等。其中,性格作为核心组成部分,在相对稳定的状态下决定了个体行为方式和与他人相处的方式;情绪则指个体在不同情境下产生的主观体验,包括喜怒哀乐及焦虑等;动机则驱使着个体进行各种行为活动,包括满足生理需求、心理需求及社会需求;而价值观则评价并选择事物,反映出信仰、道德观念及社会意识等方面的内容。

(二) 人格的影响因素

遗传因素和环境因素共同影响着人格形成过程。遗传因素决定了基因水平上个体的心理特征和倾向,而环境因素通过教育、家庭、社会文化等方面影响来塑造个体之于其所呈现出来之样貌。然而,从婴儿期开始至今日时刻点滴积累经验并与外界互动交流,则构建起完整且持久之发展进程,并伴随各类生活事件挑战对于塑造个体品质有重要影响。

(三) 人格的基本特征

1. 人格的整体性　人格是由多种成分和特质(如能力、气质、性格、需要动机、态度、价值观等)构成的一个有机整体,具有内在的一致性,并受自我意识调控。心理的完整性是人格健康的表征(精神分裂症就是丧失了心理的完整性和一致性)。

考点 🖊
人格的基本特征

📖 知识拓展

人格特征小百科

如果一个人在外表上看起来友善而温和,在行为中也展现出同样的特点,并且他们对待他人都秉持着尊重和关爱态度,那么我们可以认为该个体具备了心理完整性。相反地,在精神分裂症病人身上就可能会出现失去心理完整性和一致性的情况。例如,病人可能会有幻觉或妄想等症状,导致他们无法正确地判断现实与虚构之间的界限。这种情况下,病人内部各个方面之间缺乏协调与平衡。

2. 人格的稳定性　个体在其心理和行为活动中表现出来的一贯比较稳定的特点,即指个体的人格特征具有跨时间和跨情境上的一致性,但并不排斥可变性。人格变化主要表现为外部行为方式改变而深层内在特质保持不变或发生变化。人格的稳定性具有相对性,即人格特征也是可以改变的。

3. 人格的独特性　每个个体在心理和行为倾向上都各具差异,即"个性"。这并不排除共同存在着某些群体共同拥有的人格特征。

4. 人格的社会性　社会化把人这样的高级动物变成社会的成员,人格是社会的人所特有的,没有社会化,个体无法获得价值观和自我观念等人格特征,也无法形成人格。人格是社会化的内容,也是社会化的结果。而社会化则是通过与他人交往来掌握社会经验和行为规范,并最终实现个体自我的过程。

5. 人格的功能性　人格是一个人生活成败、喜怒哀乐的根源。正如常言所说,"性格决定命运",人格决定了个体的生活方式,甚至有时会塑造个体的命运。当人格功能正常发挥时,表现为健康而有力,主导着个体的生活与成功;而当人格功能失调时,则会呈现出懦弱、无力、失控甚至异常行为。

二、需要和动机

(一) 需要

需要是人脑对生理需求和社会需求的反映。它是由个体在生理上或心理上感到某种欠缺而力求获得满足的一种内心状态,是个体进行各种活动的基本动力。

1. 需要的种类

(1) 根据需要的起源分类:可分为生理性需要和社会性需要。生理性需要是人为维持生命和延续后代所必须具备的条件的反映。社会性需要是人为维持社会的存在与发展而产生的需求的反映。

(2) 根据需要对象的性质分类:可分为物质需要和精神需要。物质需要是指人为了维持个体和社会的生存发展,对物质产品的需求。精神需要是指个体参与社会精神生活的需要。

2. 需要的特征

(1) 需要具有客观现实性:人是自然实体,也是社会实体,为了个体和社会的生存与发展,人们必然会产生种种需要。需要的产生必须建立在一定的客观现实的基础上。需要的产生会随着客观条件的变化而变化。需要的满足也要受到一定的客观现实条件的制约。

(2) 需要具有主观差异性:需要具有主观性,是个体对机体内部或外界生活的要求的主观反映,以意向、愿望动机、抱负、兴趣、信念等形式表现出来。需要具有个体差异性,主要表现为不同的个体在需要的量及需要的质上存在差异。

(3) 需要具有动力发展性:需要是个体活动的基本动力,是个体行为动力的重要源泉。人的需要是一个不断发展变化的动态结构,永远不会只停留在某一种水平上。

（4）需要具有整体关联性：这种整体关联性表现为各种需要互为条件又互为补充。一方面，精神需要的存在与发展以物质需要的存在与发展为基础；物质需要的存在与发展又以精神需要的存在与发展为条件。另一方面，各种需要又互为补充，如某一需要得不到满足，可以通过另一种需要的满足来保持个体相对的心理平衡。

3. 需要的作用　需要是个性倾向性的基础；需要在个性发展中起着重要的作用，是个体心理活动的重要推动力。

4. 需要层次理论　需要层次理论是美国心理学家马斯洛（A.H.Maslow）于1943年在《人类动机理论》一文中提出来的，并于1954年在《动机与人格》一书中进一步明确和展开，形成了现在的需要层次理论，又称"动机层次理论"。马斯洛认为可把人的需要分为五个层次，即生理需要、安全的需要、爱和归属的需要、尊重的需要、自我实现的需要（图2-8）。

考点 ✍
需要层次理论

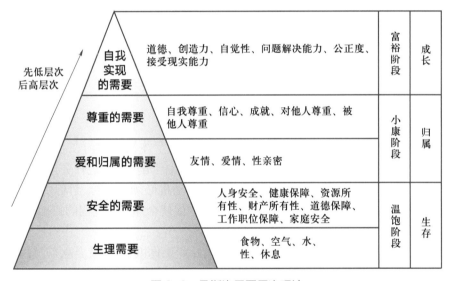

图 2-8　马斯洛需要层次理论

生理需要：人对食物、空气、水、性和休息的需要。

安全的需要：人对生命财产的安全、秩序、稳定，免除恐惧和焦虑的需要。

爱和归属的需要：人要求与他人建立情感联系，如结交朋友、追求爱情的需要，隶属于某一群体并在群体中享有地位的需要。

尊重的需要：包括自尊和受到别人尊重，这种需要得到满足会体验到自己的力量和价值，增强信心。这种需要得不到满足会使人产生自卑和失去信心。

自我实现的需要：人希望最大限度发挥自己的潜能，不断完善自己，实现自己理想的需要。自我实现的需要是人类最高层次的需要，但各人达到自我实现的途径和方式可以是各不相同的。

马斯洛认为，人的需要包括不同的层次，而且这些需要都由低层次向高层次发展。层次越低的需要强度越大,人们优先满足较低层次的需要,再依次满足较高层次的需要。他认为,需要的产生由低级向高级的发展是波浪式地推进的,在低一级需要没有完全满足时,高一级的需要就产生了,而当低一级需要的高峰过去了但没有完全消失时,高一级的需要就逐步增强,直到占绝对优势。

执考链接

1. 心理学家(　　　)提出了需要层次理论

A. 罗杰斯　　　　　B. 荣格　　　　　C. 马斯洛　　　　　D. 皮亚杰

参考答案:C

2. 需要层次理论中提出的人的最低层次的需要为(　　　)

A. 生理需要　　　B. 生存需要　　　C. 安全的需要　　　D. 种族延续需要

参考答案:A

3. 马斯洛需要层次理论中,人的需要包括(　　　)

A. 生理需要　　　　　　B. 安全的需要　　　　　　C. 爱与归属的需要

D. 尊重的需要　　　　　E. 自我实现的需要

参考答案:ABCDE

(二) 动机

动机是指在目标或对象的引导下,激发和维持个体活动的内在心理过程或内部动力。动机是一种内部心理过程,不能直接观察,但是可以通过任务选择、努力程度、活动的坚持性和言语表示等行为进行推断。动机必须有目标,目标引导个体行为的方向,并且提供原动力。动机要求活动,活动促使个体达到他们的目标。

1. 动机的来源

(1) 驱力和诱因:有一些动机看起来很简单:如果你饿了,你就要吃东西;如果你渴了,你就要喝水。理论家克拉克·霍尔(Clark Hull)提出了一种理论——最重要的行为是由内驱力激发的。按照霍尔的观点,驱力(drive)是一种内部状态,是对生理需求做出的反应。如体温和能量供应,生物体会寻求维持一种平衡状态或者说动态平衡。人的身体是怎样使体温保持在37℃左右的? 如果太热,就会出汗;如果太冷,就会发抖。正是这些机制使得体温保持平衡。剥夺导致的不平衡状态会唤起驱力,驱力促使个体采取消除不平衡的行为,当驱力得到满足,恢复平衡后,个体会停止这种行为。但是霍尔的理论能解释所有的行为吗? 答案是否定的。

行为还受到诱因(incentive)驱使,诱因是指外部的刺激和"奖赏",它们与生理需要并无直接联系。人类的行为受许许多多的诱因控制:为什么有的高血压病人在接受健康教育后仍然维持高盐饮食? 是环境因素作为诱因在激发个体的行为。行为是内部和外部共同作用的结果。

(2) 动机的期望与认知取向:动机来自人们对客观实体的主观解释。如果一个人没有意识到自己的行动会获得奖赏,那么这种奖赏的强化作用就不存在。个体现在所坚持做的事情往往是他认为获得成功的过程。个体所坚持的信念及可能的结果控制着个体的行为模式。认知取向进一步解释了人类为什么会被期待所驱动。

罗特(Rotter)的社会学习理论阐述了期望对激发行为的重要性。罗特认为,个体从事某一特定行为是由他对达到目标的期望及该目标的价值共同决定的。比如老年肺癌病人选择进行保守治疗而不接受手术,是因为他认为自身有多种基础疾病难以耐受手术,为避免手术意外而选择保守治疗。

(3)归因与动机的联系:弗里茨·海德(Fritz Heider)总结了期望如何与动机相联系。海德(Heider)认为,行为的结果可归因于内因,或者归因于外因。归因影响着个体的行为方式。病人就医期间对医生诊疗活动认知的心理归因偏差会导致其伦理责任缺失,造成不良医患关系。引导病人建立正确的就医心理认知和伦理责任担当,才可能构建和谐的医患关系。

2. 动机的功能

(1)激活功能:动机是个体能动性的一个主要方面,它具有发动行为的作用,能推动个体产生某种活动,使个体由静止状态转向活动状态。如腰椎峡部裂病人为了重返健康生活而进行复健训练。动机激活量的大小,是由动机的性质和强度决定的。一般中等强度的动机有利于任务的完成。

(2)指向功能:动机不仅能激发行为,而且能将行为指向一定的对象或目标。如在学习动机的支配下,人们可能去图书馆或教室,在休息动机的支配下,人们可能去电影院、公园或娱乐场所。

(3)维持和调整功能:动机具有维持功能,它表现为行为的坚持性。当动机激发个体的某种活动后,动机会对其进行调节和支配,使行为按正确的方法和策略向预期的目标前进。当活动指向个体所追求的目标时,这种活动就会在相应动机的维持下继续下去。相反,当活动背离了个体所追求的目标时,进行这种活动的积极性就会降低,或者完全停止活动。

3. 动机的类型 动机可从不同的角度进行分类。依据动机的起源可分为生理性动机和社会性动机。前者与有机体的生理需要相联系;后者与有机体的社会需要相联系。依据引起动机的原因可分为内在动机和外在动机。前者由有机体自身的内部动因(如激素、中枢神经的唤起状态、理想、愿望等)所致;后者则由有机体的外部诱因(如异性、食物、金钱、奖惩等)所致。

(1)生理性动机:为了满足生理性需求而进行活动的动机称为生理性动机,如饥饿、渴、性、睡眠等。生理性动机是一切行为的基础和保障。

(2)社会性动机:为了满足社会性需要而进行活动的动机称为社会性动机,如兴趣、成就动机、权利动机、交往动机等。个体是社会的一分子,个人价值的实现离不开他人的认可,社会性动机对机体掌握技能、学习知识、提高人际交往和知识能力有着巨大的推动作用。

(3)内部动机:机体为了满足自己的兴趣爱好、好奇心或者好胜心,收获赞美和认可、体验归属感和成就感等而进行活动,这些由机体自身的内部原因(如激素、中枢神经、理想和愿望)所引起的推力称为内部动机。

(4) 外部动机:由有机体的外部诱因(如食物、金钱、奖惩等)所致的推力称为外部动机。机体为获得报酬、社会认可、家人朋友的支持,或者是想要逃避压力等而进行活动。

4. 行为与动机的关系

(1) 同一动机可以引起多种不同的行为。

(2) 同一行为可出自不同的动机。

(3) 一种行为可能为多种动机所推动。

(4) 合理的动机可能引起不合理的甚至错误的行为。

(5) 错误的动机有时被外表积极的行为所掩盖。

每一个行为的引发,都是需要通过动机的形式表现出来的,所以行为和动机的关系是非常紧密的。也是在此过程之中才能够让我们对其有一个更加深入的研究和了解。如果没有动机,那么也就不会存在行为的表象。

考点
动机冲突的类型

5. 动机的冲突 当个体同时出现的几种动机在最终目标上相互矛盾或相互对立时,这些动机就会产生冲突。

(1) 双趋冲突:指当个体的两种动机分别指向不同的目标,只能在其中选择一个目标时产生的冲突。

从古至今我们可以找到很多双趋冲突,比如《孟子》中提到的"鱼我所欲也,熊掌亦我所欲也"就是典型的双趋冲突,这种必须二选一的情况在生活中非常常见。

(2) 双避冲突:指当个体的两种动机要求个体分别回避两个不同目标,但只能回避其中一个目标,同时接受另一个目标时产生的冲突。

简单来说,就是两个目标我们都不想要,但是因为种种原因我们只能避免其中一个。比如,古人说的"前有埋伏,后有追兵"就是一种双避冲突,无论是前面的埋伏还是后面的追兵,都是我们想要避免的,但是我们必须做出选择。又如,儿童患病后既不愿吃药,又害怕"打针"。

(3) 趋避冲突:指当个体对同一个目标同时产生接近和回避两种动机,又必须做出选择时产生的冲突。

通俗地讲,就是一个人对同一个目标既想要又不想要。比如,病人需要口服药物治疗疾病,又担心药物的不良反应,这是典型的趋避冲突。趋避冲突是很常见的,无论是成人还是儿童都会有这种现象。

(4) 多重趋避冲突:又称多重接近–回避型冲突,在实际生活中,人们的趋避冲突常常表现出一种更复杂的形式,即人们面对着两个或两个以上的目标,而每个目标又分别具有想要与排斥的方面。

比如,同时面对多个目标,而每个目标都是既有吸引力又有排斥力的,这就是多重趋避冲突。典型的多重趋避冲突就是飞机贵但速度快,火车便宜但速度慢,想要快但是又想要便宜,不想要慢也不想要贵。

6. 动机与需要 动机是在需要的基础上产生的。当人的某种需要没有得到满足时,它会推动人去寻找满足需要的对象,从而产生活动的动机。例如,正常人体需要一个稳定的内在环境,保持正常的体温,维持细胞内水与盐分的适当平衡等。当这些平衡发生变异或者破坏时,人体内的一些调节机制会自动地进行校正。但这样的行为还不算是动机,只有当需要推动人们去活动,并把活动引向某一目标时,需要才成为动机。

7. 动机的强化　强化是指出现可接受的行为时,给予奖励或撤出消极刺激的过程。强化理论是由美国心理学家和行为科学家斯金纳等人提出的一种理论,也叫操作条件反射理论、行为修正理论。

斯金纳区分了两种强化类型:正强化(又称积极强化)和负强化(又称消极强化)。当在环境中增加某种刺激时,有机体反应概率增加,这种刺激就是正强化。当某种刺激在有机体环境中消失时,反应概率增加,这种刺激便是负强化,是有机体力图避开的那种刺激。强化的具体方式有四种:

(1) 正强化:就是奖励符合组织目标的行为,以便使这些行为得以进一步加强、重复出现。比如,当病人积极配合医生进行治疗时,对其进行口头表扬会增加病人的配合度。

(2) 惩罚:当个体出现不符合组织目标的行为时,采取惩罚的办法,可以使这些行为少发生或不再发生。惩罚是力图使所不希望的行为逐渐削弱,甚至完全消失。

(3) 负强化:负强化强调的是一种事前的规避。俗语“杀鸡儆猴”形象地说明了两者的联系与区别。对出现了违规行为的“鸡”加以惩罚,意欲违规的“猴”会从中深刻地意识到组织规定的存在,从而加强对自己行为的约束。

(4) 忽视:就是对已出现的不符合要求的行为进行“冷处理”,达到“无为而治”的效果。

三、能力

能力是人顺利地完成某项活动所必须具备的那些心理特征。能力总是和人的某种活动相联系并表现在活动中。只有从一个人所从事的某种活动中才能看出他所具有的某种能力。能力影响活动的效果。能力的大小只有在活动中才能比较,倘若一个人不参加某种活动,就难以确定他具有什么能力。但是,在活动中表现出来的心理特征并不都是能力。例如,在音乐或绘画活动中人们可能表现出脾气急躁、性格开朗,也可能表现出情绪稳定、内向沉默。这些心理特征可能会影响人顺利地完成音乐或绘画活动,但一般来说对于音乐或绘画活动却不是最必需的。而曲调空感、节奏感、听觉表象对于顺利地进行音乐活动,彩色鉴别、空间比例关系的估计、形象记忆对于顺利地进行绘画活动却是最必需的心理特征。没有这些特征,有关的活动便不能顺利地完成。因此,我们把顺利地完成某种活动所必需的心理特征称为能力。有时,人们也把彩色鉴别能力、注意分配能力等某一种心理特征称为能力。其实,任何单独的一种心理特征都不可能完成比较复杂的活动。要完成某种复杂的活动,往往需要几种心理特征的有机组合。为了顺利地完成某种活动,多种能力的有机组合也称为能力。

能力是保证活动取得成功的基本条件,但不是唯一条件。活动能否顺利地进行,能否取得成功,往往还与人的整个个性特点、知识技能、工作态度、物质条件、健康状况、人际关系等因素有关。但是,在这些条件相同的情况下能力强的人比能力弱的人更能使活动顺利进行,更容易取得成功。

(一) 能力和知识、技能的关系

能力和知识、技能既有区别又有联系。首先,知识、技能不同于能力。个人所掌握的知识就是信息在头脑中的存储。技能是个人掌握的动作方式。例如,一名合格的临床医生所需要掌握的医学基本理论及国家卫生工作方针、政策和法规等属于知识,对常见病、多发病的诊疗操作属于临床基本技能,而对急、难、重症等复杂临床问题的综合判断处理则属于能力。

能力和知识、技能是密切联系的。他们之间的相互关系为:一方面,能力是在掌握知识、技能的过程中形成和发展起来的。离开了学习和训练,任何能力都不可能形成,更不可能得到发展。另一方面,掌握知识、技能优势是以一定的能力为前提的。能力制约着掌握知识、技能的难易、速度和巩固程度。随着知识、技能的掌握,又会有能力的提高和新能力的产生。

虽然能力离不开知识、技能,但能力和知识、技能毕竟不是一回事。能力不表现为知识、技能本身,而表现在获得知识、技能的动态上,即在其他条件相同时,人掌握知识、技能时所表现出来的快慢、深浅、难易及巩固程度。

(二) 能力的种类

人的能力很多,可以根据不同的标准进行分类。

1. 一般能力与特殊能力　一般能力是在许多基本活动中表现出来,且各种活动都必须具备的能力,如观察力、记忆力、思维力、想象力等。学习、工作、创造发明,任何活动的顺利完成,都离不开这些能力。一般能力的综合也被称为智力。

特殊能力是在某种专业活动中表现出来的能力,如数字能力、音乐能力、绘画能力、机械操作能力等。这些能力对于完成相应的活动是必须具备的。每一种特殊能力都是由该活动性质所制约的几种基本心理品质构成的。

人要顺利地完成某种活动,必须具备一般能力和该种活动的特殊能力。在生活中,一般能力和特殊能力的关系是辩证统一的。一方面,一般能力在某种活动中的特殊发展,可能成为特殊能力。另一方面,特殊能力得到发展的同时,又发展了一般能力。

2. 模仿能力与创造能力　模仿就是仿效,模仿能力就是仿照他人的言行举止去做,以便使自己的行为方式与被模仿者相同的能力。模仿中主要包括两种成分:观察和效仿。模仿实际上就是一种较复杂的操作条件反射的学习过程。模仿能力的大小,表现在个人的行为方式与被模仿者的行为方式的相似性上,两者愈相似,表明模仿能力越强。创造总是与创造产物相联系的。创造产物通常是指"首创"加"适宜"的产物。创造力是指既是首创又是适宜的产物能力。在创造能力中,创造思维与创造想象起着十分重要的作用。模仿能力和创造能力有密切的联系。人们通常是先模仿,然后进行创造;在创造中也是有借鉴的。人们的模仿能力和创造能力也有个别差异。

3. 认知能力与元认知能力　简单地说,认知能力就是个人获取和保存知识的能力,如注意力、观察力、记忆力、想象力和思维力等。很明显,一个人头脑里存着某种知识是一回事,但当这些知识在他需要的时候能否加以利用却是另一回事。所谓元认知能力是指个人对自己的记忆、理解和其他认知活动的评价和监控能力。人们的元认知能力是有很大差别的。专家和新手的明显区别不仅在于前者对本行知识知道得较多,而且还在于善于应用和组织所知道的知识,也就是说,在元认知能力上他们有着明显的区别。

4. 优势能力与非优势能力　一个人往往有很多种能力,形成一个能力系统。通常有一种能力占优势,其他能力从属于它。例如,我国古代杰出数学家祖冲之具有卓越的数学才能,同时他又具有物理学和史学方面的才能。优势能力在一个人的生活中占主导地位,其他能力起增强优势能力的作用。不少人都能顺利地完成同样的活动,但是完成这种活动的能力组成要素所处的地位也可能不同,在一些人身上是优势能力,但在另一些人身上是非优势能力。

（三）影响能力发展的因素

1. 遗传作用　遗传对能力的影响主要表现在身体素质上,如感官的特征、发音器官的特征、四肢和运动器官的特征、脑的形态和结构特征等。身体素质是能力形成和发展的自然前提,没有这个自然前提,任何能力都无从产生。身体素质对能力发展的影响是不可忽视的,但身体素质却不能等同于能力本身。具有相同素质的人,可以发展出几种不同的能力。而具有良好素质的人如果得不到应有的培养和训练,能力也不可能形成。这说明在能力形成问题上,遗传决定论是不对的,但良好的遗传素质确实是能力形成和发展的一个必要条件或重要条件。

2. 环境作用　环境因素对能力形成的作用是不可低估的。现代科学业已证明,胎儿的产前环境对胎儿的生产发育和出生后的智力发展有着重要的影响。从狼孩等一些极端的例子里,我们可以知道在人生初期的环境剥夺对正常智力的发育会造成极其显著的障碍,而丰富的环境刺激则有助于儿童智力的发育。

3. 学校教育　有目的、有计划、有组织的学校教育在能力的形成和发展中具有重要的意义,即主导作用。它不仅使受教育者掌握知识、技能,而且也形成和发展着能力。良好的物质和文化环境,良好的教育能力是能力形成和发展的绝对条件。遗传素质只为能力的发展提供了可能性,而环境和教育则有可能把这种可能性变为能力发展的现实性。

4. 实践活动　人的能力是在实践活动中形成和发展起来的。离开了实践活动,即使有良好的素质,良好的环境和教育,能力也难以形成和发展起来。大量的事实资料表明,音乐能力只有在音乐的实践活动中才能形成和发展。科研能力也只有在科研的实践活动中才能形成和发展。不参加实践活动,就谈不上能力的形成和发展。

5. 个性品质 在实践活动中,优良的个性品质对能力的形成和发展具有重要的意义。像动机、勤奋、谦虚和坚强的毅力等都有助于能力的形成和发展。

(四) 能力的发展及其个体差异

1. 能力发展的一般趋势 人的一生大致可以分为八个不同时期,即乳儿期、婴儿期、幼儿期、童年期、少年期、青年期、成年期、老年期。在人的一生中,能力的发展趋势大致如下:

(1) 童年期和少年期是某些能力发展的重要时期,从 3~4 岁到 12~13 岁,智力的发展与年龄的增长几乎是等速的,以后随着年龄的增长,智力的发展呈负加速变化,逐渐趋于缓和。

(2) 人的智力在 18~25 岁达到顶峰。智力的不同成分达到顶峰的时间是不同的。

(3) 根据对人的智力毕生的发展研究,人的流体智力在中年之后呈下降趋势,而人的晶体智力在人的一生中是逐步上升的。

(4) 成年是人生最漫长的时期,也是能力发展最稳定的时期,成年期又是一个工作时期。在 25~40 岁,人们常出现富有创造力的活动。

(5) 能力发展的趋势存在着个体差异。能力高的发展快,达到顶峰的时间晚;能力低的发展慢,达到顶峰的时间早。

2. 能力发展的个体差异 所谓个体差异是指个人在成长过程中因受遗传与环境的交互影响,使不同个体之间在身心特征上有明显彼此不同的现象。

> 考点
> 能力发展的个体差异

(1) 发展水平的差异:能力有高低的差异。大致来说,能力在全人口中表现为正态分布:两头小,中间大。以智力为例,智力的高度发展叫智力超常或天才;智力发展低于一般人的水平较智力低下或智力落后;中间分成不同的层次。

(2) 表现早晚的差异:人的能力的充分发挥有早有晚,有些人的能力表现较早,年轻时就显露出卓越才华,这叫"人才早熟"。另一情况叫作"大器晚成",指智力的充分发展在较晚的年龄才表现出来,这些人在年轻时并未显示出众的能力,但到中年才崭露头角,表现出惊人的才智。

(3) 结构的差异:能力有各种各样的成分,他们可以按不同的方式结合起来,能力的不同组合构成了结构上的差异。例如,有的人长于想象,有的人长于记忆,有的人长于思维等。不同能力的结合,也使人们相互区别开来。例如,在音乐能力方面,有些人有高度发展的曲调感和听觉表象能力,而节奏感较差;而另有一些人有较好的听觉表象能力和强烈的节奏感,而曲调感差。

(4) 性别差异:在智力水平上,男女有明显的性别差异。研究表明,性别差异并未出现在一般智力因素中,而是反映在特殊智力因素中。如数字能力的性别差异、语言能力的性别差异、空间能力的性别差异。

执考链接

执考链接

1. 能力是人顺利地完成某项活动所必须具备的那些(　　)

A. 遗传素质　　　B. 心理特征　　　C. 人格特质　　　D. 气质

参考答案: B

2. **能力发展的个体差异有(　　)**

A. 发展水平差异　　　　　B. 结构差异

C. 性别差异　　　　　　　D. 表现早晚差异

参考答案: ABCD

3. **人的(　　)在中年之后呈下降趋势,而人的(　　)在人的一生中是逐步上升的**

A. 流体智力　　　B. 晶体智力　　　C. 空间能力　　　D. 想象能力

参考答案: A; B

四、气质与性格

(一)气质

气质是人的个性心理特征之一,它是指在人的认识、情感、言语、行动中,心理活动发生时力量的强弱、变化的快慢和均衡程度等稳定的动力特征,这些动力特征主要表现在心理过程发生的强度(如情绪体验的强弱、意志努力的程度等)、速度(如言语、知觉、思维的速度等)、稳定性(如注意力集中时间的长短等)、灵活性及指向性(内向、外向等)等方面。气质相当于我们日常生活中常说的脾气、秉性或性情等。如性情急躁,喜怒行之于色;慢条斯理,难得发火;活泼好动,善于交朋友;喜欢独处,安静,且少言寡语。

视频

气质,我有

1. 气质的类型

(1)胆汁质——强而不平衡。情绪和情感发生迅速,爆发力好。同时,情绪和情感消失得也快,情绪趋于外向。智力活动灵敏有力,但理解问题容易粗枝大叶。意志力坚强,不怕挫折,勇敢果断,但容易冲动,难以抑制。工作热情高,表现得雷厉风行,顽强有力。

心理特点:坦率热情;精力旺盛,容易冲动;脾气暴躁;思维敏捷,但准确性差;情感外露,但持续时间不长。

典型表现:胆汁质又称不可遏止型或战斗型。具有强烈的兴奋过程和比较弱的抑制过程,情绪易激动,反应迅速,行动敏捷,暴躁而有力;在语言上、表情上、姿态上都有一种强烈而迅速的情感表现;在克服困难上有不可遏止和坚韧不拔的劲头,而不善于考虑是否能做到;性急,易爆发而不能自制。这种人的工作特点带有明显的周期性,埋头于事业,也准备去克服通向目标的重重困难和障碍,但是当精力耗尽时易失去信心。

（2）多血质——强而平衡，灵活性高。情绪和情感发生迅速，表露于外，极易变化，灵活而敏捷，活泼好动，但往往不求甚解。工作适应力强，讨人喜欢，交际广泛。容易接受新事物，也容易见异思迁而显得轻浮。

心理特点：善于交际，思维敏捷，容易接受新鲜事物；情绪和情感容易产生也容易变化和消失，容易外露；体验不深刻。

典型表现：多血质又称活泼型，敏捷好动，善于交际，在新的环境里不感到拘束。在工作学习上富有精力而效率高，表现出机敏的工作能力，善于适应环境变化。在集体中精神愉快，朝气蓬勃，愿意从事合乎实际的事业，能对事业心驰神往，能迅速地把握新事物，在有充分自制能力和纪律性的情况下，会表现出巨大的积极性。兴趣广泛，但情感易变，如果事业上不顺利，热情可能消失，消失速度与投身事业时一样迅速。从事多样化的工作往往成绩卓越。

（3）黏液质——强而平衡，灵活性低。情绪比较稳定，兴奋性低，变化缓慢，内向，喜欢沉思。思维和言行稳定而迟缓，冷静而踏实。对工作考虑细致周到，不折不扣，坚定地执行自己已经做出的决定，往往对已经习惯了的工作表现出高度热情，而不容易适应新的工作和环境。

心理特点：稳重，考虑问题全面，安静，沉默；善于忍耐，情绪不易外露；注意力稳定而不容易转移，外部动作少而缓慢。

典型表现：这种人又称为安静型，在生活中是一个坚持而稳健的辛勤工作者。由于具有与兴奋过程相均衡的强抑制，所以行动缓慢而沉着，严格恪守既定的生活秩序和工作制度，不为无所谓的动因而分心。黏液质的人态度持重，交际适度，不做空泛的清谈，情感上不易激动，不易发脾气，也不易流露情感，能自治，也不常常显露自己的才能。具有从容不迫和严肃认真的品德，以及性格的一贯性和确定性，这种人长时间坚持不懈，有条不紊地从事自己的工作。其不足是有些事情不够灵活，不善于转移自己的注意力。惰性使其因循守旧，表现出固定性有余，而灵活性不足。

（4）抑郁质——弱性，易抑制。情绪体验深刻，不易外露。对事物有较高的敏感性，能体察到一般人所觉察不到的东西，观察事物细致。行动缓慢，多愁善感，也易于消沉，干工作常常显得信心不足，缺乏果断性。交往面较窄，常常有孤独感。

神经特点：感受性高，耐受性低，随意反应低，情绪兴奋性高，反应速度慢，刻板固执。

心理特点：沉静，对问题的感受和体验深刻、持久；情绪不容易表露；反应迟缓但是深刻；准确性高。

典型表现：有较强的感受能力，易动感情，情绪体验的方式较少，但是体验持久而有力，能观察到别人不容易察觉到的细节，对外部环境变化敏感，内心体验深刻，外表行为非常迟缓、忸怩、怯弱、怀疑、孤僻、优柔寡断，容易恐惧。

高级神经活动类型与气质类型见表2-1。

表 2-1　高级神经活动类型与气质类型

神经过程的基本特征			神经类型	气质类型
强度	平衡性	灵活性		
强	不平衡		不可遏止型	胆汁质
强	平衡	灵活	活泼型	多血质
强	平衡	不灵活	安静型	黏液质
弱			弱型	抑郁质

2. 气质的特点

(1) 相对稳定性：气质属于个性稳定性系统,加之以人的高级神经活动为生理基础,一旦形成,极难改变。

(2) 双重性：人的气质无所谓好与坏,都有积极和消极表现两个方面。

(3) 先天性：气质是人一生下来就具有的与众不同的典型的、稳定的心理特征。

(4) 可塑性：通过后天学习,气质可以得到某种程度的改塑,但极难获得根本改变。

📖 知识拓展

病人的气质类型与临床心理引导

医院的病人来自社会的各个行业,他们的心理特点有着明显的差异。医务人员需要熟悉和掌握不同病人的心理特征,把握好心理引导的方法和尺度,才能做到"对症下药",做好医务工作。

一般而言,胆汁质的病人容易发脾气,有时会因为一点小事生气,影响病情和治疗;多血质的病人比较容易沟通,其心胸开阔,常保持这种心态对病情治疗有较好的促进作用;黏液质的病人心理素质比较好,较容易沟通,能尽快配合治疗,不易发脾气;抑郁质的病人情绪较低落,不爱说话,常闷闷不乐、表情淡漠,影响疾病的治疗。上述胆汁质和抑郁质的病人相对而言较难沟通,在配合治疗方面不够积极,这样的病人尤其需要医务人员的心理引导。他们大多生性比较敏感,自尊心强。与其接触时,首先要尊重他们、理解他们,特别是交谈时,要注意用词,语气要缓和,语调要低,尽量使用关爱的语言,这对治疗有促进作用。

3. 科学正确地评价气质　气质类型不影响人的社会水平和社会价值。气质本身无好坏之分,各种气质类型既有可向积极方向发展的一面,也有可向消极方向发展的一面。大多数人的气质是中间型或混合型。气质是最稳定、变化最少也最慢的一种心理特征,对个体的学习活动、职业和人际交往等方面具有重要影响。

执考链接

1. 某学生喜欢与人交往,到了一个新环境很快就能适应,他的气质类型属于(　　)

A. 多血质　　　　B. 胆汁质　　　　C. 黏液质　　　　D. 抑郁质

参考答案:A

2. 某学生待人直率热情,但脾气急躁,易冲动,他的气质类型比较符合(　　)

A. 多血质　　　　B. 胆汁质　　　　C. 黏液质　　　　D. 抑郁质

参考答案:B

3. 气质类型本身无好坏,各有积极和消极的方面(　　)

参考答案:√

4. 人的气质特征的变化比性格特征变化快(　　)

参考答案:×

(二) 性格

性格是个体在对现实的态度及其相应的行为方式中表现出来的稳定而有核心意义的心理特征。性格表现了人们对现实和周围世界的态度,并表现在其行为举止中。因此,性格是一种与社会关系最密切的人格特征,其中包含许多社会道德含义。性格能够表现一个人的品德,受人的价值观、人生观和世界观的影响。如有的人大公无私,有的人自私自利。性格能最直接地反映一个人的道德风貌。性格在后天社会环境中逐渐形成,是人最核心的人格差异。

1. 性格的结构与特征　　性格是由多侧面、多成分的心理特征构成的复杂的心理结构。

(1) 态度特征:是指个体在对现实生活各个方面的态度中表现出来的一般特征,主要表现在以下几方面。① 对别人、集体、社会的态度特征:如激进或保守、集体主义或个人主义、正直或圆滑、热情或冷漠、诚实或虚伪、善良或奸诈等。② 对劳动或工作的态度特征:如勤劳或懒惰、认真或马虎、节俭或浪费、进取或退缩。③ 对自己的态度特征:如自尊或自卑、自信或自我怀疑、谦虚或自负、自爱或自贱、自我完善或自暴自弃。

(2) 理智特征:是指个体在认知活动中表现出来的心理特征,主要表现在以下几方面。① 在感知方面:观察的整体型或细节型。② 在记忆方面:形象记忆型或抽象记忆型、整体记忆型或局部记忆型。③ 在思维方面:形象思维型或抽象思维型、直线型或发散型、主干型或细节型、直觉型或分析型。

(3) 情绪特征:是指个体在情绪表现方面的心理特征,主要表现在以下几方面。① 情绪的强度:暴躁或温和。② 情绪的稳定性:情绪是否容易波动。③ 情绪的持久性:情绪持续的时间。④ 情绪的外显性:外显或内隐。⑤ 主导心境:积极心境,如平静、祥和、开朗乐观等;消极心境,如苦恼、烦躁、孤寂、悲观、忧郁、焦虑等。

(4) 意志特征:是指个体在调节自己的心理活动时表现出的心理特征,主要表现在以下几方面。① 自觉性:自觉、主动或盲目、被动。② 果断性:理智、果断或冲动、优柔寡断。③ 坚韧性:勇敢或怯懦、顽强或脆弱、持之以恒或虎头蛇尾。④ 自制性:自制或放任。

2. 性格的类型

(1) 按照知、情、意在性格中的表现程度分为理智型、情绪型和意志型。

(2) 按照个体的心理倾向分为外倾型和内倾型。

(3) 按照个体独立性程度分为独立型和顺从型。

3. 性格的形成与发展

(1) 遗传因素的作用:遗传因素是性格形成的自然基础,它为性格的形成与发展提供了可能性。遗传因素对性格的影响最直接地表现为气质对性格的影响。气质可以使某些性格容易形成或难以形成,还可以掩盖某些性格特征的表现。

(2) 家庭因素的作用:家庭是儿童最早接触的社会环境,研究表明,从出生到5~6岁,是性格形成的最主要阶段。家庭中的各方面因素都对儿童性格的形成有着直接或间接的影响,其中父母教养态度对儿童性格有着最为直接和重要的影响作用。

(3) 学校因素的作用:首先,学校的教育观念、教育方式、教育内容及教育水平对学生的认识能力、社会情感、成就动机等性格因素均有宏观的制约作用。其次,学业的成功与失败对学生的自我评价、自我态度(自信或自卑)及抱负水平有重要影响。最后,师生关系及同学关系对学生的人际交往能力及自我意识有重要影响。

(4) 个人主观因素的作用:性格是在个体与环境相互作用的过程中形成的,任何环境因素都不能直接决定个体的性格,它必须通过个体已有的心理发展水平和心理活动才能起作用。尤其是到青年期后,个体可能通过自我意识与自我调节机制进行性格的自我改善。

4. 气质与性格的关系

(1) 区别:从起源上看,气质是先天的,是神经类型的自然表现。性格是后天的,是人在活动中与社会环境相互作用的产物,反映人的社会性。从可塑性上看,气质的变化较慢,可塑性较小,即使可以改变,也较为不易;性格的可塑性较大,即使已经形成的性格是稳定的,改变也要容易些。气质所指的典型行为是它的动力特征而与行为内容无关,只有气质的表现涉及社会关系时,才能评定这种品质是否可行,是否有价值。因此,一般我们认为气质无好坏善恶之分。但性格主要指行为的内容,它表现为个体与社会环境的关系,因而有好坏善恶之分。

考点 🖋
气质与性格的区别和联系

(2) 联系:气质会影响个人性格的形成和发展,相同气质类型的人可以形成不同的性格特征。性格相同但气质不同的人,其外部表现色彩也不同,如多血质和黏液质者都有交往动机,但在交往方式上,前者主动,后者被动,前者易结识新朋友,也易疏远旧朋友,后者正好相反。

一、名词解释

1. 人格 2. 能力 3. 气质 4. 性格 5. 意志过程

二、填空题

1. 心理学是研究人和动物_____发生、发展和活动规律的一门科学。

2. 人的心理现象包括_____和_____。

3. 心理过程包括_____、_____和_____。

4. 人格是指一个人在长期发展过程中形成的独特_____和_____。

5. 需要是人脑对_____和_____的反映。

6. 动机的冲突包括_____、_____、_____和_____。

三、简答题

1. 心理实质是什么?

2. 简述意志和认知、情感的关系。

3. 简述气质与性格的区别和联系。

4. 医务工作者应具备哪些良好的情感品质和意志品质?

（刘力为　谢新莹）

习题

项目二在线测试

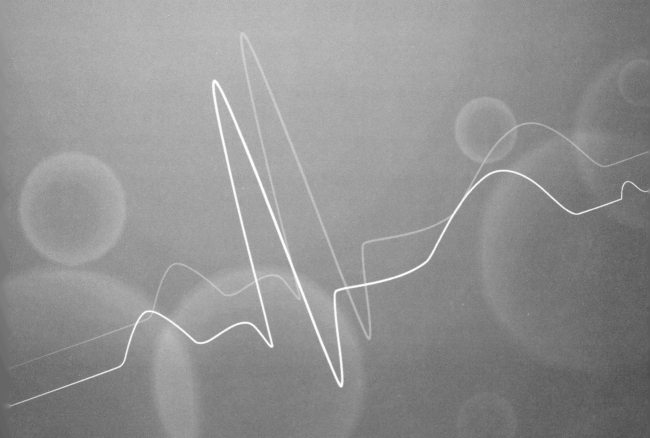

模块二
临床应用

项目三 关注心理因素致病问题

项目三思维导图

学习目标

— 知识目标

1. 能说出应激、心理防御的概念;了解心理防御机制类型;掌握心身疾病的概念及各种心身疾病的表现。

2. 简述应激的生理反应的三个途径。

3. 了解心身疾病的诊断原则和临床常见的心身疾病。

— 能力目标

1. 能结合专业特点,描述心理应激对健康的影响。

2. 能识别心身疾病产生的原因,并针对不同的心身疾病实施不同的治疗、预防措施。

— 素养目标

1. 具有严谨、科学、规范的态度,合理、客观选用针对不同心身疾病的治疗、预防措施。

2. 树立正确的诊疗观,养成良好的临床针对心身疾病的职业素养。

 ## 素养导航

如何令自己远离疾病、拥有健康的身体?有位医学专家说:"健康的一半是心理健康,疾病的一半是心理疾病。"大量研究证明,小到感冒,大到慢性疾病,都和情绪有着密切关系。"充满心理矛盾、压抑,经常感到不安全和不愉快的人,免疫力低下,经常感冒,一着急就咽痛;容易紧张的人则会头痛、血压升高,易引发心血管疾病;经常忍气吞声的人患癌症的概率是一般人的3倍。长时间陷入负面情绪中的人,健康必然会受到不良影响。为什么?这是因为紧张、忧虑、烦躁、恐慌、妒忌、憎恨等情绪会经由人的感官刺激大脑皮质,大脑皮质释放生物活性物质到下丘脑,下丘脑指挥肾上腺释放皮质类固醇和肾上腺素,从而影响血压和使胆固醇升高、免疫功能下降、性欲下降等。这一系列情绪、压力对疾病的负面作用是共性的。其中,具有刻意忍受、紧张焦虑、喜欢孤独和较真懊恼等性格特点的人群因为难以释放压力和不良情绪,患癌症的风险较高。

生活要有所追求,有了可为之执着的目标,生活会更有动力,而那些不愉快的细枝末节也就显得不那么重要了。

20世纪初,世界传染病死亡率高居人类疾病死亡谱榜首,到20世纪末,由于医疗、文化水平的提高,大多数国家传染病死亡率已呈持续、稳定的下降态势,但取而代之的是与心理因素密切相关的一类心身疾病,如脑血管疾病、心血管疾病、恶性肿瘤等。疾病死亡谱的变化,说明心理因素对疾病的产生、诊断、治疗、护理、康复及预防都具有重要意义。

任务一　认识心理应激

随着社会的发展,人类的生活方式和生活节奏都发生了很大的变化,过去严重威胁人类健康的传染病、营养不良等疾病已逐渐减少,而心理、社会、文化等因素导致的过度精神紧张与适应不良已成为主要的病因。正如诺贝尔奖获得者杜波伊斯(Dubios)所说:"现代人应激不那么需要去对抗饥寒交迫的窘境及其他有伤身体的危险,但是他们必须应对排得满满的时间表、交通、噪声、拥挤、竞争及其他人为的紧张情境。与主要只是操心狩猎和采集食物的原始人时代相比,现代社会的人际生活中所产生的紧张性刺激越来越多,同时这些刺激又不断威胁着人们的身心健康"。

一、心理应激的概念

心理应激是机体在某种环境刺激作用下,由于客观要求和应对能力不平衡所产生的一种适应环境的紧张反应状态。

考点　🖊
心理应激的概念

1936年,加拿大学者塞里(Selye)提出了应激学说。塞里在做实习医生时发现各种不同的病人,如晚期癌症、严重感染、外伤及大出血病人,虽然他们的临床表现各不相同,但也有着许多相似的症状和体征,如食欲减退、体重减轻、体力减退、全身不适等。这是偶然的巧合,还是必然的反应? 塞里还通过大量动物实验注意到,失血、感染、中毒、缺氧、拥挤、噪声等刺激都能使实验动物出现类似的反应,如肾上腺增大、颜色加深,胸腺、脾、淋巴结缩小,胃肠溃疡等,塞里将其称为"一般适应综合征"(general adaptation syndrome,GAS)。塞里认为GAS与刺激的类型无关,而是机体对紧张性刺激所做出的非特异性适应性反应,其结果可以是适应,也可以是适应不良。他把应激反应动态地描述为三个阶段。① 警戒期:是为了应对紧张刺激,唤起、动员整个机体的防御能力,使机体处在最好的态势,以应对紧张性处境的阶段。② 抵抗期:机体通过改变结构和提高功能水平来增强对应激原的抵抗程度,是机体对应激原的适应性反应。③ 衰竭期:如果应激原持续存在或刺激过强过重,则机体会丧失抵抗力而进入衰竭期,轻者损害健康,重者造成死亡。

塞里的应激理论虽然起到了开创性的作用,但它忽视了应激的心理成分。因此,许多学者在塞里应激理论的基础上进行修正和充实,提出心理应激是个体在察觉需求与满足需求的能力不平衡时,倾向于通过整体心理和生理反应表现出来的多因素作用的适应过程。他们强调认知评价、社会支持、应对方式、个人经历和个性特征等许多影响应激的中间变量在应激中的作用,并强调应激是个体对环境威胁和挑战的一种适应和应对过程,其结果可以是适应或适应不良。

二、应激过程的模式

心理应激过程可归纳为四个部分(图3-1),即应激源、应激中介、应激反应和应激结果。值得注意的是,应激过程中各部分之间并没有清晰的界线,它们在应激作用过程中究竟是原因、结果,还是影响因素,并不是固定不变的。例如,认知评价和应对策略是影响应激的中间变量,但有时也可以是应激反应的组成部分。而且各变量之间存在交互作用关系,不同人格特征的人会做出不同的认知评价,不同的评价结果会导致不同的应对策略,从而也就有不同的反应结果,而结果又反过来强化或削弱应对策略的采用。

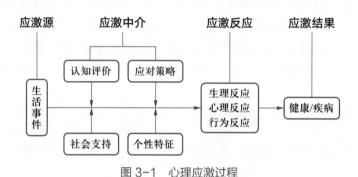

图3-1 心理应激过程

(一) 应激源

1. 应激源的概念 应激源是引起应激反应的刺激物,是导致应激的直接原因,包括躯体性、心理性、社会性和文化性刺激物。

应激源十分广泛,不仅包括客观环境的各种刺激,还包括个体的主观因素;不仅包括生物学因素,如手术、分娩、患病等,还包括来自人类社会的大量刺激,即来自心理社会的各种变化,许多心理学者将之称为生活事件。目前在医学心理学研究领域把生活事件和应激源作为同义词来看待,对生活事件的实际研究涉及生物、心理、社会和文化等多方面的应激源。因此,应激源一般包括躯体性应激源、心理性应激源、社会性应激源及文化性应激源。

2. 应激源的内容

(1) 工作及人际关系方面:工作方面的应激包括长期高温、低温、噪声、矿井等环境下的工作;高度注意力集中和消耗脑力的工作;长期远离人群(远洋、高山、沙漠)、高度消耗体力、威胁生命安全、生活节律经常改变的工作,以及单调重复的流水线工作;高强度、高挑战性和超负荷的工作;转岗、离岗、变动工作等。人际关系冲突包括与领导、同事、邻里、朋友之间的意见分歧和矛盾等。

（2）家庭及经济方面：各种事件包括失恋、分居、离异、家庭关系不和睦、亲人亡故或患病、外伤、手术、分娩、子女问题、照顾老人、住房拥挤等。经济困难包括负债、失窃、严重亏损等。

（3）健康方面：指病人给个体造成的心理威胁，如癌症诊断、健康恶化、心身不适等。

3. 应激源的量化　1967 年，美国华盛顿大学医学院霍尔姆斯（Holmes）和雷赫（Rahe）等对 5 000 多人进行社会调查，把人类社会生活中遭受到的生活危机（life crisis）归纳并划分等级，编制了社会再适应评定量表（详见项目五任务二）。该评定量表列出了 43 种生活事件，并以生活变化单位（life change units，LCU）为指标加以评分。其中以配偶死亡事件的心理刺激强度最高，为 100 LCU，是事件的生活变化单位值累计总和。一年中 LCU 累计 150~199 为轻度生活变故，患病概率为 33%，200~299 为中等生活变故，患病概率为 50%；300 以上为重大生活变故，患病概率为 80%。

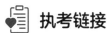
执考链接

1. 人们在遇到压力、痛苦、困境、困扰时自杀的主要原因是（　　　）

A. 不想应对遇到的应激源　　　　B. 想超越遇到的应激源

C. 难以应对遇到的应激源　　　　D. 无意识遇到的应激源

参考答案：C

2. 人际关系紧张属于（　　　）应激源

A. 躯体性　　　B. 心理性　　　C. 社会性　　　D. 文化性

参考答案：D

（二）应激中介

刺激是否能引起应激反应，应激中介起重要作用。不同的个体在相同的应激源作用下，产生的应激反应及反应的程度有差异。人们发现，在应激源与心理生理反应之间，在心理应激与健康和疾病之间，有许多因素的影响，称之为心理应激的中介因素。心理应激的中介机制是指机体将输入信息（应激源，环境需求）转变为输出信息（应激反应）的内部加工过程，是介于应激源与应激反应之间起调节作用的中间环节，包括认知评价、应对策略、社会支持及个性特征等。

1. 认知评价　是个体对应激事件的性质、程度和对自身可能的危害做出的估计。认知评价的过程分为初级评价（primary appraisal）和次级评价（secondary appraisal）。初级评价是指个体对刺激情境对自己是否有危害关系的判断；次级评价是个体对自己是否有能力改变和应对事件做出的评估。如果判断应对强于环境事件则应激反应弱。反之，则应激反应强。伴随着次级评价，个体同时进行着相应的应对活动：如果次级评价事件是可以改变的，往往采用问题关注应对；如果次级评价不可改变，则往往采用情绪关注应对。

2. 应对策略　是个体解决应激源或减轻应激源对自身影响的各种方法和途径，

反映了个体摆脱应激源的能力。这个过程是个体摆脱应激源的过程,体现个体的应对能力。

3. 社会支持 社会支持系统来自社会各方面,包括父母、亲戚、朋友、同事、伙伴,甚至陌生人等社会人群及家庭、单位、党团、工会、社团等组织,给予个体精神或物质上的帮助及支持的系统。社会支持包括客观支持和主观支持。

4. 个性特征 个性特征影响个体对应激源的认知评价,决定了个体对应激源的反应方式和反应程度。

(三) 应激反应

应激反应是指个体由应激源所致的各种生理、心理、社会行为的一系列变化,这些变化是作为一个整体出现的。

1. 应激的生理反应 现有的生理学研究已经表明,应激的生理反应及最终影响心身健康的中介机制涉及神经系统、内分泌系统和免疫系统,并证实这三条途径其实是一个整体。

2. 应激的心理反应 包括认知反应和情绪反应,其反应类型及强度受各种因素的影响,个体差异很大。

(1) 认知反应:心理应激引起的认知反应有积极和消极之分。积极的认知反应可引起适度的皮质唤醒水平和情绪唤起、注意力集中、积极的思维和动机的调整。这种反应有利于机体对传入信息的正确认知评价、应对策略的抉择和应对能力的发挥;消极的认知反应是指过度唤醒(焦虑)、紧张,过分的情绪唤起(激动)或低落(抑郁),认知能力降低,注意力分散,自我概念不清等。这类反应妨碍个体正确地判断现实情境,不能发挥正常的应对能力。

(2) 情绪反应:应激引起的情绪反应也有积极和消极之分。适度的应激水平会使人保持适度的紧张和焦虑,提高工作效率;但如果个体的应对能力不能适应环境的变化和有效控制应激,就会出现各种负性情绪体验。① 焦虑:是应激反应中最常见的情绪反应,是人们预知将要发生危险和不良后果的事物后所表现出的紧张、恐惧、担心等复杂情绪状态。它在应激反应中最常见,适度的焦虑可提高人的警觉水平,伴随交感神经系统的激活,提高人对环境的适应和应对能力,是一种保护性反应。但如果焦虑过度或者不适当,就会损害个体对环境的适应。② 抑郁:表现为悲哀、寂寞、孤独、丧失感,甚至厌世感等消极情绪状态,并伴有失眠、食欲减退、躯体不适等。抑郁常由于生活中遭受重大负性事件和挫折等原因引起。③ 愤怒:是与挫折和威胁有关的情绪状态,是由于个体某个目标受到阻碍,自尊心受到打击,为排除阻碍或恢复自尊,常激起愤怒情绪,愤怒时可伴有攻击性行为。④ 恐惧:是一种企图摆脱已经存在的特定危险、可能对生命造成威胁或伤害情境时的情绪状态。过强和持久的恐惧会对人产生严重不利的影响。

3. 应激的行为反应 当个体经历应激时,常自觉或不自觉地在行为上发生改变,以摆脱烦恼,减轻内在不安,恢复内环境的稳定性。积极的行为反应可为个体减轻压力,甚至可以激发个体的能动性,激励个体克服困难,战胜挫折;而消极的行为

考点

应激的行为反应

反应则会使个体出现回避、退缩等行为,妨碍个体的发展。常见的消极行为反应有以下几种:

(1)逃避与回避:逃避是指已经接触到应激源后采取的远离应激源的行动;回避是指预知应激源将要出现,在未接触应激源之前就采取行动远离应激源。

(2)退化与依赖:退化是当人受到挫折或遇到应激时,放弃成年人的应对方式而使用幼稚的方式来应对环境变化或满足自己的欲望,以获得别人的同情、支持和照顾,减轻心理上的压力和痛苦。退化常伴有依赖心理和行为,事事处处依靠别人关心照顾,而放弃努力做自己可以完成的事。

(3)敌对与攻击:其共同的心理基础是愤怒。敌对是内心有攻击的欲望,表现出来的是不友好、憎恨、为难或羞辱他人;攻击是个体在应激源刺激下,将愤怒情绪指向人或物,表现为伤人、自伤或毁物。

(4)无助与自怜:无助是一种无能为力、听天由命、被动挨打的行为状态,通常是在反复应对无法奏效,对应激情境无法控制时产生。其心理基础包含了一定的抑郁成分。无助使人不能主动摆脱不利的情境,从而对个体造成伤害性影响。自怜即自己可怜自己,对自己怜悯惋惜,其心理基础包含对自身的焦虑和愤怒等成分。自怜多见于独居、对外界环境缺乏兴趣者,当他们遭遇应激时常独自哀叹,缺乏安全感和自尊心。倾听他们的诉说并提供适当的社会支持可改善自怜行为。

(5)物质滥用:是个体通过酗酒、吸烟或服用某些药物的方式来转换应激的行为反应方式,以暂时麻痹自己,摆脱自我烦恼和困境为目的。

(四)应激结果

应激导致的结果,从对健康的损害角度看个体差异很大,总的来说分为适应和不适应两种。

1. 应激的积极意义 从本质上讲,应激是个体对变化着的内外环境所做出的一种适应,这种适应是生物界赖以发展的原始动力,是生命活动所必需的。对于任何一个个体来讲,一定的应激反应可以调整自身与环境的关系,从而为适应环境提供条件。适度的应激对人的健康、功能活动和人格发展有促进作用。研究表明,早期适度的心理应激经历可以提高个体后来生活中的应对和适应能力。心理应激缺失(如被父母过度保护)的青少年对环境的适应能力较差,在成长过程中,往往容易发生环境适应障碍和人际关系问题。

2. 应激的适应不良 长期过度的心理应激会产生不良后果。主要表现在两方面:

(1)活动效率下降:耶克斯–多德森定律表明,太低或太高的动机水平对学习成绩都不利。适度的"警觉唤醒"、适度紧张有利于机体维持活力,可以提高学习和工作的效率;过度的紧张和压力则会降低学习和工作效率。

(2)应激过度:应激超过人的适应能力时就会损害健康。各种应激反应都直接影响个体心身功能的整体平衡,进而损害人的健康。目前严重影响人类健康的疾病,多数与心理应激因素的长期作用有关,这就是心身疾病。

三、应激与健康

应激对健康有积极影响,也有消极影响。

(一)应激的生理反应的三个途径

1. 心理 – 神经中介途径   当机体处在急性应激状态时,应激源刺激被中枢神经接受、加工和整合,后者产生冲动传递到下丘脑,激活交感神经 – 肾上腺髓质轴,释放大量儿茶酚胺,引起肾上腺素和去甲肾上腺素的大量分泌,导致中枢兴奋性增高,从而引起心理、躯体和内脏的功能改变:心理的警觉性和敏感性增强;躯体张力增强;交感神经的激活引发一系列生理变化,如心率加快,心肌收缩力和心输出量增加,血压升高,瞳孔扩大,汗腺分泌增多,血液重新分配,脾脏缩小,皮肤和内脏血流量减少,心、脑和肌肉获得充足的血液,分解代谢加速,肝糖原分解,血糖升高,脂类分解加强,血中游离脂肪酸增多等,为机体适应和应对应激源提供能量物质。但如果应激源过强或持续时间太久,也可造成副交感神经活动相对增强或紊乱,表现出心率减缓,心输出量和血压下降,血糖降低,出现眩晕或休克等。

2. 心理 – 神经 – 内分泌途径   当应激源作用强烈或持久时,冲动传递到下丘脑引起促肾上腺皮质激素释放因子分泌,通过脑垂体门脉系统作用于腺垂体,促使腺垂体释放促肾上腺皮质激素,进而促进肾上腺皮质激素特别是糖皮质激素的合成与分泌,从而引起一系列生理改变,包括血促肾上腺皮质激素和皮质醇增多,血糖升高,蛋白质分解,抗体增加等。在应激反应中,胰腺和甲状腺等也起一定作用。这些生理变化对机体适应环境提供了一定的物质基础和必要的能量。

3. 心理 – 神经 – 免疫途径   在应激反应中,免疫系统与中枢神经系统进行着双向调节。一般认为,短暂而不太强烈的应激不影响或只能略微增强免疫功能,但是长期较强烈的应激会损害下丘脑,造成皮质激素分泌过多,使内环境严重紊乱,导致免疫功能的抑制,增加个体的患病机会。

(二)心理应激与健康

1. 心理应激对健康的积极影响

(1)适度的心理应激是促进个体成长和发展的必要条件:有研究表明,个体在早期,尤其是青少年时期所经历的适度心理应激,可以提高个体在未来生活中的应对与适应能力,如幼时艰苦的家庭条件与生存环境可以锤炼孩子的意志与毅力,使他们在以后的各种艰难困苦面前应对自如,社会适应力大大增强,有许多心理治疗的事例,也论证了这样的情况。相反,被父母过度保护和缺少适度心理应激的青少年在离开家庭走向社会的过程中,往往容易发生环境适应障碍和人际关系障碍。

(2)适度的心理应激是维持个体正常生理和心理功能的必要条件:人的生理、心理和社会功能都需要适宜的刺激,才能正常发展。相关研究表明,经常参加紧张赛事的运动员,其骨骼肌、心肺功能、神经反射功能、大脑分析判断和决策能力均强于常人。心理研究证明,应激反应与一些功能性疾病的症状,即所谓的功能性症状或心理障碍之间常有直接联系,目前有明确证据表明,许多严重影响人类健康的疾病与心理应激因素长期作用有关。从应激的心理反应,到心身障碍的心身症状,再到心身疾病,是一种从量到质的变化。

2. 心理应激对健康的消极影响

视频

创伤后应激反应

(1)引起免疫力下降致患病倾向:持久的应激源刺激或应激反应容易引起机体内环境紊乱,各器官系统功能失常,免疫力下降,使机体处于对疾病的易感状态,如果一个人长时间处于高压力、高强度的工作氛围中,就很容易发生胃肠道功能紊乱,甚至是应激性胃溃疡。比如,长途汽车司机长时间处于高压力、高强度的状态,常发生消化道溃疡。

(2)引发急、慢性心理应激状态:急性心理应激状态常常由强烈的应激源引起,常见的有急性焦虑反应、血管迷走反应和过度换气综合征等;慢性心理应激状态通常由强度不大但持久的应激源引起,常出现头晕、乏力、心悸、胸闷、血压升高等症状和体征,还可能出现各种神经症样表现甚至精神分裂症样表现。

(3)加重已有的精神和躯体疾病,或是旧病复发:已患病个体的器官功能状态低下,抵抗应激能力不如健康人。研究发现,门诊神经症病人的心理应激程度与其疾病的严重程度呈线性相关,也就是说应激越严重,病情越严重。经常有冠心病病人在与人争执后或激烈辩论时发生心肌梗死的情况;高血压病人在工作压力增大时病情加重;癌症病人病情稳定后在应激作用下再次复发。

任务二　认识心身疾病

📋 案例分析

> 病人,男,43岁。平时工作雷厉风行,做事干净利落,从不拖延工作。对上级的指示只要认为不正确就当面拒绝,很少圆滑地回避;对自己和下级要求严格,只要下级人员出错,定会严厉批评,不讲情面,并为自己的工作方式感到自豪;生活中时间观念也很强,上街购物时将欲购物品购买后立即返回,很少闲逛;走路速度快,乘火车至少提前40分钟到达火车站。30多岁时患高血压,40多岁时患冠心病。
>
> 问题:1. 试析该病人患高血压和冠心病的原因。
> 　　　2. 在日常生活中,应如何预防心身疾病?

一、心身疾病概述

1. 心身疾病的概念　心身疾病(psycho-somatic diseases)又称心理生理疾病,其概念有广义和狭义之分。

广义的心身疾病包括心理情绪状态的多种躯体反应,心理社会因素在疾病的发生、发展过程中起重要作用的躯体器质性疾病及应激功能性障碍,有三种情况:第一种情况称为个体的心身反应,是个体对心理情绪状态的多种躯体反应,如悲伤时流泪,恐惧时心率加快、出汗等;第二种情况为个体出现各种心理和躯体症状,如情绪不稳定、注意力不集中、食欲不振、消化不良,这类症状持续时间长,使人感觉不适,认为自己生病了,但是实验室检查未发现细胞形态学改变;第三种情况是个体有多种症状,并且有相应的细胞组织形态上的改变。前两种情况只有症状没有形态学改变,称为心身障碍或心身紊乱;第三种情况是心身疾病(图3-2)。

狭义的心身疾病是指心理社会因素作为主要原因参与发病的躯体疾病,同时包括那些在发病过程中心理社会因素起主要诱因的躯体疾病,如冠心病、支气管哮喘、消化性溃疡等,在我国传统医学中有郁病、百合病、消渴、胸痹等。

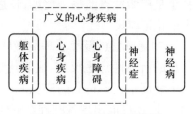

图3-2　心身疾病定位图

2. 心身疾病的发病机制　心身疾病的发病机制主要包括两方面:首先是当机体遭遇应激源时,会以感官信号的形式传入大脑皮质,进而大脑皮质会对刺激信号进行认知评价。其次是大脑联合区的信息加工,联合区将传入信息通过边缘系统的联络,转为带有情感色彩的内脏活动;通过与下丘脑的联络,引发神经 – 内分泌 – 免疫的整体变化;通过与运动前区的联络,产生随意运动。以上变化作为应激的中介机制来影响内脏器官的活动,由于遗传和环境的影响,机体适应应激需求的能量存储有限,当发生强烈、持久的应激时,机体能量将会因过度使用而耗竭,继而导致心身疾病的出现。

3. 心身疾病的致病原因

(1)心理因素:一般而言,将影响人的精神活动的心理现象视为心理因素,主要通过消极的情绪和人格特征来表现。① 情绪:是人们对客观现实是否满足自身需要的态度体验,可分为积极情绪(正性情绪)和消极情绪(负性情绪)。如果出现消极情绪且强度过大,或持续时间过久等,而自身又不能及时有效地进行调整,就会使人心理失去平衡,导致躯体相应器官或组织的功能紊乱,进而导致相应疾病的发生。② 人格特征:一个人的人格与先天的遗传及后天的成长环境、所受的教育等密切相关。许多研究证实,人格特征对心身疾病的发生、发展和转归具有重要的影响。美国心理学家弗里德曼(Friedman)等在 A 型性格与冠心病发病关系的研究中发现,多数冠心病病人发病之前均表现出特殊的性格特征:雄心勃勃、做事认真、竞争性强、时间紧迫感、固执己见、急于求成、有敌意感,称 A 型性格;与此相反的是 B 型性格。癌症病人则常将不愉快的体验指向自身,表现出忧郁、失望、易悲哀、情感表达贫乏和情绪压抑等性格特征。一般认为,人格特征对心身疾病发病有影响,是因为病人常依其人格特征来体验疾病,并建立了对特殊应激的反应模式。同样的疾病发生在不同人身上,其病情表现、病程长短、转归都可能不同。因此,不同气质、性格类型的个体和所患疾病之间存在着一定的关联性。如多血质者多患高血脂、高血压、高血糖等疾病，抑郁质者多患精神衰弱、溃疡等疾病。

(2) 社会因素：现代社会的快速发展，致使影响人们健康的因素越来越多，如环境污染、无序竞争、交通拥挤、噪声干扰、紧张复杂的人际关系等，使人们承受的各种心理压力越来越大，与这些因素有关的疾病也越来越多。如心脏病、恶性肿瘤、脑血管病已占据了死亡系谱的前三位，这些疾病无一不与社会因素关系密切。当然，社会因素能否影响健康或导致疾病，还取决于个体的易患素质和对各种社会因素的认知、评价，不同的认知与评价结果对机体健康的影响截然不同。

(3) 生物因素：虽然心身疾病强调心理社会因素的致病作用，但也不能忽视生物因素的致病作用。因为：① 生物因素本身可能就是一个重要的社会因素，如传染病看似生物性致病因素，但同时也是一种社会因素。② 躯体疾病本身可以是病人心理变化、情绪反应的表现器。③ 躯体某些条件是心身疾病的病理基础，如高胃蛋白酶原是溃疡病的生理始基；高三酰甘油血症是冠心病的生理始基；高尿酸血症是痛风症的生理始基等。所谓生理始基，是指心身疾病病人在患病前的某种生理特点。④ 躯体疾病可造成机体耐受性和抗病能力下降，促使心身疾病的发生和发展。

需要指出的是，单纯由心理或社会因素所致的心身疾病较为少见，心身疾病多由生物、心理、社会等综合因素相互作用而引起。

4. 心身疾病的特征　由于心身疾病的发生、发展、转归和防治都与心理社会因素密切相关，故心身疾病常具有以下特征：① 有明显的躯体功能性和器质性变化。② 发病前存在明显的心理社会因素，并在疾病过程中心理社会因素与躯体因素相互交织影响。③ 具有以情绪障碍为中心的临床表现。④ 通常具有一定的性格缺陷等易患素质。⑤ 心理治疗在心身相结合的综合治疗中有较好的效果。⑥ 一般预后较好，除非原发疾病不可逆转。

考点 ✎
心身疾病的特征

这些特征在心身疾病的诊断、治疗、预防及护理中均具有指导作用。

二、心身疾病的诊断、治疗与预防

(一) 心身疾病的诊断

1. 诊断原则
(1) 疾病的发生包括心理社会因素，明确其与躯体症状的时间关系。
(2) 躯体症状有明确的器质性病理改变，或存在已知的病理生理学变化。
(3) 排除神经症或精神疾病。

2. 诊断方法
(1) 躯体诊断：在采集病史时应注意病人心理社会方面的生活事件、行为方式、人际关系、心理人格发育情况，早年的生活经历及遗传情况等。在体格检查时，应考虑病人某些心理问题的躯体化表现，或者说是"心理、自主神经综合征"或急性应激反应。

（2）心理诊断：常用的方法有访谈、心理测验、心理生理学检查、行为观察等。

（3）自主神经功能检查：常用的方法有眼心反射、皮肤划纹征、皮肤温度测定等。

3. 诊断程序

（1）病史采集：除与临床各科病史采集相同外，还应注意收集病人心理社会方面的有关材料，如心理发展情况、个性或行为特点、社会生活事件、人际关系、家庭支持等，从中初步寻找与心身疾病发生、发展有关的一些因素。

（2）体格检查：与临床各科体格检查相同，但要注意体格检查时病人的心理行为反应方式，可以从病人对待体格检查的特殊反应方式中找出其心理素质上的某些特点，如是否过分敏感、拘谨等。

（3）心理学检查：对于初步疑为心身疾病者，应结合病史材料，采用交谈、座谈、行为观察、心理测验及必要的心理生物学检查方法，对其进行较系统的精神心理检查，以确定心理社会因素的性质、内容和在疾病发生、发展、恶化和好转中的作用。

（4）综合分析：根据以上程序中收集的材料，结合心身疾病的基本理论，对是否为心身疾病、为何种心身疾病、由哪些心理社会因素在其中起主要作用和可能的作用机制等问题做出恰当的估计。

（二）心身疾病的治疗

在治疗心身疾病时，一方面要采取有效的生物医学手段在躯体水平上处理现存的病理情况，另一方面必须在心理和社会水平上加以干预或治疗，即心身同治原则。

1. 心理治疗

（1）心理治疗的目标：① 消除心理社会刺激因素。② 消除心理学病因。③ 消除生物学症状。

（2）心理治疗的方法：心理治疗的方法有很多，主要包括行为疗法、精神分析疗法、认知疗法、音乐疗法等。对心身疾病病人进行心理治疗时，应根据情况，针对心身疾病产生的心理社会因素，选择相应的心理治疗方法。

2. 药物治疗　一是当病人负性情绪水平很高或持续时间很长时，利用药物改善其负性情绪状态，以利于心理治疗和降低生理反应。二是针对心身疾病的躯体症状用药。对发病急、躯体症状严重的病人，应以躯体对症治疗为主，辅以心理治疗；对以心理症状为主或躯体症状呈慢性的心身疾病，则可在实施常规躯体治疗的同时，重点进行心理治疗。

（三）心身疾病的预防

在对心身疾病进行预防的过程中，主要考虑对心理社会因素进行提前干预，具体如下：

1. 培养健全的人格　人格的形成受一定的遗传素质、社会制度、文化传统、生产关系、政治背景和所受教育的影响，因此培养健全的人格应注意以下几个方面：① 注意个体早期人格的形成。② 注意调整重大生活事件中人格类型的急剧改变。③ 注意社会和文化对人格产生的直接影响。

2. 提高应对能力　应对能力是个体对待困难情境做出尽可能适应的反应及其反应方式。应对能力是人格结构中的一个重要组成部分，每个人的应对能力及策略有很大差异。常用的应对方式包括以下几种。① 心理性应对：心理防御机制的应用与主动应对。② 行为性应对：即遇到困难时以某种行为减轻紧张，如运动、散步、听音乐、吸烟、喝酒、睡觉、找人谈话等。③ 社会性应对：研究表明，社会支持可以在很大程度上缓冲生活事件所引起的心理冲击。

3. 建立良好关系　人际关系是人与人之间的关系，它是在人的情感、愿望、兴趣、需要、评价及人的活动动机中表现出来的。良好的人际关系有助于缓解紧张情绪，满足精神需要，保持良好心境，有效预防心身疾病。

4. 做好社会预防　从广义的病因学角度来看，心身疾病是一种社会疾病，做好社会预防工作意义重大。社会预防主要包括横向社会预防和纵向社会预防两个方面。① 横向社会预防：主要涉及不同职业群体的职业应激与心理健康，如建设一个健康的群体，使其成为每个成员的避风港。② 纵向社会预防：主要涉及个体的成长过程，如积极开展胎教，做好科学育儿，抓紧青少年心理健康教育，建立良好的家庭氛围等。

三、临床常见心身疾病

目前，心身疾病的发病率越来越高，对人类健康构成了严重威胁。流行病学调查表明，心身疾病的发病率女性高于男性；城市高于农村；脑力劳动者高于体力劳动者；大于 65 岁和小于 15 岁病人较少，以中年人患病较多，尤其是更年期患病率最高。冠心病、原发性高血压、消化性溃疡、癌症及支气管哮喘等是临床最多见的心身疾病。

(一)冠心病

冠心病是冠状动脉性心脏病的简称，是当今严重危害人类健康的内科心身疾病之一。大量研究提示，冠心病的发生、发展与生物因素及行为和社会因素有关。

1. 心理社会因素

(1) 环境与生活事件：冠心病发病率西方发达国家高于发展中国家，城市居民高于农村居民，脑力劳动者高于体力劳动者。国内有学者研究证实，负性生活事件与心肌梗死发生的相关程度较高，并与血液黏滞性增高有关。职业类型中，脑力劳动者的致动脉硬化指标水平及血液黏度均高于体力劳动者。

(2) A 型行为类型：A 型行为类型的特点是好胜心强、雄心勃勃、努力工作而又急躁易怒，即具有时间紧迫感和竞争敌对倾向等特征。弗里德曼(Friedman)指出，A 型行为类型者容易发生冠心病，且与冠心病病情加剧有关。西方协作组研究计划(WCGSP)在 20 世纪 60 年代对 3 000 多名中年健康男性雇员进行了近 10 年的追踪观察。结果发现 A 型行为者在整个观察期间冠心病总发生率及各种临床表现(包括心肌梗死、心绞痛等)的出现率为 B 型行为者的 2 倍。这一研究说明，A 型行为类型不是冠心病发病后出现的行为改变,而是冠心病的一种危险因素。故有人将 A 型行为类型称为"冠心病人格"。1978 年,世界心肺和血液研究协会(NHLBI)确认 A 型行为类型的人易患高胆固醇血症。因此,A 型人格是一种独立的冠心病危险因素。国内近年来的临床研究也提示冠心病病人中 A 型者多于 B 型者,还发现 A 型特征越明显,冠心病病变程度越重,且其脂代谢异常及血液黏度升高。

(3) 行为危险因素:冠心病的行为危险因素还包括吸烟、缺乏运动、过食与肥胖,以及对社会压力的适应不良等。它们往往是在特定社会环境和心理环境条件下形成的。

2. 心理干预

(1) A 型行为的矫正主要采用认知行为疗法,包括两方面的内容,即认知重建技术和自我控制技术。认知重建技术是在病人认识冠心病及 A 型行为的基础上,进一步帮助病人在自我意识、理想、信念、态度、目的等方面做出再评价和进行自我矫正,以便从根本上消除产生 A 型行为的心理基础。自我控制技术一般包括对环境的控制和对个人行为的调节,通过这种措施逐渐矫正病人的 A 型行为。另外,松弛训练、生物反馈治疗、想象疗法、书画练习、音乐欣赏等对矫正 A 型行为都有帮助。

(2) 社会支持疗法中的社会支持包括同事、朋友、家庭成员的关心、帮助和监督,这对鼓励和维持个体 A 型行为矫正有独特的意义。这种支持能够给病人提供行为矫正的反馈信息,从而有利于矫正程序的顺利进行。

(3) 综合性心理治疗对冠心病病人出现的多种情绪问题,可采用多种方法,如合理情绪治疗、积极暗示、放松训练,以及书画练习、音乐欣赏等活动。

(二) 原发性高血压

原发性高血压发病率较高,特别是在现代化大城市中,成年人患病率在 10% 或更高,并发症多,是脑卒中、冠心病的主要危险因素。高血压的病因学说是多源的,除与遗传因素有关外,心理社会因素和行为因素在原发性高血压的发病中也有重要作用。

1. 心理社会因素

(1) 环境与生活事件:在应激源多的环境中生活和工作的人,原发性高血压发病率高。流行病学调查表明:在社会经济水平低下和犯罪率高的社区,居民的血压水平偏高;在传统文化解体或变迁的社会中,居民的血压水平较高;城市居民血压高于农村居民;从事紧张、高注意力工作及休息不足的人员,血压水平偏高;重大生活变故及创伤性事件也与高血压的发病有关。

(2) 负性情绪:研究发现,焦虑、紧张、愤怒的负性情绪常为高血压的诱发因素。还有研究认为,焦虑情绪反应和心理矛盾的压抑,即抑制性敌意是高血压发病的重要心理原因。汉克逊(Hokanson)曾进行实验研究,给所有被试同等强度的激怒,一组允许他们发泄自己的愤怒,另一组不准发泄愤怒。结果,那些被强力压抑而具有敌意的人发生了高血压。

(3) 人格特征:人格特征对高血压发病的影响一直受到关注。迄今尚未能确定高血压的特异性人格特征。李明德的研究发现,高血压病人中 A 型行为模式者占

63.6%,而对照组仅为 36.4%。孙丽娟等对 82 例高血压病人进行 16 项人格特质测验表明,高血压病人反应性、应激性高于正常人,情绪多不稳定,易激动焦虑,缺乏耐心,好强、固执。

（4）不良行为因素:高血压发病率与高盐饮食、超重、缺少运动、大量吸烟及饮酒等因素有关。而大量调查和实验研究结果证明,这些不良行为因素又直接或间接地受心理或环境因素的影响。

2. 心理干预　药物治疗对中、重型高血压病人是临床最常用的方法,但由于原发性高血压病因的多元性,单一生物学治疗往往受限。目前,高血压病的综合防治干预效果较好,可使用松弛疗法、生物反馈疗法等多种治疗方法。

（三）消化性溃疡

消化性溃疡主要发生于胃及十二指肠,是最常见的心身疾病。

1. 心理社会因素

（1）生活事件:战争、日常生活重大变故会增强个体患消化性溃疡的可能性。有报道称,2011 年日本东北部大地震后各类消化性溃疡发病率增加了 1.5 倍,特别是出血性溃疡发生率增加了 2.2 倍。

（2）人格因素:早在数十年前,就有人认为身材瘦高的人易患消化性溃疡。国外用艾森克人格问卷（EPQ）做严格配对研究表明,消化性溃疡病人更多具有内向及神经质的特点,表现为孤僻、好静,遇事过分思虑,事无巨细刻求井井有条,情绪易波动,仇怒常受压抑。但与其他心身疾病类似,消化性溃疡的 EPQ 分值并无特异性。因此认为不良个性染上不良习惯导致对社会的不适应,再加上较多生活事件压力而致消化性溃疡发生。

（3）应激:应激状态中发生的焦虑和抑郁反应,是导致消化性溃疡的重要原因。消化性溃疡病人常伴有抑郁症状,抗抑郁治疗有效果。有学者曾对 2 名病人做长期研究,2 人均无消化性溃疡既往史及其他病史,而是由于亲人相继丧亡（6 个月内死 6人）以及本人受诬告、被解雇、被捕入狱,应激后出现消化道症状,X 线透视证实为溃疡,胃液分析示高胃酸分泌,但血液胃泌素正常。常规制酸及抗迷走神经治疗无效。配合心理治疗,消除原因后症状消失,溃疡愈合,胃酸正常。

2. 心理干预

（1）认知行为疗法:通常采取认知领悟疗法,指导病人调整各种不良的生活方式与饮食习惯,消除各种心理社会压力。例如,帮助病人建立正确的自我观念,不苛求自己,不给自己造成过重的压力;学会放松和表达自己的内心感受;适当处理自己的不良情绪。还可以采取放松训练、系统脱敏疗法、自我训练法等。这些方法对有社会心理应激史和紧张、焦虑、抑郁等情绪反应的病人有较好的疗效。

（2）生物反馈技术:通过生物反馈技术,可使病人"学会"控制自己的胃酸分泌,从而起到治疗作用。

（3）心理支持治疗:主要采用解释、鼓励、安慰、诱导、启发、支持等心理疏导方法,消除病人的紧张情绪以缓解心理应激状态。

（四）癌症

癌症是一种严重威胁人类健康的疾病,其病因尚未完全阐明,但许多研究表明心理社会因素在疾病的发生、发展过程中起着一定作用。

1. 心理社会因素　目前的研究结果显示,心理社会因素是癌症形成的重要影响因素之一;反过来,癌症病人的不良心理行为反应又严重影响着疾病的发展和病人的生存期。

（1）环境与生活事件:姜乾金等调查发现,癌症病人发病前的家庭不幸事件发生率比对照组普通病人高。在一组接受心理治疗的癌症病人中,大多数病人在发病前半年到 8 年期间曾遭受过亲人(配偶、父母、子女)丧亡的打击,而对照组则少得多。动物实验结果也证实,某些应激性刺激(限制活动、电击等)可以促使某些动物癌症发生率显著增加。研究证明,负性生活事件通过应激的途径而与某些癌症的发生有密切联系。

（2）负性情绪:一般情况下,负性情绪如焦虑、抑郁等是生活事件所致的应激反应。依波利迪(F. Ippoliti)曾对乳腺癌妇女确诊前 5 年的心理状况包括抑郁和人格特征等进行调查,并与 40 名正常妇女作对照,结果发现,乳腺癌组抑郁程度显著偏高。国内高北陵等对 245 例癌症病人的调查显示,癌症组病人在病前大部分时间有负性情绪倾向,以抑郁多见,焦虑次之,提示负性情绪对癌症发病的影响不可忽视。

（3）人格特征:美国加州大学教授特姆肖克(Temoshok)提出了癌症病人为 C 型行为模式的概念,其核心特征是:不善于表达自己,高度顺从社会,过分压制自己的负性情绪。萨比奥尼(Sabbioni)对人格特征与癌症发生关系的有关研究结果做了总结,认为癌症易感者的人格特征主要是内向、不善与人交往等;另有学者认为,某些人格特征如过分谨慎、忍让、追求完美、情绪不稳定而又不善于疏泄负性情绪等,往往使个体在同样的生活环境中更容易"遭遇"生活事件,在相似的不幸事件中也容易产生更多的失望、悲伤、忧郁等情绪体验。C 型行为模式被认为与癌症的发生有关。

（4）心理社会因素与癌症的发展:相对来讲,关于肿瘤的生长和扩散过程及癌症的发展和转归是否受病人心理行为特征影响的问题,则结论比较肯定。不少学者证明,具有以下心理行为特征的癌症病人,平均生存期明显延长:① 能始终抱有希望和信心;② 能及时表达或宣泄自己的负性情绪;③ 能积极参加有意义的和有快乐感的活动;④ 能与周围人保持密切联系,取得较广泛的社会支持。相反,悲观失望、抑郁焦虑、封闭孤独等消极的心理行为反应则会加速癌症的恶化过程。因此,给予癌症病人有针对性的、及时有效的心理干预,帮助其改善心身反应过程,增强治病信心,对延长癌症病人生存期和提高其生活质量具有重要的临床意义。

2. 心理干预

（1）告知病人真实信息:癌症诊断会给病人造成沉重的心理打击,同时也不可避免地使其产生一系列情绪反应,并影响机体的抗病力。为了防止病人出现强烈的心理反应,不少人主张对病人实行信息封锁。但大多数学者,包括世界卫生组织都主张在恰当的时机给癌症病人提供诊断和治疗计划的真实信息。这样一方面有利于病人了解自己的病情,接受患癌的事实,及时适应病人角色,积极主动配合治疗;另一方面有利于良好医患关系的建立,纠正病人对癌症的错误认识,帮助病人增强治愈疾病的信心。

在向病人提供真实信息时,要注意方式方法,根据病人的人格特征、心理状态、应对方式、病情及病人对癌症的认识,审慎灵活地选择时机和方式,并使用恰当的语言交流,注意始终保护病人的期望和信念,避免闪烁其词或表现出无能为力的态度。

(2) 改善不良情绪:大多数癌症病人都有负性情绪反应,而身心的交互影响会进一步导致恶性循环,加重病情。可允许病人在短时期内采用"否认"防御机制,但要积极加以引导。实际研究显示,癌症病人较少有真正意义上的否认机制。多数情况下是癌症病人对自己情绪有意识地强行控制,被称为情感压制。情感压制的结果往往进一步恶化病人的心理环境,产生更多更复杂的消极心理反应。可采用支持性心理治疗、宣泄性心理指导或理由转移机制,帮助病人宣泄压抑的情绪,减轻紧张和痛苦。

恐惧和抑郁是癌症病人最常见的情绪状态,可采用认知疗法、支持性心理治疗、放松技术、音乐疗法、气功和正确应对技巧改善病人的情绪状态。严重者可适当使用抗焦虑剂或抗抑郁剂。

(3) 支持性心理治疗:应帮助病人树立战胜疾病的信念。① 癌症是一种具有严重危害性的疾病,但"癌症不等于死亡",它是可以攻克的。② 体内的免疫机制是癌症的"克星",而积极的情绪和心态有助于增强免疫力。③ 目前抗癌治疗已取得很大进展,正确地治疗可取得良好效果。要协助家庭社会给予病人更多的心理支持,创造轻松良好的环境氛围,请已治愈病人"现身说法"往往可以起到意想不到的效果。

(五) 支气管哮喘

支气管哮喘是由过敏原或其他非过敏因素引起的呼吸道普遍性、阻塞性肺部疾病。它是儿童较常见的一种心身疾病。有人认为5%~10%的儿童在儿童期的某一阶段曾发生过支气管哮喘。在儿童中,男女发病率之比约为2:1。

1. 心理社会因素

(1) 情绪因素:焦虑、失望、愤怒、恐惧、沮丧等可诱发哮喘的发作或使哮喘持续。例如,有一位女性病人无意中发现一个好友在偷看自己的东西,感到非常失望和愤怒,当时就出现了哮喘大发作。

(2) 人格特征:哮喘病人的人格特征多表现为依赖性强,易焦虑,易激动,有时有癔症样发作,情绪不稳定,暗示性强,性格内向,常常希望得到别人的照顾等。国内学者对62例支气管哮喘病人用艾森克人格问卷测查,发现有46.77%的人神经质分偏高,健康对照组为18%。

(3) 早期习得经验:典型的支气管哮喘是条件化的。一个早年因为过敏或其他因素引起哮喘症状而受到他人特别关注(如儿童受到父母的过分照顾)的人,有可能会发展成为典型的哮喘发作。

2. 心理干预 消除不良的心理因素,改变家庭教育模式,改善环境,并指导和鼓励应用最好的自我照顾方法,提高安全感。克里尔(Creer)应用前额肌电反馈放松训练对哮喘儿童进行治疗,取得了较好的疗效。弗尔德曼(Feldman)提出某些哮喘儿童通过使用生物反馈治疗控制呼吸道的阻力至少可获得某些症状的改善。

目 标 检 测

一、名词解释

1. 心理应激   2. 心身疾病

二、填空题

1. 心理应激过程主要包括_____、_____、_____和_____四个部分。

2. 心身疾病的诊断原则有_____、_____、_____。

3. 心理治疗的目标是_____、_____、_____。

三、简答题

1. 简述应激的中介机制。

2. 简述心身疾病的预防措施有哪些。

3. 作为医务人员如何指导人们预防心身疾病?

(黄声鸣)

习题

项目三在线测试

项目四　研究临床相关心理问题

图片　

项目四思维导图

学习目标

一　知识目标

1. 能说出内科、外科、妇科、儿科及临床其他各科病人的基本心理特征。

2. 简述躯体疾病与心理疾病之间的相关性。

3. 了解内科、外科、妇科、儿科及临床其他各科病人心理问题发生、发展的过程及特点。

一　能力目标

1. 能结合专业特点，熟练辨别内科、外科、妇科、儿科及其他临床各科病人心理问题的特点。

2. 具备对内科、外科、妇科、儿科及临床其他各科病人典型心理问题的心理社会干预能力。

一　素养目标

1. 具有严谨、科学、规范的态度，分析不同疾病病人心理问题。

2. 树立以人为本的职业态度，养成良好的临床职业素养。

素养导航

张景岳在《类经》中提及："心为五脏六腑之大主，而总统魂魄，怒动于心则肝应，恐动于心则肾应，此所以五志唯心所使也"，指出了心（即神）调节脏腑的生理功能，而情志过敏可损伤心神，导致其他脏腑功能的异常，这与西医所说的剧烈或持续心理应激通过神经-内分泌-免疫-体液等促进心身疾病的发生、发展相一致。

随着医学技术的发展，人们对疾病的认识已经不仅仅停留在疾病本身，近年来大量研究不断探索心理因素与疾病发生、发展的关系。双心医学，不论是病名的提出，还是治疗的思路，都真正体现了疾病诊治过程中"以人为本"的理念，以及身心同治的治疗目标。

在临床各科中，心理问题是普遍存在的。医学的服务对象是病人，他们是有思想、有感情、有不同个性的。病人对于患病、住院、服药、手术甚至临终都有各种特定的心理反应。就不同类型病人而言，其心理活动有共同的特点，掌握这些特点并有针对性地进行帮助与干预，对减轻与矫正病人不良心理反应，以促进病人早日康复或实施临终关怀都是十分必要的。

个体患病后的心理表现具有一定的规律性。当一个人被宣布患病之后，个体从正常的社会角色进入特殊的病人角色,他们对于患病这一事实及进入诊疗过程的现状具有趋同的心理特点,如心理反应、心理需要甚至心理冲突都有不同于正常人的、可归纳的规律。因此,医务人员应该掌握病人的心理变化特点,采取科学合理的应对措施,使病人以良好的心理状态接受医疗救助。

病人在病程中往往存在积极或消极的想象。这种想象促使病人将康复或生死寄托于医术高超的医生及先进的治疗方法,幻想着医疗奇迹的出现,但也可能为不良的治疗后果而忧心。配合医务人员医治疾病,力求达到复原的目标,这是对病人意志的考验。不仅疾病本身,诊断治疗程序也可能引起痛苦与不适,要求病人能够忍受。治疗疾病的挑战可激发病人的意志,但也会引起病人心理状态的变化,出现心理问题甚至心理障碍。由于疾病使自理能力下降,加之渴望得到周围人的帮助与关心,病人产生依赖心理,这对于病人接受和顺应病人角色是有益的,也是正常的心理反应。然而如果病人变得过度依赖,则可能是心理状态变化的一种表现,应当加以干预与指导。

任务一　研究内科疾病病人的心理问题

 案例分析

> 病人,女,16 岁。1 年前因全身水肿、乏力 1 月余到医院就医,经实验室检查发现病人 T_3、T_4 低于正常值范围,TSH 高于正常值范围。故确诊为甲状腺功能减退,给予甲状腺素片替代治疗。治疗 1 个月后,症状基本消失。1 年后,病人突然出现烦躁、兴奋、易激惹,自诉自己有能力,自己脑子特别好使,能当一个出色的作家……。故而被家人带至精神科就诊。病人诊断:情感性精神障碍(双相型)。
>
> 问题:该病人发生了什么? 该如何对其进行心理社会干预?

一、心血管疾病病人的心理问题

目前心血管疾病合并精神心理问题在临床上非常常见。最新资料表明,心理问题在心血管病门诊病人中发生率为 15%~30%,住院病人发生率会更高,尤其是因心脏急症住院的病人,共病心理问题者高达 60%~75%。同时发现,在心理异常病人中,初发和再发心血管事件的相对危险度明显升高,成为明确的冠心病危险因素。对于这一类病人,单纯依赖相应手段治疗心血管疾病很难奏效,需要临床医生能够及时准确识别,并进行心理方面的干预。

心血管功能改变作为情绪反应的整合部分已为人们所熟知。人们常把心脏称为"焦虑的专门器官"。慢性情绪应激通过影响心脏交感神经重构而增加室性心律失常的易感性,甚至在预期疼痛发生的情境下,可引起心动过缓。这是由于在情绪应激情境下明显占优势的迷走神经活动可以掩盖增强了的交感神经活动。

（一）冠心病病人的心理问题

1. 冠心病病人的心理特征

（1）好胜易怒:冠心病病人有着典型的 A 型行为模式。研究发现,冠心病病人大多有成就欲高、富于挑战、争强好胜等特点,这一特点也可能是冠心病的危险因素之一。

（2）抑郁情绪:抑郁障碍病人冠心病的发生率是正常人的 2~3 倍,可见抑郁情绪对冠心病病人影响之大。

（3）用不良行为掩饰焦虑:在冠心病的行为方式中,吸烟、酗酒、缺乏运动、过度饮食与肥胖等往往相伴而行,而这些又成为冠心病病人的"危险因子"。从心理角度来看,这些不良行为也可能来源于焦虑无法排解,结果进一步加剧了原有疾病。

2. 冠心病的心理社会干预　详见项目三任务二临床常见心身疾病相关内容。

（二）心肌梗死病人的心理问题

心肌梗死（myocardial infarction,MI）在心血管病中以其较高的发生率和病死率而备受关注,是常见的内科急症,其发生、发展与心理因素密切相关。据国内病史统计,有 1/2~2/3 的心肌梗死病例有诱因可寻。研究显示,抑郁和焦虑状态可作为判断心肌梗死预后的依据。

1. 心肌梗死病人的心理特征

（1）抑郁和焦虑:抑郁和焦虑被认为是 MI 的两个相伴而生的心理反应,也是心血管病二级预防关注的重要因素。对心肌梗死的病人监测这两种症状,可有效判断其疾病预后。在心肌梗死后发生心理问题的病人中,两种症状同时发生率高于任意一种单独出现率。临床研究发现,心肌梗死后的抑郁早于焦虑,约 1/6 的心肌梗死病人伴有抑郁。

考点
心肌梗死病人的心理特征

（2）创伤后应激反应与心肌梗死:根据《精神疾病诊断和统计手册》(diagnostic and statistical manual of mental disorders,DSM-5)诊断标准,心肌梗死可作为严重创伤事件引起创伤后应激。据统计,在美国,10%~20% 的心肌梗死幸存者患有创伤后应激。创伤后应激最初仅作为一个"适应阶段",一般几周后其高反应状态可降至正常水平。对多数人而言,早期的症状并不一定引起损伤,机体可通过自身调节而慢慢恢复。

2. 心肌梗死病人的心理社会干预

（1）音乐疗法:音乐疗法的作用比较广泛,具有安全、经济等优势,能让人放松,从而产生愉悦心情,在一定程度上会影响到病人的生理功能,还能有效缓解病人的焦虑情绪。

（2）认知疗法:针对 A 型性格的心肌梗死病人,助其认识此类性格对自身健康的危害,建立纠正 A 型行为的认知,达到性格重塑的目的。为病人实施疾病相关知识

视频

完整人的感觉被
损伤或衰弱的心
理反应。

的教育,增强其治疗信心并强化遵医行为。

(3) 家庭社会支持:对于心肌梗死病人来说,予以物质支持、情感支持、信息支持对于疾病预后有重要价值,物质支持包括药物治疗、急救处理等,情感支持包括非语言安慰、语言安慰以及尊重人格等,信息支持包括疾病宣教、环境指导等。

(三) 原发性高血压病人的心理问题

1. 原发性高血压病人的心理特征

(1) 轻视心理:原发性高血压起病隐匿,临床症状轻,血压波动在临界水平,病人往往对疾病的危害性和严重性缺乏正确的认识,而产生轻视或否认心理,不遵从医嘱行为,延误治疗。

(2) 焦虑、抑郁:原发性高血压易合并焦虑和抑郁,焦虑发生率达63%,抑郁发生率为20%~40%。此外,还有敏感、多疑、紧张、烦躁不安、易怒等心态。由于心理压力大,对疾病预后及需长期服药治疗感到焦躁,病人表现出悲观、自卑的情绪。

(3) 内向投射心理:病人具有自我压制心理,感情易冲动。性格内向者对己严、对人宽,患病后易自责自卑、失去信心、退缩、厌世,严重者有自杀行为。

(4) 外向投射心理:有些病人责己少、责人多,以自我为中心,对躯体上微小的变化极为敏感,好激动、易挑剔,人际关系紧张,常责怪医务人员未精心治疗和护理,责怪家人照顾不周,主观感受到社会支持少,遭受负性生活事件后,常消极主观放大其影响。

(5) 认知变化:表现为血管性认知损害。国内外研究发现,高血压与认知障碍有明显的关系。动物实验证明,原发性高血压大鼠学习及记忆力受损,可能与大脑烟酸、乙酰胆碱受体减少有关。临床资料显示,原发性高血压病人在认知功能方面低于健康人,存在血管性认知损害。

2. 原发性高血压病人的心理社会干预　详见项目三任务二临床常见心身疾病相关内容。

执考链接 A型行为性格与下列哪项疾病有关( )

A. 溃疡病　　　　B. 风心病　　　　C. 冠心病　　　　D. 癌症

参考答案:C

二、呼吸系统疾病病人的心理问题

呼吸系统疾病病程长、迁延不愈、病因复杂,严重影响病人的劳动能力和生活质量,同时容易诱发病人紧张、恐慌、沮丧、自杀等负性情绪和反常行为。与慢性肺疾病本身的影响形成恶性循环,加重疾病发展。临床上有些疾病如过度换气综合征、哮喘的发病、慢性阻塞性肺疾病的缺氧后果及氧疗的依从性等方面均与心理有关。肺癌病人,对肿瘤疾病本身存在恐惧的同时,接受反复化疗、靶向治疗后出现不良反应及医疗费用增加也会给病人带来长期的痛苦、焦虑。

(一) 过度换气综合征病人的心理问题

过度换气综合征(hyperventilation syndrome,HVS)是由于过深过快的呼吸将体内酸性的二氧化碳过度呼出,破坏了血液酸碱平衡,引发呼吸性碱中毒所导致的一种综合征。它并非狭隘范畴的疾病,而是一种介于躯体疾病与神经症之间的心身疾病,是焦虑障碍的一种。这种病只要使病人快速呼吸 2~3 分钟即可诱发,病人先感眩晕,然后昏厥或感头昏产生脱离现实的情感;耳鸣、眼花、肢体的刺痛或麻木、肌肉僵硬、手足痉挛等均可发生;有时口干舌燥或出现控制不住的发笑。本病可以在任何时候、任何地方发作,持续时间长短不一。

1. 过度换气综合征的诱因　情绪因素是呼吸频率异常的主要原因。多由精神刺激、情绪激动、过度劳累和应激等因素诱发,这类病人多有焦虑及癔症性格倾向。有报道称,本病占内科病人的 2.1%~10.7%,女性为男性的 1.6~2.0 倍,25 岁左右的病人占 60%。病人误以为自己缺氧,进而加快呼吸,致使体内二氧化碳含量过低,引起血管收缩,同时因为波尔效应的影响,导致人体重要器官的输氧量减少,从而引起一系列全身症状。

2. 过度换气综合征的临床表现　① 呼吸系统:呼吸过深、过快。② 循环系统:胸闷、胸痛、心悸。③ 神经系统:手、足、唇等部位感到麻木或微微叮咬感、眩晕、头痛、口齿不清、躁动不安、谵妄。④ 消化系统:消化不良、腹胀、口干舌燥。⑤ 全身症状:疲劳虚弱、头重脚轻、活动耐力不够。

3. 过度换气综合征病人的心理社会干预

(1) 心理疏导:该类病人多存在精神刺激等方面的诱因,或因失恋、家庭不和、夫妻吵架等诸多原因导致发病,医务人员要同情、关心病人,多与其倾心交谈,积极沟通,努力寻找其发病的诱因,耐心进行心理疏导与劝慰,消除病人及其家属的种种疑虑,使病人情绪稳定。

(2) 暗示疗法:① 稳定陪护人员的情绪,不要惊慌失措,不要在病人面前谈论该病如何严重等内容,勿流露出紧张、焦虑等情绪,以免加重其发作。② 指导病人采取舒适卧位,闭目,试着全身放松,均匀呼吸,以减少二氧化碳的呼出,改善碱中毒。症状严重者,可以用硬纸片围成喇叭状罩在病人的口鼻处,让呼出的 CO_2 被重新吸入体内,以改善碱中毒症状。③ 为稳定病人情绪,必要时可遵医嘱给予镇静剂如地西泮肌内注射,或静脉注射一些 B 族维生素,低钙血症者缓慢静脉注射葡萄糖酸钙等。并告诫病人为特效药,暗示其药物的效果。

(二) 支气管哮喘病人的心理问题

支气管哮喘(bronchial asthma)简称哮喘,是一种全球性、常见的慢性疾病,我国儿童患病率为 0.5%~2%,且呈上升趋势。哮喘的病因复杂,涉及遗传、环境、气道炎症、机体免疫、心理行为等因素,剧烈的情绪表达是触发哮喘的重要因素之一,5%~20%的哮喘发作由情绪因素引起。

1. 哮喘病人的心理特征　哮喘病人对呼吸困难本身和对死亡的恐惧,表现出过分紧张、忧虑、敏感,常有濒死感,并出现心悸、多汗、震颤等交感神经兴奋的表现。哮喘反复发作,病人受到病痛的折磨,逐渐对疾病丧失信心,产生抑郁悲观情绪,社会功能下降,甚至出现自杀的念头。有些病人长期患病,容易产生对激素、对他人的依赖心理,使哮喘更不容易控制。

2. 哮喘病人的心理社会干预　详见项目三任务二临床常见心身疾病相关内容。

(三)慢性阻塞性肺疾病病人的心理问题

慢性阻塞性肺疾病(chronic obstructive pulmonary diseases,COPD)简称慢阻肺,包括肺气肿、慢性哮喘及慢性支气管炎,其病程是进行性的,又是不可逆的。COPD是一种以呼吸道慢性炎症和功能障碍为特征的复杂的进行性疾病。

1. COPD病人的心理特征

(1)抑郁情绪:病人反复出现喘憋加重,病程迁延、反复发作,随之住院次数增多,治疗费用及药物的不良反应增加,疾病进行性进展,会造成病人易出现紧张、焦虑等反常行为,其中抑郁情绪是最常见的负性心理表现之一。在临床上,COPD病人普遍存在焦虑、抑郁情绪,自理能力低及营养风险高的COPD病人更易发生焦虑、抑郁。与男性相比,女性COPD病人的个人焦虑和抑郁评分更高,这可能反映了身体不适的女性比男性更容易出现抑郁和焦虑相关症状。

(2)焦虑情绪:焦虑的病人可能导致过度呼吸,急性过度通气可显著降低血液中的二氧化碳水平,如果不及时纠正,低水平的二氧化碳会减少流向大脑的血液,这可能会引发包括焦虑在内的情绪变化。

2. COPD病人的心理社会干预

(1)心理疗法:英国健康管理协会指南推荐采用认知行为疗法(cognitive behavioral therapy,CBT),这是一种用于治疗精神障碍的心理疗法,通过沟通与情感管理,可以有效地改善病人的不良行为、情感状况,消除悲观、自卑等负面情绪,使其养成健康的生活行为方式。

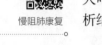

(2)肺康复:包括合理氧疗、有效咳嗽、气道廓清、运动训练、呼吸操训练等方法,目的是改善慢性呼吸系统疾病病人的身体和心理状况。肺康复治疗可显著改善病人呼吸困难程度,提高活动耐力,提高生活质量,降低焦虑、抑郁评分。一项临床分析结果显示,肺康复能显著改善病人的焦虑、抑郁症状。

三、消化系统疾病病人的心理问题

消化系统疾病是指发生于食管、胃、小肠、大肠、肝、胆囊、胰腺、阑尾和网膜等组织器官的疾病,临床上十分常见。据统计,胃肠疾病和肝病引起的疾病负担占所有疾病的1/10,在我国,胃癌和肝癌分别居恶性肿瘤病人死因的第二位和第三位。大量研究表明,许多消化系统疾病在其发生、发展过程中都伴有不同程度的心理障碍,尤以抑郁和焦虑最为常见。而这种心理障碍过于强烈或持续下去,又会严重影响疾病的发展和预后。此外,大量研究显示,情绪可以改变胃黏膜的功能,心理应激(如束缚、食物剥夺)可引起胃黏膜糜烂,抑郁退缩可使胃运动及分泌减弱、胃黏膜苍白。流行病学研究发现,消化系统疾病的发生与生活经历和情绪密切相关。如消化性溃疡病人中具有孤独、自负、焦虑、抑郁等人格特征者比健康人多3倍。

(一)消化系统疾病病人的心理特征

1. 焦虑心理 许多消化系统疾病由于疗程长,病情常反复迁延,易产生焦虑心理。病人性格多内向,常表现为紧张、急躁,甚至拒绝治疗,要求出院等。

2. 悲观抑郁心理 国内多数大型流行病学调查研究显示,人群中消化系统疾病患病率较高,且病人悲观抑郁情绪比较严重。消化系统疾病人群由于长期遭受病痛的折磨,在一定程度上会加剧病人的负面情绪,而这样的负面情绪又会进一步给消化系统疾病造成负面影响。这样就可能形成一种恶性循环。

3. 自卑情绪 部分病人,尤其是乙型病毒性肝炎(简称乙肝)病人急性期出现自卑情绪,认为治疗彻底较困难,将要跨入"老病号"的行列。对医学知识略知一二的乙肝病人还联想到乙肝—慢性肝炎—肝硬化—肝癌的关系,为此不愿公开病情,唯恐被周围人嫌弃疏远。

4. 多疑心理 部分病人患病后常变得异常敏感,听到别人低声细语,就以为是在谈论自己的病情,而对别人的好言相劝却半信半疑,疑虑重重。情绪随病情波动,自我意识过强,易激动。有的四处打探自己的病情,四处求医,甚至自作主张乱服药。

5. 孤独、被遗弃心理 部分消化系统疾病具有传染性,病人惧怕传染给别人,或担心他人对自己疏远、戒备,自感被社会遗弃。表现不合群,独自处事,在衣、食、住、行及工作、娱乐等方面不能畅所欲言,逃避交往的机会。

(二)消化系统疾病病人的心理社会干预

1. 保持良好的医患关系 良好的医患关系是治疗的基础,医务人员应与病人主动沟通,注意语言恳切,态度和蔼,对病人表示充分的尊重,认真倾听病人陈述,理解病人的病痛,耐心回答问题,解释病情,缓解病人焦虑、抑郁的情绪。

2. 创造良好的治疗环境 舒适、整洁的环境可以安抚病人紧张的心理,注意病室的卫生和空间的美化,如配备一些绿色植物,既可美化病室环境,又可让病人赏心悦目。同时保持室内温度在20~24℃,相对湿度在50%~60%,保证通风良好。

3. 健康教育 消化系统疾病病人对饮食的水平要求比较高,应选择清淡、易消化的食物,避免暴饮、暴食或食入高脂、高糖类食物。养成良好的生活习惯,如戒烟、戒酒,提高睡眠质量等。适当的体育运动既能增强体质,又能缓解不良情绪。促使病人改变不良的生活方式,养成良好的生活习惯,以降低或消除影响健康的危险因素,提高病人对健康的认识。

总之,对于消化系统疾病的病人,针对其不同的心理问题,采取相应的心理干预措施后,能明显改善其心理状况,有利于缓解病人病痛,提高其生活质量。

四、内分泌及代谢疾病病人的心理问题

(一)甲状腺功能亢进病人的心理问题

1. 甲状腺功能亢进病人的心理特征　甲状腺功能亢进(甲亢)的病人几乎都伴有精神变化:常表现为紧张、易激动、情绪易变;尽管体力上感到疲劳,但仍想去干点事情;注意力集中的时间不长,有近事记忆损害。严重甲亢者可呈现精神症状,如谵妄、昏迷甚至死亡。少部分病人,特别是老年人患慢性甲亢者,常表现为抑郁、淡漠和厌食。

20 世纪 20~50 年代有些学者研究了甲亢病人的个性因素,认为以下两点值得注意:

(1) 疾病是由急性情绪状态或打击所促进,有时甚至可以在一次极度的惊骇或情绪创伤后几小时发生。

(2) 病前人格特征有过分地承担责任,敢于牺牲自己的利益,依赖的希望与需要遭到抑制,常伴有过分夸张的怕死和怕损伤。在丧亲与严重恐惧下特别脆弱。像其他心身障碍一样,这些人格特征在易感性、病因、发病机制等环节中的意义还不清楚。这种病前人格特质像自身免疫机制一样,可能以某种途径与甲状腺组织的易损性相关。急性情绪应激作为一种非特异性促进因素,可激活遗传的或体质上的易感倾向,其途径可能是影响免疫系统,进而引起腺体的功能障碍。

2. 甲状腺功能亢进病人的心理社会干预

(1) 心理疏导:首先对病人进行支持性心理护理,为病人营造良好的休息环境,满足病人基本的生理与安全需求,引导病人用听舒缓音乐来缓解内心的焦躁和压力,定期进行适当的体育锻炼,在户外放松身心,避免病人因治疗时间长和见效慢等方面的问题导致精神紧绷。

(2) 形象干预:指导病人以恰当的修饰改善自我形象,如肥胖病人选择合体的衣服,甲亢突眼的病人外出时可佩戴有色眼镜,既保护眼睛又改善形象。

(3) 积极家庭社会支持:甲亢病程长,需长期坚持服药,病人往往会认为自己成为家庭及社会的负担,而产生较大心理压力,不愿与家人、朋友进行交流。应指导家属给予病人包容、理解,予以情感支持。亲人朋友的支持有助于病人改善焦虑、抑郁情绪,促进病人心理健康。

(二)甲状腺功能减退病人的心理问题

1. 甲状腺功能减退病人的心理特征　甲状腺功能减退(甲减)并发的精神障碍常以情感改变多见,其一切心理过程都趋于减退。最先表现为理解迟钝和近事记忆缺损,以抑郁为主的情感障碍也极常见。认知缺陷时可引起痴呆,有时器质性精神障碍可以发展到木僵或昏迷,这种从轻到重的器质性精神变化称"黏液水肿性癫狂"(myxedema madness)。病人常有妄想性猜疑及听幻觉。

2. 甲状腺功能减退病人的心理社会干预

（1）心理疏导：由于疾病影响，病人常表情淡漠、精神抑郁、性情孤僻，应对病人加强心理治疗，关心体贴病人，主动与其谈心，交流思想，以有效缓解病人的负面情绪，使病人以积极乐观的心态去接受治疗。

（2）家庭社会支持：适当地与家人、朋友和其他甲减病人沟通交流，是缓解心理压力的有效途径。病人可以加入甲减病人互助群体或组织，分享彼此的经验和情感，互相支持。此外，也可以向心理咨询工作者、社会工作者等专业人士寻求专业帮助，帮助自己更好地调节情绪和应对心理压力。

（三）库欣综合征病人的心理问题

库欣综合征（Cushing's syndrome）是由于肾上腺皮质分泌过量的糖皮质激素（主要是皮质醇）导致蛋白质、碳水化合物、脂肪及电解质代谢紊乱。主要临床表现为体象失调呈向心性肥胖、满月脸、多血质貌、多毛、痤疮、皮肤紫纹、糖尿病倾向、高血压和骨质疏松等。

1. 库欣综合征病人的心理特征　库欣综合征的精神改变常先于躯体症状而出现，行为症状与过量糖皮质激素的来源有关。糖皮质激素的来源可分为内源性和外源性。

（1）内源性糖皮质激素增多者中 40%~50% 有精神障碍，最常见的是抑郁，自杀危险性很大，有时短期发作以激动、急性焦虑及情绪多变为特征的行为障碍。有15%~25% 伴有妄想及幻觉。

（2）外源性糖皮质激素增多的病人也常有心理状态的改变。75% 有欣快感并常伴有食欲及性欲的亢进。抑郁少见，如有则严重。

（3）内源性与外源性糖皮质激素过量的精神障碍不同的是由于外源性糖皮质激素可抑制促肾上腺皮质激素（ACTH）的释放，故用 ACTH 作治疗时，严重的抑郁较为常见。

2. 库欣综合征病人的心理社会干预

（1）心理干预：库欣综合征病人由于外貌异常改变（如"满月脸""水牛背"等）常可伴发一定程度的心理障碍，应注意予以心理干预，稳定病人情绪。帮助病人了解体态变化的原因，告知病人适当的治疗可以在一定程度上恢复正常外貌，减轻病人心理负担，增强病人治疗的信心和配合度。

（2）安全管理：糖皮质激素可以兴奋中枢皮质，故而糖皮质激素水平异常可导致该类病人出现精神、性格、行为的异常，对于这部分病人需要特别注意其安全，加强陪护并限制其活动。

（四）糖尿病病人的心理问题

糖尿病是一种综合征，是由于胰岛素绝对缺乏或胰岛素的生物效应降低引起体内代谢失调及高血糖。一般认为糖尿病是遗传和环境共同作用的结果。遗传因素的作用已经得到了双生子研究和家族调查证实。情绪、生活事件、人格等方面存在的不良心理社会因素可以促发和加剧糖尿病。

1. 糖尿病病人的心理特征

(1) 否认和怀疑：在患病的早期病人往往不能接受这一事实，持否认和怀疑的态度，或者自认为得了糖尿病无非就是血糖高一点，对身体没有多大影响，所以对疾病采取满不在乎的态度，甚至怀疑医生的诊断，拒绝改变饮食习惯，不接受治疗，导致病情进一步发展。

(2) 愤怒和失望：糖尿病一旦确诊将终身依赖外源性胰岛素或其他药物的治疗，否则很可能会导致危及生命的代谢紊乱。病人在得知此病没有根治可能后，常有一种愤怒的情感，加之必须终身控制饮食更加重了愤怒的心理，感到被剥夺了生活的权利和自由，对生活失去信心，情绪低落，整天沉浸在悲伤失望的情绪中。

(3) 焦虑、恐惧：糖尿病是一种难以治愈的终身性疾病，可能出现多种并发症。部分病人对糖尿病知识知之甚少，且存在许多误解，因此产生焦虑、恐惧的心理，担心会影响自己的一生，惧怕死亡等。

(4) 自责心理：病人患病不能照顾家庭，常年治疗又需要大量金钱，造成家庭经济拮据而感到自责内疚，认为自己成了家庭的累赘。

(5) 厌世和自杀心理：患病时间长、并发症多且重、治疗效果不佳的病人对治疗产生对立情绪，认为无药可医，迟早都是死，自暴自弃，不配合治疗，对医务人员不信任，表现出一种冷漠、无动于衷的态度。

2. 糖尿病病人的心理社会干预

(1) 健康教育：鼓励病人表达内心的真实感受，宣泄不愉快的情绪，消除心理顾虑；同时要让病人和家属了解糖尿病的基本知识，学会注射胰岛素和自我监测血糖，帮助病人科学地安排生活、饮食和体力活动，避免肥胖和感染的发生。

(2) 改变生活方式：药物、运动、饮食、心理、教育"五架马车"的综合治疗对于糖尿病病人非常重要，鼓励病人长期坚持综合治疗。

(3) 心理治疗和精神药物治疗：一些随机对照研究证实认知行为治疗、松弛训练和应对技能训练对糖尿病病人的血糖控制有效，但结果并不一致。主要采用支持性和解释性心理治疗，让病人正确认识糖尿病，调整对"挫折"的看法，消除抑郁情绪，并进行自我情绪控制训练，学会应对生活事件。

此外，适当的抗抑郁药物治疗对糖尿病病人伴发抑郁是有效的，并可能促进血糖的控制。

五、内镜检查病人的心理问题

随着现代医学手段的不断更新，越来越多的内镜检查被广大病人所接受。但由于内镜检查需要内镜进入病人体腔，操作时会引起病人的轻度不适，如恶心、呕吐等，加上部分病人对内镜检查过程的不了解，对内镜检查有种种疑虑，而这种心理问题又会影响检查的正常进行。因此，如何对存在心理问题的内镜检查病人进行护理，具有重要的临床意义。

（一）内镜检查病人的心理特征

1. 悲观心理　和所有其他病人一样,进行内镜检查的病人也难免会产生悲观心理。

2. 恐惧心理　由于病人对内镜检查存在认识上的误区,以及多数病人为初次接受检查者,再加上检查时内镜导管机械性地侵入人体,会引起病人不同程度的不适现象,所以多数病人会产生恐惧心理。

3. 敏感　内镜检查的病人多为慢性病病人,因其长期与疾病作斗争,从而容易对家人或医务人员有怨言,爱唠叨、生气,甚至容易哭泣、害怕外界刺激。

4. 多疑心理　病人,尤其是有一定医学常识的病人,其多疑主要体现在两个方面,一是担心内镜消毒不严格,可能会引起交叉感染,从而传染上其他疾病;二是担心内镜本身的科学性和准确性以及操作者的水平与敬业精神,怕"遭了罪"还得不出明确诊断。

5. 无助心理　尤其是女性病人或儿童病人,在进行内镜检查前,多数会变得特别依赖他人。

（二）内镜检查病人的心理社会干预

1. 认知干预　在候检区摆放内镜检查知识宣传册,结合视频播放等,让病人对检查有一定了解并做好心理准备;检查前进行自我介绍,并与病人进行适当沟通,介绍检查仪器,消除病人对检查的陌生感和恐惧感,指导检查基本流程、可能发生的异常情况与应对措施等。对病人进行检查前教育,可减轻病人对检查的应激,有助于操作的成功。

2. 行为干预　指导病人进行呼吸训练、肌肉放松训练,让病人先放松,减轻对检查的恐惧、紧张感。Wilson等的研究表明,事前测定病人的应对机制并采取相应措施,配合全身肌肉放松可使操作便于进行。

3. 支持干预　主动与病人沟通,倾听病人需求,了解病人的顾虑、意见,耐心给予解释,建立医患信任感,增强检查配合度。有学者对做胃镜检查的病人进行术前的疑虑解释与相关知识教育,并辅以自我放松的训练,以心率、疼痛表现(恶心呕吐、肢体动作、呻吟次数和流泪、皱眉程度)以及术后调查为指标进行分析。结果表明,特殊检查前心理(行为)准备对于缓解病人的紧张、恐惧心理,预防或减轻检查时的痛苦及不适是一项必要的有效措施。

4. 情绪干预　对焦虑症状严重者,采用安慰、指导、解释、鼓励等手段,让病人放松心情,减轻焦虑感;部分病人对检查表现出畏缩,不仅增加检查不适感,也影响检查进程及结果,对该类病人叮嘱其坚定检查信念,遵医嘱快速完成检查。

任务二　研究外科病人的心理问题

 案例分析

> 张某,女,82岁。因腹痛1天就诊,诊断为"消化道穿孔",当日急诊行"腹腔镜探查、开腹回肠部分切除术",术后入急诊综合监护病房。进行抗炎补液、营养支持、对症治疗。术后第2天,病人神志淡漠,常呻吟,几乎不回答问题,对医务人员、其他病友均不理睬,和家属视频交流时也很少回应或说话,独处时沉默,常持续咬牙,维持侧身抓握护栏的怪异姿势,出汗多;夜间仍维持上述姿势,可间断睡眠2~3小时;精神检查:对答切题,定向、注意力维持欠佳,未引出幻视、妄想等感知觉异常及思维内容的异常,对诊疗难以配合,既往无明确精神心理障碍病史。
>
> 问题:该病人发生了什么?该如何进行心理社会干预?

一、一般手术病人的心理问题

手术对于病人而言是一种严重的心理应激,它通过心理上的疑惧和生理上的创伤直接影响病人的正常心理活动,不仅会产生躯体的创伤性体验,还会产生各种复杂的心理反应,并由此对手术后的康复产生影响,甚至决定手术的成败。因此,医务人员应了解手术病人的心理特点,采取恰当的措施进行干预,以消除病人的消极心理,并获得最佳的手术效果。

(一) 手术病人的心理特征

大多数手术病人在入院前、入院时、手术时及手术后都有高度的焦虑,并不仅限于手术前的一段时间,只有少数病人会在手术当天早晨焦虑达到最高峰。

1. **手术前病人的心理特征**　病人最常见的术前心理反应是情绪焦虑,主要表现为对手术的担心和恐惧,并伴有相应的躯体症状,如心悸、手抖、出汗、坐立不安、食欲减退、睡眠障碍等。病人术前焦虑的产生主要源于对手术这种有创性的医疗手段缺乏了解,害怕术中疼痛;担心意外,甚至死亡,因而焦虑、恐惧。为此病人常表现出矛盾心理,既想接受手术又害怕手术的开展,故有的病人寻找借口拖延手术或拒绝手术;有的病人因术前过度紧张,刚进手术室便大汗淋漓、心率加快、血压下降,不得不暂缓手术。

病人术前焦虑情绪的产生和程度,个体之间差异很大。一般认为性格内向、不善言辞、情绪不稳定以及既往有心理创伤的病人容易出现焦虑情绪;文化程度高的病人因想法及顾虑多易发生术前焦虑;年龄小或女性病人术前焦虑反应往往较重;

家庭关系、治疗费用、预后等因素也会对术前焦虑情绪的发生产生影响。一些研究表明,术前焦虑程度与术后恢复效果存在倒 U 字形函数关系,即术前焦虑水平偏高或者偏低者,术后心身反应均较严重且恢复缓慢;术前焦虑水平中等者,术后恢复效果较好。术前未表现畏惧者,因为缺乏应对的思想准备,反而出现适应不良。过度畏惧者则由于应对过分而烦恼。中等畏惧反映了对现实情境的平衡,而且伴有一种在危险症候与保证之间的适应能力。但也有一些研究结果认为,术前焦虑与术后疼痛程度及术后恢复存在线性关系,即术前焦虑水平高的病人,其术后疼痛程度高,机体康复的速度慢。

2. 手术后病人的心理特征　术后由于手术创伤引起疼痛和不适,加之担心切口裂开或出血,躯体不能自主活动,病人会感到痛苦难熬、躁动,产生沮丧、失望、无助等悲观情绪;有些因疾病术后部分生理功能丧失或体貌严重改变的病人,如接受乳腺癌切除术、截肢术、眼球摘除术的病人,或手术效果未能达到预期的病人,术后往往会产生一系列严重的心理反应,接纳和自我认同障碍,悲观失望,丧失生活兴趣,甚至发生自伤、自杀的行为。术后病人心理反应及程度主要受以下因素影响:① 术前焦虑程度较高;② 对术后恢复过程缺乏了解或对手术结果的期盼不切实际;③ 对治疗和康复动机不足;④ 与医务人员缺乏有效沟通。

(二) 手术病人的心理社会干预

1. 术前指导　① 耐心听取病人的意见和要求,并向其阐明手术的必要性和安全性。② 及时向病人和家属提供有关手术的信息,如手术的简略过程,手术应注意的事项,术中、术后可能使用的医疗设施及可能出现的不适感。③ 安排家属、朋友及时探视,增强病人治疗疾病的信心,减轻术前恐惧。④ 鼓励病人学习减轻术前焦虑的常用行为控制技术,如放松训练、分散注意力技术及示范技术等,最大限度地减轻病人的术前焦虑。

2. 术后指导　① 病人麻醉清醒后,应立即向病人反馈手术的有利信息,给予鼓励和支持。② 了解病人疼痛情况,及时给予镇痛药减轻疼痛。③ 通过心理疏导,帮助病人克服消极情绪,有的病人消极情绪的产生是因为评价手术疗效的方法有误。因此,医务人员应将正确评价疗效的方法传授给病人,使病人能正确认知术后康复过程。

二、心脏外科手术病人的心理问题

心脏外科手术是一种技术含量极高、有极大风险的手术,不管术前还是术后,都是对病人心理承受能力的一种考验。心脏外科手术后情绪反应及长期再适应障碍的发生有其特点并越来越受到人们的关注。

(一) 心脏直视手术病人的心理特征

1. 心脏直视手术病人可以分为四型　分别为适应型、共生型、否认焦虑型和抑郁型。四种类型中抑郁型的术后死亡率最高；共生型及否认焦虑型的术后并发症发生率较高；适应型可获得最大改善。

（1）适应型：病人在入院前及手术前的一般功能水平均被评定为"完整"，行为具有明确的目的性和合理性。病人认为手术对自身疾病是有益且必要的，虽然对手术有适度的焦虑反应，但其防卫机制足够而有效。

（2）共生型：病人已适应病患状态，可以与疾病"共生"地活下去。病人在过去生活中对父母或配偶有依恋之情，亲人丧亡常成为发病原因。

（3）否认焦虑型：此类病人能持久而完善地应对各种生活刺激，否认或忽视自己的症状；生活丰富多彩；希望通过手术使病情缓解。但否认对手术有焦虑，这类病人过敏、多疑、难以与人交往。

（4）抑郁型：因既往经历不同，应对能力也各异。术前多呈抑郁状态，多数否认焦虑。对手术期望各异，有不少是悲观的。

2. 手术后可按特殊反应分为三期

（1）手术早期：手术后到第5~7天，相当于在重症监护病房（ICU）期间，有四类反应。① 不明显反应：术后暂时性谵妄最长可达36小时。此后，病人有明显不适，不否认，配合治疗，争取别人的帮助。② 灾难性反应：术后病人躺着不动，面无表情，双目紧闭，睁开时也只是凝视，被动合作，懒于交谈，病人处于高度警戒状态，可持续4~6天而突然停止。③ 欣快：在术后24小时内表现欢快、活跃、敏感，似乎手术"没有问题"，并发症少，希望早日撤去输液管及装置。术后3~4天就要求回普通病房（常规需5~7天）。④ 意识状态改变：术后长期谵妄可持续数天到数周，可随时间推移逐步改善。

（2）手术中期：离开ICU后，可分为三个时相。① 从下床活动开始，体验到极大的焦虑和恐怖；早期反应不同的病人适应也不同。② 第二时相为抑郁，对医务人员不大理睬，情绪不稳定，爱发脾气。在此期间可能出现肺梗死、心律失常等并发症。③ 第三时相，部分病人极为焦虑，仍想继续住院。

（3）手术后期：指术后3~15个月，是再适应与康复过程，病人开始有比较理智的看法，自身体验也开始趋向现实。

（二）冠状动脉搭桥术病人的心理特征

病人常常承受着巨大的心理压力，特别是在心电图和心脏超声检查显示异常后。他们往往感觉自己得了无法治愈的疾病，整天心神不宁，焦虑不安。在经历心肌梗死、创伤性应激，以及有创检查和手术后，这些病人更容易出现精神心理障碍。尽管客观证据显示病人的身体功能恢复良好，但他们却经常出现临床症状，处于惊恐焦虑的状态，甚至开始怀疑自己是否得到了适当的治疗。随着时间的推移，医源性焦虑或抑郁情绪逐渐增加。为了避免医疗纠纷，个别医生可能会过于严重地交代病情，过度进行临床检查，导致病人的思想负担过重，又缺乏合理的心理疏导。这使得原本的病情未能得到有效治疗，反而加重了病人的心理负担，甚至带来了新的心理问题。

搭桥的"再血管化"产生的效果中应涵盖包括病人的自我知觉及态度在内的社会心理影响,而不仅是医学因素,对术后 6 个月病人的综合评估表明:焦虑、抑郁、疲劳及睡眠障碍减少而健康情况改善。研究表明:① 这类病人体验到自我知觉的改变。② 不同阶段的自我知觉不同。③ 不同个性的病人以不同方式来体验自我知觉的改变。

(三) 植入起搏器病人的心理特征

近年来安装起搏器的病人日益增多,心理应激因素对这一特殊人群所造成的严重危害已开始受到人们的关注。有调查表明,活动能力受限的病人心理应激程度仅次于恶性肿瘤,位于第二位。植入的起搏器可以作为应激源而引起病人的内分泌及心理反应。虽然植入起搏器只是一种在局部麻醉下进行的小手术,但是病人有皮质醇的增高,要在手术后几天才降低。儿茶酚胺也有类似变化。据此推论是由心理应激所致。所以,有人采用结构性或非结构性病人教育程序来减轻焦虑和困扰,这种程序是向病人提供信息,从而在威胁事件作用期间对预期遭受到的躯体感觉进行调和。对植入起搏器前后病人的内分泌和心理反应进行对比的结果表明:① 经静脉的永久性植入起搏器是一种应激源。② 病人的心情如焦虑及情感状态与内分泌反应呈弱相关,提示这种应激反应中生理成分大于心理成分。③ 相关知识宣教虽可明显改善病人对起搏器性能的了解,但并未对病人的应激性内分泌反应及心理反应产生影响。

(四) 心脏外科手术病人的心理社会干预

1. 术前指导

(1) 术前主动与病人沟通交流,了解其心理状态及情绪变化,同时积极为其讲解手术的方式和有效性、手术过程及相关注意事项等。

(2) 鼓励病人将自身对疾病、手术的困惑及担忧等说出来,并详细为其答疑解惑,疏导其负性情绪。

(3) 为病人讲述以往本院同类型病人成功接受治疗的案例,以安定、安抚其情绪状态。

2. 术后指导

(1) 术后病人进入监护室,病人清醒后,告知病人手术非常成功以及现在所处的环境,并给予病人鼓励和安慰。

(2) 术后病人因机械通气等因素,自我表达受限,交流困难,故要对病人的面部表情和神态等进行仔细观察,了解其需求,同时轻声抚慰,减轻其不良情绪。

3. 环境护理　确保病人的休养环境安静、舒适,定时为房间进行打扫、消毒、开窗通风及空气净化,并对室内温度、湿度、光线以及空气质量进行及时的调整和控制,确保空气清新,光线充足,温湿度适宜,在夜晚还应将日光灯关闭,确保病房内无噪声,病人能够安心睡眠。

4. 心理支持

(1) 术后监护期间,由于环境的改变,且无家属的陪伴,病人常感到孤独、焦虑、恐惧,医务人员应积极给予病人正性导向,如积极的沟通、鼓励、解释以及细致的照护等,共情其感受,建立尊重与理解的友善关系,消除其心理障碍。

(2) 密切关注心脏外科病人的身心状态,如身体情况及疼痛程度的变化,必要时考虑镇痛干预,还需针对撤机锻炼期间呼吸道、体位等因素实施相应的解决措施,缓解其不适体验。

三、整形外科病人的心理问题

整形手术除少数属于功能需要之外,几乎都涉及美容问题。随着生活水平及文化素质的提高,人们对美的追求日益强烈,希望通过美容整形手术美化容貌的个体愈来愈多。受术前心理特点及心理预期的影响,受术者对美容整形手术效果的主观评价存在较大差异,即使一些客观上已较为理想的美容整形手术,由于未能达到受术者心理预期的目标,也会引发受术者产生各种负性心理反应。

(一) 整形外科受术者的心理社会因素

美容整形是通过修复、再造等方式,恢复或改善受术者组织器官功能及外貌。受术者的求医动机主要有以下几种:

1. 缺陷障碍 受术者由于先天性缺陷或后天性畸形,长期遭受精神痛苦,有严重的自卑心理,对手术改善容貌及功能有强烈的要求。

2. 合理崇美 自身条件已较好,为适应工作环境、职业要求和社会活动的需要,希望通过美容整形手术使自己更加完美。

3. 偶像崇拜 受术者对美学存在幻想,夸大自身容貌的不足,对手术期望较高,要求医生以某明星的眼睛、下巴等为模板,"照模施术",以便"改头换面"。

4. 情感受挫 由于求偶不成、就业失败或家庭破裂而备受打击,受术者期望通过美容整形手术实现"旧貌换新颜",以此作为重新生活、获取他人认可悦纳的开端。

(二) 整形外科受术者的心理特征

无论因何种动机接受美容整形手术,受术者的心理问题都贯穿于手术过程的始终,从术前期待到术后对手术效果的评价,其心理状态会发生一系列变化,主要表现为以下四种:

1. 自卑心理 对自身容貌或形体不满,不能悦纳继而厌弃自己,有强烈的自卑感,不愿与外界接触,自我封闭。

2. 恐惧心理 在等待手术的过程中,由于缺乏医学知识,对美容整形手术不了解,害怕术中疼痛,担心发生意外,甚至死亡,因而焦虑不安。

3. 矛盾心理 美容整形受术者一方面渴望手术尽快实施,以实现改善容貌、恢复自信的目的;另一方面又害怕手术的痛苦和危险,怀疑医生能力和经验,担心手术不能达到期望的效果。

4. 满意或失望心理 美容整形手术后,受术者的心理会发生较为明显的变化。

部分受术者因手术使形象得到改善，对手术效果感到满意并产生愉悦欣快的情绪，获得积极的心理效应；而部分受术者则因术后无法接受容貌的改变，或者周围人无法接受自己容貌的改变，对手术效果失望而产生焦虑、烦躁、易怒等情绪。

（三）面部畸形病人的心理特征

颜面是个体极为重要的标记，是对一个人进行回忆、再认的重要载体；在遇到生活中的顺利与困难时流露的情感，无不从面容开始。一个人的面部仅占体表面积的3%左右，却能发挥如此重要的作用，很可能是由于面部是人体裸露最彻底的部位，又是表情的具体显露部位。因此，面部的畸形对于个体来说，要比身体其他部分的畸形隐伏着更为巨大的冲击，这就是毁容导致心理障碍的主要原因。

视频

对躯体症状、残障和低个人控制力的反应

面部畸形引起的精神反应是多样的，常因年龄、性别、畸形程度而异。常见的是自尊心受损，文学中应用的"自惭形秽"就包含着这层意思。

从心理卫生的原则出发，医生应该关心病人的心情。帮助面部畸形病人的基本原则是：动员尽可能多的社会支持，帮助病人尽快适应现实。

（四）手畸形病人的心理特征

治疗手的畸形，当然是以功能重建作为首要原则。但是，手的外观也越来越显得重要，尤其是对青少年。在先天性手畸形的研究中发现，青少年期由于畸形而引起的心理障碍较多，这种不良反应甚至影响到手的使用和对治疗的反应。因此，做功能再建或修复术时，应特别重视手的外观重建。手畸形的女孩宁愿装上一只外观接近正常的"装饰"手，也不喜欢功能比较广泛的"分叉钩"式的假手。

儿童对畸形的反应主要来自家庭的态度。要尽早地告诉患儿父母，尽量避免去讨论孩子的畸形，不让孩子从事难度大的动作。尤其重要的是与正常孩子在一起时应平等对待，还要培养孩子的独立性，积极鼓励他们用自己的方式来适应生活。这些孩子只要智力没有缺陷，是完全可以在正常学校中学习的，但是社会支持是极为必要的。

（五）整形外科手术病人的心理社会干预

1. 术前指导

（1）带领受术者熟悉病房环境，将手术医生、护士以及病友介绍给受术者，提高其对医院环境的认同感、归属感，降低对医院环境及手术的排斥，改善因陌生环境而产生的焦虑、恐惧情绪。

（2）同时向受术者讲解手术过程、注意事项及禁忌行为，以利于受术者了解手术，增强遵医行为，提高手术成功率。

2. 心理支持　医生应通过有效的交流沟通，及时了解受术者的心理状态，明确其心中忧患的原因，有针对性地进行心理疏导，缓解和消除其负面情绪，将术后恢复期可能出现的疼痛、肿胀及预期结果通过案例、图片等形式展示给受术者，提高术后恢复所需的承受能力，以良好的、积极的心态准备接受手术治疗。

3. 纠正错误认知　了解病人心理预期，介绍目前手术所能达到的效果，对于期望值过高的受术者，劝导其正视无法根本改变的基本生理条件，如高矮、肥胖、皮肤黑白等，客观看待手术效果，建立恰如其分的心理预期。

4. 自我放松训练　医务人员还应向受术者传授正确的心理放松方法，术前进行放松练习，如多次深呼吸，放松全身肌肉等，避免因心理过度紧张而影响手术效果。治疗室内播放轻音乐，可有效缓解病人焦虑紧张的情绪。

四、透析及肾移植病人的心理问题

透析和肾移植作为成功的治疗手段，挽救了不少肾功能不全病人的生命。但是，依靠人工器械或外源性器官来维持生命，也给病人带来了心理上的问题。

(一) 透析病人的心理问题

1. 透析病人的心理特征

(1) 心理表现：① 矛盾心理。健康与疾病的矛盾、生存与死亡的矛盾是透析病人面临的现实问题。因为不透析对病人来说意味着死亡，有透析机器的支持，就可以像正常人一样生活。② 人格解体。由于对人工肾的依赖，有的病人觉得自己是一个支离破碎、不完整的机体；有的病人无意识地认为自己已经机器化，成为人工肾的一部分；或者将机器人格化为自身的一部分。③ 抑郁。这是透析病人最常见的心理反应。透析病人的自杀率为年龄、性别相同的非透析人群的5~20倍。心理测验发现，透析病人的抑郁症评分与精神病病人相似。病人的抑郁是"丧失"的后果，如肾功能丧失、家庭稳定丧失、经济保障及生命安全感受到威胁，表现为自暴自弃、不遵医嘱、不按规定食谱进餐，一旦出现病人拒绝透析，往往就是自杀的先兆，应积极进行抗抑郁治疗。

(2) 心理适应过程：病人对透析的适应过程是逐渐的，金佩尔（Kimpell）将其归为四期。① 第一期（中毒期）：病人处于严重中毒状态，表现为疲劳、淡漠、注意力不能集中、抑郁及情绪不稳定，这是由于尿毒症的各种代谢紊乱所引起。② 第二期（蜜月期）：见于第一次透析开始后的1~3周内，此期内病人的身体状况逐渐改善，生理上逐渐恢复平衡状态，病人感到获得了新生，心情变得好起来。③ 第三期（平衡期）：病人意识到自己在治疗中的责任和今后要担负的工作、社会责任，认识到自己终身不能脱离机器和放弃病人角色，便会感到沮丧。由于幻想破灭，病人变得焦虑和抑郁，心理冲突加剧。病人此时往往借助于防御机制来恢复心理上的平衡，包括否认隔离、反向形成和投射等。④ 第四期（适应期）：发生于透析后3~6个月，此时病人认识到只有服从治疗安排，才能避免不良后果，遂接受了所面临的事实，如各种并发症和渐进性退化等，从而心情平静地接受治疗。

2. 透析病人的心理社会干预

(1) 健康教育：向病人提供治疗保健知识类读物，使病人能够了解更多的关于透析的知识，如透析原理、方法，透析中配合及注意事项，不良反应的预防措施，血管通路的保护,使其做到心中有数,解除紧张、恐惧心理。

(2)心理支持:让长期透析的病人在适当的场合和时间现身说法,交流治疗中的感受,可消除病人的不良情绪。在进行治疗前应耐心向病人解释,取得病人的配合,以免引起误会和猜疑,强化焦虑情绪。

(3)家庭支持:给家属讲解有关疾病的知识,让他们共同参与心理干预,指导家属经常用愉悦的心态谈话,感染病人,消除病人角色转变的顾虑,使病人能够感受到来自亲情的温暖、支持,增添生活的勇气。

(二)肾移植病人的心理问题

1. 肾移植病人的心理特征　肾移植病人的不良心理反应发生率约为 1/3,主要是焦虑与抑郁,严重的甚至出现自杀行为。甚至在术后 1 年,社会心理适应不良者仍可达 20% 以上。

(1)器官移植病人的心理反应:器官移植病人的心理变化分为异体物质期、部分同化期与完全同化期三个阶段。① 异体物质期:见于术后初期。部分病人认为自己生命得以延续是以损害他人的健康作为代价,即使器官来自过世的捐献者,自己的生存机会也是建立在他人死亡基础之上的,病人会出现内疚自责、悲观抑郁;有的病人厌恶自己依赖罪犯(真实的或想象的)的脏器而活着,产生罪恶感。术后初期,多数病人对移植入体内的外源性器官有强烈的异物感,担心其与自身的功能活动不匹配,或造成自己体像及完整性的破坏,故恐惧不安,内心排斥。② 部分同化期与完全同化期:随着时间的推移,病人对移植器官逐渐接纳认同,不良心理反应迅速减少。此时病人表现出对供者的异常好奇,到处走访打听,希望详细了解使他获得第二次生命的供者的全部信息,甚至生活琐事。有报道称,当有的病人获知供者的详情后,其心理活动和人格特征受到较大影响,如移植男性肾的女病人有男性化表现,移植女性肾的男病人有女性化表现。如一位豪放爽朗、不拘小节的男青年,因车祸两侧肾切除后,移植了一位女性文科生的肾。病人得知后,在日常生活中,时时处处以女性文科生的要求约束自己,变得温文尔雅,彬彬有礼,与移植前判若两人。

(2)肾移植病人心理反应产生的原因:肾移植病人精神症状的各种因素归纳为三类。① 直接起因是由排斥反应与病前性格相结合所致。② 躯体因素是由透析、尿毒症和药物所致。③ 心理因素包括供体的选择,ICU 的管理以及对移植肾的心理相容过程。

2. 肾移植病人的心理社会干预

(1)健康教育:① 向病人讲解肾移植的相关知识,使病人能对肾移植术有切合实际的心理预期。② 在术后实施第二次宣教,向病人介绍术后注意事项及相关护理事项。③ 与病人建立信任关系,改善病人的不良情绪。

(2)心理支持:如进行正念减压干预。① 鼓励病人及时倾诉,引导抒发不良情绪,并有针对性地给予病人合理的建议和心理疏导。② 针对敏感病人指导其放松或转移注意力,引导病人讲述积极且愉快的事件,提升病人战胜疾病的信心。③ 注重群体的心理干预,定期召开肾友交流会,分享成功经验及积极心理体验,减少病人术后心理障碍及不良结局的发生,促进病人术后康复和心理健康。

(3) 家庭社会支持:① 寻求病人家属的帮助,向病人家属介绍肾移植后相关基本知识,鼓励病人家属多反映病人病情及心理情况,做出针对性引导和干预。② 给病人提供社会支持,首要的环节就是减少病人的生活压力,稳定病人的心理状态,鼓励病人回归社会并参与社区活动等。其次告知病人医保等补助政策、必要时利用社交媒体为病人筹款,以减轻病人的经济负担。

(4) 行为放松训练:① 播放病人喜欢的音乐,借助音乐改善病人的不良情绪,引导病人进行冥想,放松自身肌肉,从而减少病人不良情绪的产生。② 鼓励病人积极参加打太极拳、话剧表演、跳舞及棋牌等活动,积极促进病人的心理健康,帮助病人顺利进行角色的转化。

任务三　研究妇产科病人及孕产妇的心理问题

 ## 案例分析

> 潘某,女,28 岁。自 2021 年怀孕之后,情绪一直不稳定,孩子出生后,潘某的情况并没有好转。孩子 2 个月时,潘某因乳汁不足,需要给孩子添加配方奶粉,担心钱不够用、孩子吃奶粉会变傻等问题,为了让孩子早日解脱,潘某在家中将孩子掐死,后向公安机关投案。
>
> 问题:潘某发生了什么? 该如何进行心理社会干预?

一、月经相关心理问题

(一) 经前期紧张综合征病人的心理问题

有些妇女在月经前 4~5 天,有时可延长到月经来时,反复出现各种躯体、心理及行为症状。心理变化因人而异,包括情绪易激惹、易变、神经质、不安、抑郁、疲劳。过去认为,心理变化中还包括认知改变、判断力受损及意识障碍等。但也有人指出,经前期及行经期间能力无明显损害。

经前期出现各种严重的行为或事件(如犯罪行为、自杀企图及精神病发作等)较多,提示经前期紧张的变化与不适可加剧心理障碍。

关于病因,早年有人从意识与潜意识冲突做解释,以后尝试证实人格因素的作用,未获成功。在社会因素方面,他人(母亲、姐姐)教育可以影响对症状的知觉与对月经的态度。近年来认为,经前期综合征发病的心理学原因是促黑激素(α–MSH)及β– 内啡肽的异常释放或对其过敏。这两种神经肽在黄体期可触发神经内分泌的变化,并且与应激有关。

（二）心因性闭经病人的心理问题

非妊娠性继发闭经中最重要的是"功能性无月经"，主要与心理病理及心理应激有关。

运动性无月经也可归入心因性闭经，但也可能是由于体脂丢失所致。由于从事强烈而持久的体力活动（如竞技性跑步、游泳及跳芭蕾舞），体重常低于标准，脂肪储备也少，而体脂的量可以影响促性腺激素的分泌。闭经的跑步者对跑步的应激大于月经规则的跑步者。但是，对应激的定量、区别情绪反应是原有的还是运动引起的，运动降低焦虑和因运动带来的时间冲突又增加焦虑的矛盾，以及神经内分泌机制等都有待研究。

（三）绝经期妇女的心理问题

绝经是妇女一生中的重大转折，以雌激素分泌低下为主的内分泌紊乱常导致程度不一的心理障碍，可表现为焦虑、紧张、情绪易波动、易激惹、抑郁、失眠、性欲减退或过盛，还可伴随各种躯体症状与体征。既往经历过心理障碍者可增加绝经期心理障碍的发生。国内资料表明：① 早年生活事件可影响发病。② 脑力劳动为主者障碍出现较早。③ 部分人有家庭精神病史。④ 性格内倾者多。⑤ 中年时期的生活事件，如家庭不和（亲子关系）及工作单位人际关系不良常可构成恶性循环。⑥ 社会理解不足也是促进因素。

（四）异常月经病人的心理问题

除闭经外，情绪障碍也有的表现为过量出血，以及较重的神经质或明显的精神障碍。可能是下丘脑促性腺激素释放的紊乱或中枢神经系统的神经体液因素对子宫血管的直接作用。正常生活方式受到扰乱，在高度精神压力下妇女常出现月经过多、经期延长。航空中的飞行服务员也常有月经过多。

（五）月经相关心理问题的心理社会干预

1. 心理疗法

（1）生物反馈疗法：生物反馈疗法治疗经前期综合征的作用机制是使病人学会放松反应技术，能很好地应对应激源，从而有效减少或控制情绪症状。

（2）认知疗法：通过认知疗法改变病人对"月经"的各种错误认识（如认为月经造成"神经衰弱"），帮助女性"自我管理"症状，减轻压力，增强社会适应能力。

（3）转移控制法：是一种经验治疗，要求病人发挥自己解决问题的能力，根据自己周期性情绪变化的特点，在情绪不好之前，积极活动，尽量找一些自己感兴趣的事来做，从而减轻症状。

2. 家庭社会支持

（1）支持性心理治疗，作为亲属与同事，应给予心理上的支持，对病人了解与同情，减少不必要的负性刺激。

（2）争取病人家属的配合，绝经期的到来并不意味着性能力和性生活的终止，夫妻交流可以使双方及时了解彼此的感受,促进感情融洽,减少冲突的发生。

二、妊娠相关心理问题

(一) 妊娠各期的心理问题

1. 妊娠各期的心理社会因素　根据内分泌活动状态,将妊娠划分为三个时期。

(1) 不可耐受期:胎儿作为异物,引起孕妇的应答反应就是妊娠反应;约有23%的孕妇对生孩子有不同程度的恐惧心理,初产妇尤甚。原因包括对分娩过程的恐惧不安,担心胎儿对母体的影响,家庭的看法及其他经济和人际关系问题。在此期间,孕妇情绪不稳定,易受暗示,依赖性增高。

(2) 适应期:此时已在身、心两方面都对妊娠产生适应,情绪转为稳定,感知觉、智力及反应能力略有下降。从心理分析角度看,这是母性自我防卫的结果,可使孕妇免遭体内、外不良刺激的影响。

(3) 过度负荷期:胎儿发育迅速,生理功能处于巅峰状态而过度负荷,这种过度负荷的应激可产生身心反应,主要是对分娩的恐惧不安,以及因行动不便而产生的心理冲突,孕妇情绪不稳定,精神易受压抑。用明尼苏达多相人格测验(MMPI)结合焦虑量表测试发现,在妊娠第30~36周,情绪变化幅度最大。还发现初产孕妇MMPI的非常态组大都呈现神经症峰,表现为过度焦虑、心悸、情绪不稳等;妊娠合并症也略高于经产妇;枕横位达28.57%(经产妇为2.94%)。

2. 妊娠各期的心理社会干预

(1) 健康教育:加强孕前和孕期的保健知识宣传,让育龄妇女可以通过各种有效途径获得优生优育保健知识,并根据自身情况制订适宜的生育计划;尽早建立围产保健手册,为孕妇提供全面细致的孕期全身体检,并给予适当的保健管理指导,通过孕妇学校传达给孕妇一些适宜的自我保健、自我监测的方法可以有效减少孕妇心理压力。

(2) 心理支持:开展个性化心理保健,分析压力产生的原因,通过个体咨询、团体辅导等方式开展有效的心理疏导,减轻孕妇心理压力,促进孕妇心理健康;设立心理咨询热线,随时为有心理问题的孕妇提供心理辅导。

(3) 家庭社会支持:孕晚期举行一次家庭会谈,包括对其丈夫、公婆、父母进行心理宣教和观看育儿知识录像。

(二) 未婚先孕者的心理问题

1. 未婚先孕者的心理特征　未婚先孕与我国的传统文化和现行法制不符,故未婚先孕者在家庭、社会中常难以取得充分支持。因此,一旦未婚先孕,通常会采取隐瞒态度。鉴于未婚先孕者既要对社会隐瞒又有求于医生,故在计划生育手术中常表现出极强烈的克制,并易由外因(医务人员的作风及态度等)而致心理障碍。某些能坦然处之者,似乎暂时无心理反应,但往往在以后的生活事件中出现问题。

2. 未婚先孕者的心理社会干预

（1）心理支持：未婚先孕者的心理反应一般较复杂，有的甚至情绪低落、忧郁、自卑，要关心体贴她们，不要歧视她们，以真诚的爱心、耐心来疏导她们的心理。

（2）健康教育：做好性知识、性道德教育，遵循联合国艾滋病规划署倡导的"ABC性教育活动"（A：避免婚前性行为；B：对配偶或一个性伴侣保持忠贞；C：正确使用安全套）。

（3）家庭社会支持：家长和学校应该尊重青少年人格，帮助他们正确地理解性观念，向他们提供保护自己性健康的知识和技能，以及培养他们做出更好的有关两性关系决定的能力，使他们树立正确的价值观，增强自尊心，增强性关系的责任感。

（三）高龄初产妇的心理问题

1. 高龄初产妇的心理特征　妇女的心理适应能力可对其妊娠、分娩进程及产褥期发生影响。由于心理适应能力受年龄影响，所以年龄问题就受到重视。对 20~29 岁及 30~34 岁两组初产妇做回顾性比较，发现高龄妇女在妊娠期较为小心，对医生的咨询也多。若产妇年龄太小（19 岁以下），在产前、产后易致精神障碍；年轻产妇及察觉自己不能控制生活者，产后多抑郁。高龄产妇独立性较强，妊娠期产生心理障碍的概率较小，随着妊娠期的延长，烦恼增多，但适应较好。

2. 高龄初产妇的心理社会干预

（1）心理支持：医务人员要保持高度的责任心和爱心，引导产妇主动倾诉，利用解释指导、转移注意力、支持分析等方法予以产妇针对性的心理干预，帮助产妇缓解压力，以积极乐观的心态面对分娩，建立良好的医患关系。

（2）家庭社会支持：通过与产妇家属沟通，鼓励其在精神上和生活上给予产妇鼓励、安慰和帮助，帮助产妇尽快完成角色转换，以消除产妇紧张焦虑、抑郁情绪，减少情绪波动；让家属理解产妇的情绪变化特点，及时给予情感支持，保持乐观的心态。

三、分娩相关心理问题

（一）分娩期妇女的心理特征

1. 分娩的心理应激与焦虑　分娩过程对母体和胎儿都是重大的心身应激。母体对应激的反应主要是恐惧与焦虑，这些又可影响分娩过程。虽然实验研究不多，但情绪影响分娩是大家所承认的。在分娩过程中，母体及胎儿血中的皮质醇水平均有增加。剖宫产时，母体和胎儿血中皮质醇水平低于产钳娩出时。硬膜外麻醉可抑制分娩时母体和胎儿皮质醇水平的增加。使用催产素可以增加胎儿皮质醇水平。分娩过程越长，新生儿第一天的皮质醇水平越高。

2. 母体焦虑与胎儿死亡　孕妇心理应激可经交感神经传导，影响子宫血液供应而影响胎儿的供氧。动物实验表明，静脉注射儿茶酚胺可收缩子宫动脉，减少子宫血流量，使胎儿心动过缓及血压降低、胎儿动脉血氧含量降低。陌生环境、高噪声或引起惊吓的刺激也可使子宫动脉血流量降低。还有研究表明，心理社会支持可使 3

次以上死胎的妇女再孕后胎儿存活率提高。

(二) 分娩期妇女的心理社会干预

1. 健康教育 分娩能否顺利完成取决于几方面的因素：产力、产道、胎儿、精神心理因素。只有这 4 个因素相互协调配合，产妇充满信心，才能顺利完成分娩。使孕妇了解分娩全过程分 3 个阶段，了解各产程的特点，并在分娩前积极做好心理准备，分娩时才能充满信心，积极配合。

2. 家庭的支持 产前要对丈夫、公婆及父母等家庭成员进行心理卫生宣教，处理好他们与孕妇的关系，对生男生女持正确态度，让孕妇有一个温馨和谐的家庭环境，减轻其心理负担，全身心投入到分娩的准备中去。家属应多关心、鼓励孕妇，并督促其定期做产前检查。

3. 社会政策支持 向孕妇科普国家生育支持政策，生育津贴、医保等补助政策，以减轻病人的经济负担。

4. 心理支持 一对一的陪伴分娩可给予产妇心理、生理全方位的支持，陪伴者与产妇建立相互信任，可消除产妇在分娩过程中的消极情绪，使产妇感到自在与轻松，并充满自信心。

四、分娩后心理问题

胎儿娩出后，产妇又进入一个新的身心转变时期。生理上，随着胎盘的娩出，亢进的神经内分泌逐渐转向正常，而哺乳功能趋向活跃；在心理上，做母亲的期望得以实现，生儿还是育女的产前预期也见了分晓，母性行为的实践也从预期转为现实。所以，有人说产褥期是产妇的心理转变时期。生理及心理的转变，使产妇对各种生物、心理、社会因素的易感性提高，心身障碍的发生也增多。

(一) 母-婴联结

母-婴联结（mother-infant binding）是指母婴之间建立一种密切而持久的关系。这种关系是在一种与婴儿接触的希望和为婴儿的需要提供帮助的愿望中发展起来的行为表现，包括让孩子在怀中安睡，拥抱抚摸、亲吻、说话、哼曲子以及与孩子对视。

虐待或忽视儿童是缺乏母-婴联结的极端表现。研究表明，产后母亲很轻微的接触障碍都有可能导致儿童发育迟滞、行为障碍及亲子关系不良。

联结或接触可以看作是一种渐进的过程，是从妊娠前就开始，包括妊娠的规划落实，感受胎动，认知胎儿是一个独立的生命体，分娩，看到和接触到婴儿，一直到独立地担当照顾养育婴儿的责任等一系列步骤。妊娠并非都是预先规划的，也不是一开始就被孕妇接受，但大多数孕妇可以克服各种障碍，最终与婴儿之间形成母-婴联结。

高危的母-婴联结主要是非婚孕。年轻（<20 岁）母亲常形成接触障碍，有虐待及忽视婴儿的行为，常导致儿童的行为障碍。有过流产史的母亲、长期不孕者、生育过畸形胎儿者以及高龄初产妇也易出现母-婴联结障碍。

父亲态度对母 – 婴联结有重大影响。另外,遗传及文化因素、母亲童年时所受的照顾、过去孕产的经验、本次妊娠过程等均可影响母 – 婴关系,早期母 – 婴分离也可构成联结障碍,这在动物实验中得到证明,即在产后 1 小时内移开母体的牛、羊幼仔往往迅速死亡。从这一点出发,有些产科医院实行母婴同室(rooming-in)以促进母 – 婴联结。

(二) 产褥期的心理社会因素

产褥期精神障碍的发生率高,占产妇的 1‰ ~4‰; 精神障碍的发生主要集中在产后 1~2 个月(至少为妊娠期的 4 倍以上)。这可能与产褥期的应激增加有关。另外,产褥期精神障碍的复发率可高达 35.0%。

产褥期精神障碍最为常见的是产后抑郁症。产后抑郁症是指在产褥期发生的抑郁,在产褥期精神障碍较为常见。主要临床表现为悲伤、沮丧、哭泣、孤独、焦虑、恐惧、易怒、自责自罪、处事能力下降、不能履行母亲职责、兴趣减低或丧失、对生活缺乏信心等。同时伴有头昏、乏力、失眠、食欲不振、性欲降低等躯体症状。

(三) 分娩后的心理社会干预

1. 心理支持　重视产褥期保健,尤其是心理保健更重要。

(1) 实行母婴同室,鼓励指导母乳喂养,认真做好新生儿保健指导,减轻生活压力及心理负担,以激发产妇积极的心理反应。

(2) 对分娩经受了痛苦或有不良妊娠结局的产妇,给予重点心理护理,注意保护性医疗,避免精神刺激。

(3) 具有围产期抑郁史、产妇情绪抑郁、婴儿有激惹时,要予以足够重视,及时识别产妇的心理问题。

2. 家庭社会支持

(1) 鼓励家属在情感上给予产妇更多的呵护,营造和谐的家庭氛围,舒缓产妇紧张、焦虑情绪。

(2) 对有情感冲突的家庭,可由社会支持组织进行教育指导,改善人际关系与生活条件,以保证产妇有丰富营养和良好的休养与支持性环境,减少不良的心理社会因素影响。

3. 健康教育　介绍有关母乳喂养及育婴的常识,教会她们护理孩子的一般知识和技能,帮助照料新生儿。指导产妇有关新生儿护理及生理现象的知识,如新生儿黄疸、假月经、溢奶等现象,增强产妇初为人母的角色代入感,消除其对新生儿照护的担忧。

五、妇产科手术相关心理问题

妇产科手术主要针对女性,而其在生理和心理领域具有独特的个性,所以妇产科手术病人的心理护理所发挥的影响不可小觑。妇产科手术病人的心理问题以计划生育、子宫切除术及剖宫产术中最为常见。

(一) 计划生育手术相关心理问题

接受计划生育手术者多数是健康个体,并无通过手术解除痛苦的需要。反之,有相当一部分人是非自愿,是带着害怕手术的疑虑来的,表现为怕痛,怕后遗症,怕中性化、男性化或女性化,怕性功能障碍,怕永远不能生育,怕医生技术不高等,若不在术前解决上述疑虑,往往引起医源性疾病。部分表现为癔症,有的引起躯体病变,也有心因性的下肢瘫痪。是否重视心理预防对手术并发症有重要影响。

(二) 子宫切除术围手术期相关心理问题

子宫切除病人术前表现最突出的心理应激为焦虑,这是一种有预期威胁的情绪反应,它以引起自主神经系统反应为主,常见症状为心悸、气促、头晕、目眩、肢体及口唇麻木,严重者发生晕厥。临床观察以择期手术居多。

大多数病人对子宫切除缺乏正确认识,这些心理问题将延续到出院后的正常生活。如有些妇女认为卵巢或子宫是引起性欲的器官,是女性的象征,因此在妇科行子宫切除术后就感到失去了女性特征。

(三) 剖宫产术围手术期相关心理问题

在"十月怀胎,一朝分娩"这一关键时刻,孕产妇产生的焦虑紧张情绪达到高峰,英国迪克·瑞德曾提出害怕 – 紧张 – 疼痛综合征。孕产妇焦虑的情绪可集中在以下几方面:

1. 对产痛有顾虑,不确定自身的耐受力,在耳濡目染中预感分娩将是很痛苦与难挨的过程。

2. 可能由于难产而接受手术,但对手术的效果与安全性产生怀疑或矛盾的心理。

3. 婴儿是否健康或畸形,性别是男是女,尤其对婴儿性别有明确期盼时。

4. 分娩时亲人能否陪伴,医务人员的态度,技术水平等。

(四) 妇产科手术病人的心理社会干预

1. 心理支持

(1) 术前要以同情、理解、和蔼的态度引导病人倾吐内心的苦恼,根据病情做必要的检查,让病人感到医生已掌握了她的病情,给病人带来心理上的安慰和信心。

(2) 术后病人如有情绪低落、睡眠障碍、食欲不振、疼痛等,医务人员应体贴关怀,根据病人情况给予针对性处理,并鼓励病人从自身的心理和身体两方面积极锻炼,进行心理调适,正确地对待疾病与健康。

2. 家庭社会支持　帮助病人及家属正确认识疾病和手术,对他们进行心理疏导。向病人及家属介绍这类疾病的知识,解除他们因缺乏医学知识带来的不安。如果病人的丈夫对妻子子宫切除有顾虑,可以让丈夫参加病情分析及术前讨论,以纠正其错误观念,使其对妻子的疾病了解、理解与支持,改变其对妻子病情的认识,帮助减轻妻子的思想压力,使病人以良好的心情接受手术。

3. 严格保护性医疗制度　保护病人的隐私。医务人员应精神集中,作风严谨,以无声的"体态言语"给病人以依赖和安全感。

任务四　研究儿科常见心理问题

📋 案例分析

> 患儿,女,5岁3个月。患儿自幼尿床,每周7晚,每晚2次,夜间饮水量多时,尿床次数相应增多,常发生于凌晨0点30分至3点30分之间,每次遗尿量为100~300 ml,每晚遗尿量为100~400 ml,尿床后仍沉睡不能醒来。
>
> 问题:该患儿夜间尿床正常吗?该如何进行心理社会干预?

一、儿科病人的心理特征及心理社会干预

患病对儿童及家庭都是一种应激事件,儿科病人年龄跨度大,且疾病变化快,心理表现差异较大,需要护士应用相应的心理学知识来减少疾病及住院对患儿心理的影响,促进患儿心理健康发育。儿科病人的心理特点与心理发展阶段有密切的关系。

(一) 婴儿期病人的心理特征

从出生到1岁,主要的心理特征是需要亲人特别是母亲的陪伴,害怕陌生人,有明显的皮肤饥饿感,需要搂抱、抚摸。婴儿期是信任及希望心理形成的关键时期,开始出现自我的萌芽,由于语言发育不完善,不能表达自己的感受。

(二) 幼儿期病人的心理特征

1~3岁,主要心理特征是开始探索周围世界,出现自主心理,能用简单的语言表达自己的思想。思维以自我为中心,开始出现自尊,易产生羞愧及自我怀疑,有时会认为疾病是对自己错误言行的惩罚,出现紧张不安的心理。

(三) 学龄前期病人的心理特征

3~6岁,主要的心理特征是想象及模仿,能用所有的感官主动探索周围的一切,出现内疚心理,语言的发育逐步复杂,能用复杂的语言表达自己的感受,能感受到心理威胁,出现执拗、固执、任性、反抗等心理。认为疾病与自己的行为或思想有关。

（四）学龄期病人的心理特征

学龄期是儿童走上社会的起点，儿童努力探索发展自我能力及自我认识，并在学校中开始学会待人接物及处世能力。思维以具体思维方式为主，开始出现抽象思维，尊重权威人士，遵守规章制度，喜欢群体活动。有自卑及焦虑心理，知道很多疾病是由病原微生物引起，但对疾病过程了解甚少。

（五）儿童病人的心理社会干预

1. 利用专业心理评估工具，在父母的配合下，评估患儿的心理情绪状态，及患病时的行为特点。

2. 结合评估结果，有针对性地给予相应的心理干预及治疗。

3. 医务人员应学习相关心理学知识，应用有关心理学知识，减轻疾病对病人心理的影响，促进其心身健康成长。如应用埃里克森的心理社会发展理论、皮亚杰的智力发展理论等，来指导促进患儿心身发育的护理。

4. 提高家长的心理承受能力，稳定患儿的情绪，使他们很好地配合治疗及护理。

5. 减少疾病对患儿造成的心理障碍，创造条件，减少恶性刺激，消除患儿的恐惧感，根据患儿的病情及成长发展阶段，安排一定的娱乐活动，促进患儿身心的健康发育。

二、儿童住院病人的心理问题

（一）儿童住院病人的典型心理反应

1. 分离性焦虑　患儿离开母亲后大都会恐惧不安，经常哭闹、拒食及不服药，而母亲与患儿一起时，这些反应能有很大缓解。

2. 恐惧不安　如果入院或进行某项诊疗措施前，未详细地向患儿做出解释，或孩子曾经有过一些痛苦性诊疗经历，可能会使患儿入院后误认为被父母抛弃或惩罚，他们也会对医务人员的白色工作服及各种医疗措施有一种生疏、恐怖感，从而产生惶惑不安、恐惧的心理。医务人员严肃的面容，医院抢救的紧张气氛，患儿有过曾经被强迫进行某些诊疗措施经历（如胃镜检查、注射治疗、手术等），均会增强这种恐惧感。

患儿的恐惧不安有时表现为沉默、违拗、不合作；有时表现为哭吵不休、逃跑等。此时，若医务人员对其态度不当，呵斥恐吓患儿，则更不易建立相互信任的关系，加重患儿的心理反应。

3. 反抗　有的患儿抗拒住院治疗，乘人不备逃跑；有的患儿即使不逃跑，对医务人员也不理睬，或者故意喊叫，摔东西，拒绝接受各种诊疗措施；或者面对前来探视的父母，面无表情，沉默抗拒，以不愉快的情绪表示反抗。

4. 抑郁自卑　疾病久治不愈，长期疾病的折磨，会使患儿丧失治愈的信心。年长患儿已能意识到严重疾病的后果，难免有所担忧。某些疾病会引起外貌和体形的改变，产生自卑心理，故拒绝别人探视。住院治病，长期不能上学，学龄儿童会担心影响学习成绩,从而加重忧虑,过去学习成绩一直优秀的儿童更易表现出这种心理反应。这些儿童在病房有的表现为沉默寡言,唉声叹气;有的则不愿继续治疗,认为病已不能治好;严重者甚至出现拒食、自杀的念头。

(二) 儿童住院病人的心理社会干预

1. 婴儿期病人的干预　尽量减少患儿与父母分离;医务人员多与患儿接触,呼唤其乳名,多给予抚触、拥抱、微笑;提供适当的颜色、声音刺激;把喜爱的玩具(汽车模型、玩偶之类)放在其床旁。

2. 幼儿期病人的干预　父母陪伴及照顾患儿;固定护士连续性地照顾患儿;以患儿能够理解的语言沟通;了解患儿表达需要的特殊方式;接受患儿的情绪和退化行为;留下患儿心爱的玩具和物品。

3. 学龄前期病人的干预　家长参与治疗和护理;介绍病区环境及其他患儿,减轻陌生感;通过参与愉快的活动,帮助患儿克服恐惧心理;鼓励参与自我照顾,以帮助他们树立信心。

4. 学龄期病人的干预　鼓励患儿尽快恢复学习,协助患儿与同学保持联系;提供有关疾病及住院的知识,解除患儿疑虑;取得患儿信任;维护患儿的自尊,患儿及家长共同制订治疗、学习、生活时间表。

三、先天性心脏病患儿手术住院期间家属的心理问题

(一) 先天性心脏病患儿手术住院期间家属的心理特征

1. 第一阶段(入院到手术日前)　在患儿刚入院时,患儿家属的需要比较集中体现在信息需要、担心孩子行为和孩子照顾情况以及自身情绪波动大、无法有序准备。

2. 第二阶段(手术日到离开ICU)　该阶段是治疗的密集阶段,手术日当天,患儿会在一段时间的禁食后跟随一位家属进入麻醉准备室等候,到手术时间时,患儿由工作人员带进手术室,家属则离开麻醉准备室到手术等候区域等候。手术结束后,因为看不到手术室和ICU里面的情形,家属的信息更加缺失,给家属自身带来的情绪波动更加严重。

3. 第三阶段(进入术后病房到出院前)　患儿入住ICU一段时间,身体情况恢复到一定标准后,会被医务人员送入术后病房。患儿家属较为急迫想了解孩子的手术效果、手术后影响等,对孩子术后行为表现也较为关注,对于术后护理及自己的专业照顾能力等感到担忧。

(二) 先天性心脏病患儿手术住院期间家属的心理社会干预

对先天性心脏病患儿手术住院期间家属心理、社会问题的介入非常必要,有利于家属与医务人员的有效互动,更对患儿的治疗和康复过程有重要意义。在住院后的各个阶段中,家属都会存在信息不充分、担忧患儿行为表现和照顾情况、自身困扰的问题,每个阶段的具体表现各有不同。但不论哪个阶段,上述三个问题的发生主

要来源于医院环境复杂陌生、医患沟通不畅、患儿行为表现的变化、手术效果的不确定性,同时也与各个家属的个人经历和心理、社会状态有关。

因此,在对患儿家属进行介入时,不仅要考虑其表现出的问题,更要考虑问题背后产生的原因,从其各个阶段最为关心、表达最为迫切的问题入手,帮助其快速了解医院环境,提升与医务人员沟通的能力,对患儿行为表现的变化建立合理的认知和应对方式,对手术的风险有可靠的信息来源以及合理的认识。此外,要根据家属的个人特点,判断其个体化的问题以及相关来源,给予积极、合理的应对。

任务五 研究临床其他各科病人的心理问题

 案例分析

> 患儿,女,13岁,在进行常规疫苗预防接种时,因护士喊她未得到她的回答而被责问:"怎么回事,你耳朵聋了吗?"回家后,女孩便出现了耳聋的症状。
>
> 问题:这个女孩出现了什么情况?该如何进行心理社会干预?

一、眼、耳鼻咽喉科病人的心理问题

(一) 眼科病人的心理问题

1. 眼科病人的心理特征 随着医学模式的转变,眼科相关的心身问题也日益受到重视。心身性眼病有原发性青光眼、睑痉挛、边缘性角膜溃疡、心身性溢泪、眼部异物感、飞蚊症、眼疲劳、中心性脉络膜视网膜炎、癔症性视力障碍、交感性眼炎、高眼压症、变视症、高血压性视网膜病变。

原发性青光眼已被确认为一种心身疾病,也有人称之为心身性青光眼(psychosomatic glaucoma)。早年用 MMPI 测得青光眼病人有人格偏差者占 66%,而对照组仅为 5%;用洛夏墨迹图投射测验测得病人有神经质、意识过敏、好强、攻击性冲动被压抑等。原发性青光眼病人的个性偏于忧虑和内向,对外环境适应能力差。另外,急性青光眼的发作,80% 与情绪突然变化有关。个别病人可在数分钟内眼压升高 30~50 mmHg;大脑过度思考数分钟后,眼压升高、瞳孔散大、角膜水肿;停止思考 10 分钟后,眼压恢复正常。

低压青光眼病人的情绪稳定性较开角型及闭角型者更差;情绪评定结果表明,此类病人焦虑及抑郁分均偏高。

此外,在临床上也有因生活事件而致边缘性角膜溃疡的;眼部异物感、眼疲劳等均应考虑是否有心理因素存在,甚至在频发睑腺炎的病人也可追溯到引起情绪不稳定的事件。

2. 眼科病人的心理社会干预

(1) 心理支持：眼科病人多数是由于视力下降就诊,他们因担心失明,常情绪波动大,容易焦虑、抑郁。医务人员应主动与病人进行沟通,了解其内心的想法及顾虑,有针对性进行抚慰、劝导、鼓励等,以缓解病人的不良心理。

(2) 术前指导：通过讲解疾病治疗的方法、目的、必要性以及介绍治疗的成功病例,解决病人心中的疑虑,消除紧张和恐惧心理,从而提高病人对治疗的信心以及治疗的依从性。同时向病人介绍术中配合要点,以及要注意的事项。如若病人很紧张焦急,适当地运用一些缓解情绪的方法,如深呼吸等,让病人放松。

(3) 术后指导：术后将术眼遮住会产生强烈的不适及恐惧感,可适当分散病人的注意力,如多与病人交流等,减轻病人的恐惧不安感;做好术后健康宣教,如术眼由于麻醉药退后可能出现的不适感,体位、饮食、运动、眼罩使用方法等。

(4) 家庭社会支持：家属对病人要多关心、多理解、多支持,亲情是病人最好的心理良药。随着病人环境适应能力和自理能力的增强,可适当地让病人逐渐进行一些力所能及的活动,以增强自信心,战胜焦虑心理。

(二) 耳聋病人的心理问题

1. 不同年龄阶段耳聋病人的心理特征

(1) 学龄前期：耳聋患儿可能会感受到挫折和焦虑,因为他们意识到自己无法像同龄儿童一样快速交流,尤其是在与家人和朋友交流面临困难时。同时,他们很难获得安全感,因为无法通过语言交流来获得安慰,这可能影响到他们的情绪发展。

(2) 学龄期：学龄期的耳聋病人可能会面临社交隔离和教育困难。他们很难融入以口头语言为主导的常规学校环境,因此可能与同龄人产生心理隔阂,并且传统的教学方法可能无法满足他们的学习需求,导致教育上的挑战。

(3) 青少年期：进入青少年期后,耳聋者可能面临更多的情绪障碍和社交限制。性成熟、家庭问题,以及与正常听力的同龄人进行社交时的挫折,都可能导致他们情绪上的困扰,并且难以参与一些社交活动,与同龄人的交流受限。

(4) 成年期：成年后的耳聋病人可能仍然面临着交往问题和自尊安全感的挑战。由于听力障碍,他们可能在社交中遇到困难,并且觉得自己与正常听力的人有所不同,从而影响到个人的自尊心和安全感。理解和尊重这些心理特征对于为耳聋病人提供有效的支持和帮助至关重要。

2. 耳聋病人的心理社会干预

(1) 心理支持：评估病人的心理状况,对有焦虑、恐惧等心理的病人给予关注,及时给予心理疏导,介绍成功个案,鼓励病人积极配合治疗和护理。

(2) 沟通交流：耐心向病人讲解有关知识和配合要点,对于听力障碍严重影响沟通的病人,应选择合适的沟通交流方式,如使用书写板、沟通卡片等。

(3) 环境干预：由于听力障碍,耳聋病人依赖视觉与触觉来感知外界,所以需给病人提供光线良好的病房,以白色明亮为宜;提醒家属避免在病房中大声喧哗或吵闹,避免刺激病人,医务人员工作时,也应做到"四轻",尽量减轻病人的焦虑心理。

(三) 心因性发音障碍病人的心理问题

1. 心因性发音障碍病人的心理特征 心因性发音障碍又称非器质性发音障碍。间接喉镜检查病人声带色泽正常、运动良好、无感染及组织学改变。咳嗽、笑或清嗓子时声音接近正常。心因性发音障碍分为两大类:有合并症的心因性发音障碍及无合并症的心因性发音障碍。

(1) 有合并症的心因性发音障碍:病人完全失声,发音时只能作轻声的耳语。喉部病史及喉检查结果均为阴性。追踪病史可找到严重的心理合并症。治疗时除发音训练外,应结合精神上的照顾。但由于病人失声,难以用语言交流,因此,医生要尽快地提供一些使发音改善的办法以协助心理治疗的进行。这种障碍的严重程度及治疗成功率的变异幅度很大。

(2) 无合并症的心因性发音障碍:较为常见。病人无喉部器质性变化,失声多数是由于某种程度的情绪创伤,也可能是由于个人危机或上呼吸道感染。后一种情况是器质性损害影响病人发音,但器质性损害恢复后,失声仍然存在。仔细询问病史,病人并无严重精神障碍,但是声音嘶哑成了一种习惯,如有的儿童可从失声中获得特别的照顾。

2. 心因性发音障碍病人的心理社会干预 关键是消除周围环境中的紧张因素和病人本身的病态心理,配合持之以恒的言语矫治。常用的心理疗法有:暗示疗法、认知疗法、催眠疗法、松弛疗法、支持疗法。

(四) 咽部异常感觉病人的心理问题

1. 咽部异常感觉病人的心理特征 咽部异常感觉又称咽异感症,即病人咽部感到似有异物、蚁行、灼热、紧束、闷塞、狭窄等感觉,有的病人感到有树叶、发丝、线头、肿物及痰黏感,有的病人感到颈部有紧压感而不敢扣领扣,以上感觉在空咽时感觉明显,而进食时减轻或消失。病人症状常随情绪波动,咽异感症症状较轻时,病人心理问题不明显,但症状发展到较重时则影响工作、生活、睡眠、娱乐及与其他人正常交往,病人产生焦虑不安、忧虑、抑郁、精神病性等广泛的心理健康问题,有的病人甚至预感到灾难性疾病的到来,特别是恐癌症。这样就形成了心理障碍加重咽异感症,咽异感症进一步加重心理障碍的恶性循环。

2. 咽部异常感觉病人的心理社会干预 详细倾听病人的叙述,用中肯的语言讲解该疾病的原因、治疗及预后等,以消除病人紧张、焦虑等负面情绪。转移病人注意力,避免病人注意力过多集中在咽部异常感觉上,使病人保持情绪稳定,树立信心,积极配合治疗与护理。

二、皮肤科病人的心理问题

皮肤作为机体与外环境之间的屏障,是机体防御系统的主要组成部分,它涉及体温和体液的调节。从器官系统看,皮肤血流量改变而致的色泽改变可以作为情绪反应的一个方面;皮肤的感觉功能(痛、温、触、压)又使它成为躯体"自我"的基础。躯体接触对于儿童的早期发育有重大意义。

(一) 异常的皮肤感觉

异常的皮肤感觉是指皮肤由某些因素所引起的异样感觉(如麻木感、触电感),包括全身瘙痒症和局部瘙痒症。其中全身性心源性瘙痒症是指没有器质性原因或者不存在持续的器质性原因而出现的全身性瘙痒,情绪冲突可能与其发生有关。局部瘙痒症有肛门瘙痒症、会阴瘙痒症等。

(二) 异常的皮肤表现

1. 多汗症 恐惧、盛怒及紧张可以引起汗腺分泌。人类出汗有情绪性及温热性两种形式。情绪性出汗主要在手掌、足底及腋部;而温热性出汗则多见于前额、颈部、躯干及手背和前臂。

2. 荨麻疹 急性荨麻疹常有变态反应的基础,而在亚急性、慢性及反复发作时,则无明显变态反应的因素,多数人认为情绪是某些荨麻疹发生的原因或对荨麻疹有促进作用。

3. 遗传过敏性皮炎 遗传过敏性皮炎是湿疹性皮炎中受情绪影响最强的一种。痒感与可见皮损不成比例。有人认为皮肤损害是由原发性的痒感导致搔抓所致,因此,常称为神经性皮炎,又称之为特应性(atopic)皮炎,这是一种变态反应障碍。但是变态反应性因素与情绪性因素之间的特异关系还远未澄清。

4. 银屑病(牛皮癣) 银屑病与遗传有关,但主要原因不明。已肯定可促使病情加重的因素中也包含情绪性应激。情绪障碍常出现在发病或加重之前。在应激性交谈期间,病人的皮肤湿度增加和反应性充血的阈值降低。在压力减轻、应激状态缓解后,又恢复正常。从精神病学角度去检查银屑病的病人,发现约半数有情绪性适应不良。情绪障碍的幅度很大,既无一致的人格类型,又无特异性的冲突型。银屑病的病情可以在波动的情绪状态下发展,也可以与心理因素无关。

5. 心源性紫癜 心源性紫癜又称自体红细胞过敏(autoerythrocyte sensitization)。起病为突然的疼痛,使病人注意到躯体某一部位皮肤上的疼痛性青肿隆起,随即转为血肿而成瘀斑,持续一周以上,疼痛程度剧烈。

(三) 皮肤病病人的心理特征

著名皮肤病和精神病学专家,开创心身性皮肤病专科门诊的先驱 John Koo 认为,与精神疾病明显相关的皮肤科病例大多可归于四种潜在的精神疾病诊断,即焦虑、抑郁、妄想和强迫症。

1. 焦虑 如感到紧张、不安、"压力"和无法放松。焦虑可以是心身性皮肤病的主要致病因素,如病人因焦虑而破坏自己的皮肤,特异性皮炎病人可能因焦虑而瘙痒加重。由于形象受损,病人可能产生焦虑,如出现社交恐惧症。

2. 抑郁 以情绪低落、不明原因哭泣、兴趣缺少（如无法体验快感）、无助感、绝望和无价值感为特征。

3. 妄想 皮肤科常见的妄想症是单一症状的疑病性精神病（MHP），除了诸如寄生虫妄想等妄想意念外，这种疾病的病人通常行为得体。

4. 强迫症 在皮肤病学中，强迫症常见表现包括拔毛癖、拔甲癖、咬甲癖、剥脱性痤疮和神经功能性表皮剥脱。

（四）皮肤病病人的心理社会干预

1. 加强健康教育 皮肤科病人心理问题的产生大多数是由于缺乏对疾病知识的了解、自我保健能力差以及疾病反复发作、皮损瘙痒疼痛、影响外观、睡眠不好而引起。医务人员可发挥语言的心理效应，向病人讲解疾病的相关知识、自身护理方法引导病人规律生活、适当锻炼，保持心情愉悦、精神放松，并积极寻找病因，去除诱因。采用疏导、鼓励、同情等方法使病人振作精神，消除烦躁情绪，增强心理承受能力。

2. 心理治疗

（1）认知行为疗法：简单地说就是通过认知和行为技术来改变病人的不良认知，达到纠正由此引起的行为和情感的心理治疗方法。可改善与心理生理障碍、皮肤感觉障碍以及有精神症状的皮肤病相关的焦虑和抑郁。多项研究证实，在临床实践中，尤其是对于症状不是很严重的病人，认知行为疗法是有效的。

（2）习惯逆转疗法：其前提是病人可以以更可取的新习惯取代旧习惯，目前已在皮肤科成功应用。主要用于控制湿疹等皮肤病导致的瘙痒—搔抓循环，也用于拔毛癖和神经功能性表皮剥脱。

（3）正念减压疗法：正念减压的目的在于维持对当下的觉察，将自身从一系列信念及情绪中解放出来，获得情绪平衡及良好的状态。对于慢性疼痛及中重度银屑病病人均可带来获益。

三、口腔科病人的心理问题

口腔科常见的疾病有牙周病、口腔科畏惧症、复发性口疮、颞下颌关节紊乱综合征等。

（一）牙周病

精神障碍可以促使牙周病的发生，病情严重程度与个体体验焦虑的程度有关。MMPI 中的精神分裂量表分值与牙周病相关，焦虑也与之有关。

急性坏死性齿龈炎（ANUG）是一种与应激有关的疾病。考试紧张及人际关系紧张均可引起本病。

（二）口腔科畏惧症

口腔科畏惧症（dental fear and anxiety 或 symptom of dental fear）是一种习得性行为。害怕疼痛，又把口腔科与疼痛相关联而产生对口腔科的畏惧。调查表明，有

80% 以上的人对口腔科有不同程度的害怕和紧张心理,有 5%~14% 的人由于害怕甚至回避口腔疾病的治疗。

口腔科畏惧症的形成因素包括:① 口腔科医源性创伤。② 社会因素。③ 个体素质。另外,女性更易紧张,与教育水平和自我抑制力有关。

(三)复发性口疮

复发性口疮为常见的口腔黏膜疾患,发病因素较多,至今尚无统一看法,心理社会因素也受到关注。用 A 型行为类型问卷对 124 名病人及 86 名正常人对比测定其行为类型。结果表明,复发性口疮病人的分值高于常人。从而提出,A 型行为类型可能在多种病因中起"增益效应"。

(四)颞下颌关节紊乱综合征

此病发病原因较复杂,精神因素也受到关注。谢洪及孙福钧用 EPQ 测得颞下颌关节紊乱综合征的病人 E 分较低,呈内向,女性更明显;N 分较高,说明情绪稳定性差。但是,这些量表分值缺乏特异性,因为有许多疾病都呈这一型(E 分偏低,N 分较高)。用生物反馈训练自我控制可以缓解局部疼痛,治愈张口受限,除发生器质性破坏者外,关节弹响大部分可以消除。

(五)口腔科病人的心理社会干预

1. 心理支持　医务人员应该及时向病人及其家属讲解疾病的病因、预防、治疗以及护理等知识,加强其对于疾病的了解,帮助病人树立战胜疾病的信心,避免产生畏难、恐惧等不良情绪影响治疗。

2. 生活指导　告知病人在生活中尽量保持心情舒畅,注意饮食营养,不吃过硬的食物;克服不良的咀嚼习惯,尽量减少咀嚼次数和咀嚼力量,防止关节用力过大;注意面部保暖,防止受凉,张口不宜过大,减少关节的负担。

四、恶性肿瘤病人的心理问题

在我国城市,恶性肿瘤已经超过心脑血管疾病,位列人群死亡谱的前列。多数恶性肿瘤的病因复杂,不良的生活方式,如不良饮食习惯、缺乏运动、吸烟、酗酒、肥胖、应激等,可能使人患上恶性肿瘤。研究发现,C 型行为特征、负性情绪、负性生活事件等是导致恶性肿瘤发生的主要因素。

(一)恶性肿瘤病人对治疗的心理反应

用药物、放射线或手术治疗恶性肿瘤所伴随的副反应常可构成暂时或持久的心理冲击。病人的反应取决于治疗的躯体应激及对自尊心冲击之间的复杂相互作用。

1. 化疗所致的恶心、呕吐是暂时性不良反应,一般在 24~48 小时内消失。但是反应的严重程度与持续时间有很大的个体差异。如病人的焦虑可能使反应增强或延长;预期或回忆治疗引起的恶心、呕吐常成为病人坚持治疗依从性差的主要原因。

脱发也是许多化疗药物带来的副反应,常持续整个治疗期。脱发会引起病人外观改变,产生病耻感,不愿意社交。虽然戴上假发可以解决不少病人的顾虑,但是,头发脱落会使病人为之烦恼,还可能损害病人"否认"恶性肿瘤的应对机制。

2. 放射治疗是治疗肿瘤的重要手段,50%~70%的恶性肿瘤病人在治疗过程中需要接受放射治疗。但在放射治疗过程中,随着放射剂量的不断增加,各种放射性损伤使机体功能紊乱,影响肿瘤周围正常组织的功能,降低病人生活质量。如头颈部肿瘤放疗的病人,可继发吞咽障碍、张口困难、构音障碍、颈部活动障碍等功能改变,严重影响病人的生活质量,导致病人心理痛苦。研究显示,高达87%的肿瘤放射治疗病人存在心理障碍,这会降低病人的疾病应对能力,影响疾病转归,严重时病人会采取自杀行为以逃避现状。所以,肿瘤放射治疗病人的心理问题亟须关注。

3. 手术的结果是永久性改变。颜面部损伤或截肢、内脏造瘘、器官切除等都可引起心理创伤。有学者发现,乳房切除后适应不良者约占20%,乳腺癌病人术后约1/3有中度以上的焦虑及抑郁需要心理上的支撑。另外,结肠癌手术或骨肿瘤截肢,会造成病人毁形或功能丧失而损害自尊心。

(二) 恶性肿瘤病人的心理社会干预

详见项目三任务二 临床常见心身疾病相关内容。

五、临终病人的心理问题

临终就是临近死亡。各国学者对临终的时限有不同的见解。一般认为,从病人在经过积极治疗后仍无生存希望,直至生命结束之前这段时间,称为"临终"阶段。

(一) 临终病人的心理特征

临终病人心理状态极其复杂,美国精神病学家、著名的临终关怀心理学创始人罗斯(K. Ross)将临终病人的心理活动变化分为五个时期:

1. 否认期 多数病人在得知患"绝症"后,感到震惊和恐惧,甚至出现木僵状态(stuporous state)。对这个突然的"噩耗"极力否认(denial),不敢正视和接纳现实,不接受临近死亡的事实,怀着侥幸心理四处求医,希望先前的诊断是误诊。听不进对病情的任何解释,同时也无法处理有关问题,不能做出任何决定。这个阶段较短暂,可能持续数小时或几天,此时的病人尚未准备好去接受自己疾病的严重性。

2. 愤怒期 随着自身病情趋于严重或不治的消息被证实,起初的否认难以维持,加上明显的病痛,经过各种治疗仍然无效,强烈的求生愿望无法满足,从而导致病人愤怒的心理反应。通常病人把愤怒的情绪迁怒于医务人员、家属、挚友;对周围一切都厌烦,充满敌意甚至有攻击行为;不配合或抗拒医务人员的救助,如拔掉针头或导管,以发泄内心的痛苦。

3. 协议期 病人接受现实是人的生命本能和生存欲望的体现。在"愤怒"之后,虽不能恢复到原来的情绪状态,但病人开始适应和接受痛苦的现实。其求生的欲望不减,想方设法与疾病抗争,希望延长生命和减轻痛苦。此时病人积极配合,尽力执行医嘱;渴望出现奇迹,使病情获得好转。同时,希望得到医务人员和家属更精心的关心和照顾,获得暂时的身体舒适。

4. 忧郁期　虽然病人积极配合治疗,但疗效仍不能令其满意。身体某些功能的减弱或丧失没有得到控制,病情恶化,躯体日渐衰弱,病人开始意识到死亡将至,生的欲望不再强烈。另外,疾病带来的折磨、频繁且痛苦的检查和治疗、沉重的经济负担等,使病人感到悲伤、沮丧、绝望,并导致抑郁。处于抑郁心境的临终病人,有的冷漠,对周围的事情已不关心,少言或无语;有的表现为深深的悲哀,哭泣;有的急于安排后事,留下遗嘱。但此时病人仍害怕孤独,希望得到家人及更多人的同情和安抚。

5. 接受期　如果临终病人得到了适宜的帮助,重要的事情已经安排妥当,他将进入一个新的心理阶段——"漫长旅行前的最后休息",接纳死亡,等待与亲人最终的分别。病人表现为安宁、平静和理智地面对即将发生的死亡。对一切身外之事漠视超脱,平静地等待着生命的终结。

临终病人心理活动的五个发展阶段,并非前后相随。所以,医务人员应掌握病人千变万化的心理活动,做到有效治疗和护理。

(二)临终病人的心理社会干预

1. 否认期

(1)此期医务人员应具有真诚、忠实的态度,不要轻易揭露病人的防御机制,也不要欺骗病人。应坦诚温和地回答病人对病情的询问,并注意保持与其他医务人员及家属对病人病情说法的一致性。

(2)注意维持病人适当的希望,应根据病人对其病情的认识程度进行沟通,耐心倾听病人的诉说,在沟通中注意因势利导,循循善诱,实施正确的人生观、死亡观的教育,使病人逐步面对现实。

(3)经常陪伴在病人身旁,注意非语言交流技巧的使用,多利用身体触摸去表达关怀和亲密的感觉,如轻抚面部和手、拍拍肩膀等。合理应用倾听技巧,尽量满足病人心理方面的需求,使他们感受到医务人员给予的温暖和关怀,有时只静静地守在身边也是关爱。

2. 愤怒期

(1)此期应认真地倾听病人的倾诉,将病人的发怒看成是一种有益健康的正常行为,允许病人以发怒、抱怨、不合作行为来宣泄其内心的不满、恐惧,同时应注意预防意外事件的发生。

(2)给病人提供表达或发泄内心情感的适宜环境,并加以必要的心理疏导,帮助其渡过心理难关,避免其过久地停留于否认阶段而延误必要的治疗。

(3)做好病人家属和朋友的工作,给予病人关爱、理解、同情和宽容。

3. 协议期

(1)此期应积极主动地关心和指导病人,加强护理,尽量满足病人的需要。使病人更好地配合治疗,以减轻痛苦,控制症状。

(2) 鼓励病人说出内心的感受,尊重病人的信仰,积极教育和引导病人,减轻病人的压力。

4. 忧郁期

(1) 此期应多给予病人同情和照顾、鼓励和支持,使其增强信心。

(2) 应经常陪伴病人,允许其以不同的方式发泄情感,如忧伤、哭泣等。

(3) 创造舒适环境,鼓励病人保持自我形象和尊严。

(4) 尽量取得社会方面的支持,给予精神上的安慰,安排亲朋好友见面,并尽量让家属多陪伴在其身旁。

(5) 密切观察病人,注意心理疏导和合理的死亡教育,预防病人的自杀倾向。

5. 接受期

(1) 此期应积极主动地帮助病人了却未完成的心愿,继续给予关心和支持。

(2) 尊重病人,不要强迫与其交谈。

(3) 给予临终病人安静、舒适的环境,减少外界干扰。

(4) 认真、细致做好临终关怀,使病人平静、安详、有尊严地离开人间。

目 标 检 测

一、名词解释
1. 咽部异常感觉　2. 全身性心源性瘙痒症

二、填空
1. 应激状态中发生的(　　　)和(　　　)反应,是消化性溃疡病的重要原因。
2. 肾透析病人的心理适应过程分为(　　　)、(　　　)、(　　　)和(　　　)四期。
3. 心因性发音障碍分为(　　　)和(　　　)两大类。

三、简述题
1. 简述与月经有关的心理问题。
2. 对恶性肿瘤治疗的心理反应有哪些?

习题
项目四在线测试

（侯　冉）

项目五　临床心理评估与心理测验

学习目标

图片

项目五思维导图

— **知识目标**

1. 能说出心理评估、心理测验的概念,标准化心理测验的基本特征。

2. 简述临床医学工作中常用心理评定工具的使用方法及注意事项。

3. 了解心理评估的基本方法、心理测验的分类和临床常用的心理测验。

— **能力目标**

1. 能结合专业特点,熟练运用医学心理学知识解释心理评估在临床医学中的应用原则。

2. 具有熟练操作临床常用评定量表的能力及在临床实际工作中进行心理评估的基本能力。

— **素养目标**

1. 具有严谨、科学、规范的态度,合理选用心理评估方法和工具,客观解释心理评估结果。

2. 树立正确的测验观,养成良好的临床心理评估的职业素养。

 ## 素养导航

我国民间的"周岁试儿"(又称抓周)了解儿童兴趣所在,运用的就是观察法。

南北朝时期,北齐颜之推的《颜氏家训》中就明确记载:江南风俗,儿生一期(即满一周岁),为制新衣,盥浴装饰,男则用弓矢纸笔,女则刀尺针缕,并加饮食之物,及珍宝服玩,置之儿前,观其发意所取,以验贪廉愚智,名之为试儿。不少著述在论及抓周习俗的历史时,都称此俗至少在南北朝时已普遍流行于江南地区,至隋唐时逐渐普及全国,并流传至今。

通过小儿抓周,在客观上也检验了家庭的启蒙教育。

对病人或来访者的心理特点和行为进行评估是医务工作者的重要任务之一。当病人或来访者出现各种心理问题时,通过心理评估,医务工作者就可以对其进行诊断,找出问题的症结,从而制订干预方案,帮助其解决问题。在干预方案实施过程中或之后,心理评估还常用来检验干预的效果,有助于修正或提出新的干预措施。

心理评估的宗旨是帮助个体解决心理问题,促进其健康发展,因此心理评估必须是科学的、客观的。鉴于心理评估的科学性和严肃性,掌握心理评估的知识、接受基本技能的良好训练是获取临床心理评估资格的必要条件。

任务一　开展临床心理评估

一、临床心理评估的概念

考点
心理评估的概念

心理评估（psychological assessment）是指应用心理学的理论和方法对人的心理品质及水平评定的过程。当前,心理评估被广泛地应用于心理学、医学、教育、人力资源、军事和司法等领域。

有时在医学心理学中也会用到心理诊断（psychodiagnosis）这一概念。"诊断"是医学常用的一个术语,其目的是对病人的病情做出性质和程度上的判断。而心理诊断则是要对有心理问题或心理障碍的个体做出心理方面的判定和鉴别。因此,"心理评估"与"心理诊断"的概念在有些方面是一致的,但心理评估的范畴比心理诊断要广泛。

二、临床心理评估的常用方法

考点
心理评估的常用
方法

临床心理评估的常用方法包括观察法、访谈法和心理测验法三种。在临床工作中,根据不同的需要通常将这三种方法结合起来使用,取长补短,以便获得准确而全面的信息。

（一）观察法

观察法（observation method）是对人的行为进行有目的的、有计划的系统观察和记录的研究方法,是临床心理评估的重要方法之一。观察法的依据是个体的行为是由其基本心理特征所决定的,因而是稳定的,在不同的情况下也会有大致相同的反应。根据在观察下得到的行为和印象可以推测被评估者的人格特征及存在的问题。观察法可分为自然观察法和控制观察法。

视频

观察法

1. 自然观察法　即在日常生活工作环境下观察、了解被评估者的行为表现。在自然情境下对被评估者进行观察有时是非常必要的,因为被评估者或其周围的人所提供的信息可能与实际情况不一致,因而需要评估者在实际情境中进行观察,以收集信息并加以判断。

2. 控制观察法　是指在标准情境下对被评估者进行观察。标准情境是指某些特定的环境条件,如在医院的门诊或住院部,根据一定程序和内容进行观察;也可以是人为设置的某些特定的情境,如让被评估者做某些预先设置好的任务时观察其行为或反应。

观察的内容主要包括被评估者的外表和行为、言语和思维、情绪状态、动作行为、人际交往风格、兴趣爱好、对他人和自己的态度,以及在各种情境下的应对方式,比如在困难情境下的应对方式是主动还是被动,是冲动还是冷静等。

观察法的优、缺点:观察法作为心理评估的基本方法贯穿于评估全过程,并在其中起着重要作用。其优点是收集的资料比较全面,通过观察所得到的结果较真实,资料可靠性高;是验证心理诊断和咨询效果的重要手段;较少受病人掩饰的影响。缺点则是观察只能针对个体的外显行为,对于个体内隐的心理过程很难进行研究;并且观察结果的有效性还取决于观察者的观察能力、判断能力和对信息的筛选能力,不同观察者得到的结果差异较大,观察结果有时可能仅仅反映了被评估者的表面特征。

(二) 访谈法

访谈法(interview method)也称为会谈法、晤谈法等,是用口头形式向调查对象提问,以了解其心理活动的方法,是心理评估中最常用的一种方法。访谈法主要分为两种形式。

1. 自由式访谈　又称非结构式访谈,访谈双方以自由的方式进行交流,而不必拘泥于固定的问题格式或顺序。其优点是可以根据评估的目的及被评估者的实际情况采取灵活的方式提问,访谈是开放式的,气氛比较轻松,被评估者较少受到约束而使他们有更多的机会表达真实想法,能获得较为真实的资料。缺点是访谈花费的时间较多,有时访谈内容可能较松散,容易遗漏一些重要的问题或信息等,影响评估效率。

2. 结构式访谈　有事先确定的提纲和固定的内容,问题间有必要的内在联系,按照固定的程序进行,结果的特征有一定的标准。其优点是访谈的程序固定,评估者主观因素的影响小,访谈效率高,收集到的资料全,便于统计分析。缺点是访谈形式缺乏灵活性,气氛比较死板,使被评估者感到拘谨而形成简单问答的局面,可能会忽视一些个性化的问题。

访谈法是评估者与被评估者互动的过程。在访谈过程中评估者起着主导和决定的作用。因此,评估者掌握并正确使用访谈技术就显得十分重要。在双方的言语沟通中,包含了双方的听与说,有时对评估者来说,听比说更重要。评估者要耐心倾听被评估者的表述,抓住问题的每一个细节,同时还要注意收集被评估者的情绪状态、行为举止、思想表达、思维逻辑等方面的信息,综合地加以分析和判断,为评估提供依据。在非言语沟通中,评估者可以通过微笑、点头、注视、身体前倾等表情和动作表达对被评估者的接受、肯定、关注、鼓励等信息,以促进被评估者的合作,对被评估者进行启发和引导,将问题引向深入。

访谈法的优、缺点:访谈法的优点是有利于全面、深入了解被评估者的深层次心理活动和特征,结构化访谈结果较易量化。缺点则是方法未标准化或标准化程度较差,往往缺乏正常标准或可以比较的常模。另外,访谈技术不容易掌握,自由式访谈的结果变异往往也较大;访谈所花时间较多,而且对环境要求也较高。因此,在大规模调查中这种方法的使用容易受到限制。

(三) 心理测验法

在心理评估中,心理测验具有十分重要的作用,尽管前面讲到的观察法和访谈法应用比较普遍,但它们都无法取代心理测验在心理评估中的作用。因为心理测验可以对个体心理活动的一些特定的方面进行系统评定,并且心理测验一般都采用标准化、数量化的原则,因此得到的结果可以参照常模来进行比较分析,避免了一些主、客观因素的影响,使评估结果更为客观。心理测验的应用范围很广,种类也较多。临床医学常用的心理测验主要包括能力测验、人格测验、症状与应激有关因素的评定(详见本项目任务二)。

心理测验法的优、缺点:心理测验法的优点是得到的结果具有良好的量化特征,易于比较;大多数心理测验,特别是评定量表,操作方法比较简单易行。缺点则是心理测验结果往往反映的是被评估者在特定情境下或一段时间内的心理特征和状态;测验结果还会受到测验时被评估者的情绪状态和认知态度的影响,有一定的局限性。

三、临床心理评估的基本程序

临床心理评估的一般程序是根据评估目的收集资料,再对资料和信息进行加工处理,最后对结果进行评定,主要包括以下流程:

1. 确定评估目的　如评定个体自立人格特征或者对心理障碍的有无进行评定。

2. 明确评估问题与方法　详细了解被评估者的当前心理问题,问题的起因及发展相关的影响因素,被评估者早年的生活经历、家庭背景、当前的适应情况及人际关系等。所关注的核心问题是心理方面的问题,常用的心理评估方法有观察法、访谈法等。

3. 了解和评估特殊问题　要对一些特殊问题、重点问题进行深入了解和评估。在这一过程中,除进一步应用上面的方法外,主要借助于心理测验法。

4. 评估结果描述与报告　将前面所收集的资料进行分析和处理,写出评估报告,得出结论,并对当事人及有关人员进行解释,以确定下一步对问题处理的目标。

四、临床心理评估的注意事项

1. 评估者应选用自己熟悉和有使用经验的评估工具,要特别注意所选评估工具的针对性和有效性,充分考虑到被评估者的个体差异,尽量避免评估者自身的态度、观念、偏见等因素对评估结果的影响。

2. 注意选择实施评估的时机,如果评估者与被评估者尚未建立良好信任协调的关系,则暂时不宜实施评估。

3. 心理评估的实施者和阅读评估报告的人员必须是经过专业培训,掌握一定的心理学和心理测量专业知识,具有综合分析评估结果能力的,这样才能做出符合实际情况的判断。

4. 评估者应尽可能多地收集被评估者主、客观资料并进行比较,全面评定被评估者的心理功能。

5. 心理评估应在临床诊断和治疗或需要做出决策等方面确实需要时方可进行,要注意防止在评估实施过程中评估工具的误用和滥用问题。

📖 知识拓展

心理评估人员的职业规范与管理

1994年,中国心理卫生协会心理评估专业委员会出台了《心理评估质量控制规定》(试行本),该规定包含心理评估工具的修订、结果解释及保密,评估者职业道德要求等问题。2000年又颁布了《心理评估质量控制规定》和《心理评估人员道德准则》(修订本),其中要求心理评估者必须遵循职业态度严谨、尊重被评估者、严格管理心理测评工具三方面的职业道德。此外,评估者应具备一定的专业知识和测试技能及综合的心理素质。心理素质包含人格特征、智能水平、社会交往技能、观察能力几方面的要求。

▌任务二　了解心理测验

📋 案例分析

王某,女,32岁,很文静,生活有条不紊,工作认真,待人和蔼。9月的一天,单位进行清洁卫生劳动。她在劳动中,手无意中碰到一条黑乎乎的毛虫,遂大声惊叫,跳得老远,满脸涨红,一脸惊慌。从那以后,她每天洗手几十次,拼命地擦洗碰过毛虫的那只手,即使擦掉了皮、搓出了血也不在乎,别人怎样劝说都不行。她说自己也知道这样搓洗毫无意义,但不洗心里就觉得不放心,像还抓着毛虫一样,浑身不舒服。

问题:对该病人进行心理测验首选何种问卷?

一、心理测验的概念

心理测验(psychological test)是用以测量人们各种心理特征的个体差异的一种心理学技术。它是通过观察个体的少数具有代表性的行为,对贯穿于个体全部活动中的心理特征做出推论和数量化分析的一种科学手段。

目前在临床和心理卫生工作中还有许多精神症状及其他方面的评定量表。评定量表与心理测验有很多相似之处，如大多采用问卷的形式测评，多以分数作为结果的评估，以标准化的原则为指导等。但两者的显著不同在于评定量表强调简便、易操作、使用方便，因此在编制的理论指导方面要求不是很严格，测验的材料也不用严格保密，允许公开发行，量表使用者无须进行特殊培训就可以使用，应用也比较广泛。

二、心理测验的分类

心理测验是判定个别差异的工具，个别差异包括很多方面，依据测验的功能、目的、对象及测验的情境分成不同的类别，其分类是相对的，从不同的角度进行分类，同一个测验可以归为不同的类别。

(一) 按测验功能分类

1. 智力测验　测量人的一般智力水平，如比奈－西蒙智力量表、斯坦福－比奈智力量表、韦氏智力量表等，都是著名的智力测验工具。

2. 能力测验　能力可分为实际能力与潜在能力。实际能力是指个体已有的知识、经验与技能，是学习或训练的结果。潜在能力是指在给予个体一定的学习机会时，某种行为可能达到的水平。能力测验又可进一步分为普通能力测验与特殊能力测验。前者即通常所说的智力测验，后者则用于测量个体在某些方面的特殊才能。

3. 成就测验　主要用于测量个体（或团体）经过某种正式教育或训练之后对知识和技能掌握的程度。因为主要测验的是学习成就，又称成就测验。无论成就测验还是能力测验，所测得的都是个体在其先天条件下经由后天学习的结果。成就测验多是测量在有计划的或比较确定的情境（如学校）中学习的结果，能力测验则是测量在较少控制的或不太确定的情境中学习的结果。

4. 人格测验　是根据人格的理论对一个人的人格进行测量和评估，主要用于测量性格、气质、兴趣、态度、品德、情绪、动机、信念、价值观等方面的个性心理特征。常用的有问卷法和投射法。

(二) 按测验对象分类

1. 个别测验　每次以一位被试为测验对象，通常是由一位主试与一位被试在面对面的情形下进行。个别测验是临床心理诊断测验中最常用的测验形式。其优点在于主试对被试的行为反应有较多的观察或控制，尤其是当某些人（如幼儿及文盲）不能使用文字需由主试记录其反应时，个别测验不可取代；缺点是不能在短时间内收集大量的资料，并且测验手续复杂，主试需要严格的测验训练，一般人不易掌握。

2. 团体测验　在同一时间内有一位主试，必要时可配几名助手，同时对多个个体施测。团体测验用于广泛的心理健康调查，主要优点在于可以在短时间内收集到大量资料;缺点是被试的行为不易控制,容易产生测量误差。

(三) 按测验方式分类

1. 纸笔测验　用文字或图形材料进行测验。因实施方便,多用于团体测验。文字材料易受被试文化程度的影响,因而对不同教育背景下的个体使用时有效性不同,甚至无法使用。

2. 操作测验　通过图片、实物、工具、模型的辨认和操作进行测验。优点是不需要使用文字作答,不受文化因素的限制。缺点是不宜进行团体实施,时间较长。

3. 口头测验　测验项目使用言语材料,采用主试口头提问、被试口头回答的方式。

4. 电脑测验　测验项目可为文字或图形,在电脑上显示,被试按键回答。

(四) 按测验目的分类

1. 描述性测验　目的在于对个人或团体的能力、性格、兴趣、知识水平等进行描述、分析,进行某种评价。

2. 诊断性测验　目的在于对人的某种心理功能、行为特征及功能障碍进行评估和判断,以确定其性质或程度。

3. 预示性测验　目的在于依据测验的结果预示被试未来可能出现的心理倾向或能力水平。

(五) 按测验难度分类

1. 速度测验　测验题目难度低或没有难度,一般都不超出被试的能力水平,但数量多、时限短,几乎每个被试都不能做完所有题目,测试成绩高低取决于被试的反应速度。

2. 难度测验　测验题目为不同难度的题目,其中有一些极难的题目,几乎所有被试都难以解答,但测试时间较为充裕,每个被试都有机会做所有的题目,并可在规定时间内完成会做的题目,测量的是解答难题的最高能力。

(六) 按测验要求分类

1. 最高作为测验　测验要求被试尽可能做出最好的回答,主要与认知过程有关,有正确答案。能力测验、成就测验均属最高作为测验。

2. 典型作为测验　测验要求被试按通常的习惯方式做出反应,没有正确答案。一般来说,人格测验属于典型作为测验。

(七) 按测验刺激分类

1. 构造性测验　也称有结构测验。测验所呈现的刺激和被试的任务是明确的,只需被试直接理解,无须发挥想象。几乎所有的能力测验(如智力、记忆、特殊才能及成就测验等)都属于有结构测验。

2. 投射性测验　测验所呈现的刺激没有明确意义,问题模糊,对被试的反应也没有明确规定。因测验的刺激材料和任务无严谨的结构,或结构不严,故又称无结构测验。被试做出反应时,一定要凭自己的想象来加以填补,使之有结构、有意义。无结构测验种类较少,有代表性的测验,如罗夏墨迹测验、主题统觉测验(TAT)、自由联想测验和填句测验等,均属于无结构测验。

(八) 按测验特征分类

1. 常模参照测验　测验是将一个人的分数与其他人比较,看其在某一团体中所处的位置。一般是以团体测验平均成绩作为参照标准,说明被试在团体中的相对位置,属于相对测验。这类测验的依据是团体人数必须符合正态分布,如果团体人数达不到要求,结果评价就不可靠。

2. 标准参照测验　在施测前已有标准,施测后根据预订标准来核对测得的分数,从而判定是否达到预订标准。

(九) 按测验应用领域分类

1. 教育测验　测验主要应用于教育机构,如成就测验。

2. 职业测验　测验主要用于人员选拔和职业指导,如能力测验、成就测验、人格测验。

3. 临床测验　主要应用于医疗服务机构。许多能力和人格测验可用于检查智力障碍或诊断、评估精神疾病。

执考链接

1. "被试根据自己的理解和感受对一些意义不明的图像、墨迹做出回答,借以诱导出被试的经验、情绪或内心冲突"称为(　　　)

A. 智力测验　　　　B. 投射性测验　　　　C. 运动测验

D. 感知测验　　　　E. 人格测验

参考答案: B

2. "比奈－西蒙量表"属于一种(　　　)

A. 智力测验　　　　B. 人格测验　　　　C. 神经心理测验

D. 评定量表　　　　E. 投射性测验

参考答案: A

三、心理测验的条件和注意事项

考点
标准化心理测验应具备的条件

(一) 心理测验的条件

1. 心理测验工具的要求

(1) 标准化(standardization):指关于测验项目的编制、实施、计分方法,以及对测验结果的解释等恒定的程序。但并非所有的心理测验都是标准化测验。只有那些通过系统化的标准程序确定的测试内容、制定的评分标准,有固定的实施方法,而且具备心理测量学的关键技术指标,才能被称为标准化心理测验。

(2)常模(norm):指根据标准化样本的测验分数经过统计处理而建立起来的具有参照点和单位的量表,是用于比较和解释测验分数的参照标准。标准化的测验都要提供一组常模数据,以其作为比较的基准,才能显示出测量结果的意义。由于测量尺度的单位并未达到统一和缺少互相换算的标准,因而采用常模化的方式表征测量的标准。常模数据取样条件包括:

1)常模样本构成具有代表性:应该尽可能分组表现样本整体在自然、社会、经济各方面的特征,如性别、年龄、受教育程度、经济收入、地域等,并给出各个分组的数据。

2)抽取范围:抽取一个容量足够大的代表性样组,样本越具有代表性,其适用范围越广。

3)常模分数:常模分数有均数、标准分、百分位、划界分等多种形式。根据常模的分数分布形态,可将原始分转换为标准分,不同的常模有不同的分数转换法。

(3)信度(reliability):是一个测验在测量中所表现的一致性程度,反映测量结果的一致性、再现性和稳定性。信度的大小用信度系数衡量,反映在多大程度上可以保证测量工具本身是精确的。常用信度有分半信度、重测信度、评分者信度等。

(4)效度(validity):是指测验在多大程度上测量了它要测量的东西。常用的效度有如下几种:

1)内容效度:用于系统评估测验项目反映所测量内容的程度,即测验的行为取样是否能代表所测量的心理功能及代表的程度。

2)效标关联效度:是以一个或一组测量指标与其他有效测量指标的关联程度表示测量工具的效度。

3)结构效度:反映编制的测验所依据理论的程度,主要涉及心理学的理论概念问题。

2. 心理测验环境的要求　心理测验环境一要整洁、安静、舒适、自然、协调、安全;二要保持室内通风、采光良好,温度、湿度适宜;三要保密性好,不受外界因素的干扰;四要室内陈设简单、实用,不应新奇华丽,以免分散被试注意力。另外,一次测验时间应在30~50分钟,一般不超过1小时,在测验的时机选择上最好是在被试精神状态最佳的时间点,以保证测验的效度和信度。

(二)心理测验的注意事项

1. 测验应由专业人员实施　第一,心理评估者要具备心理学及心理评估学等专业知识,经过专业的心理评估技能训练,并具有对测验结果的分析能力和应用测验结果的能力;第二,应具备精神病学知识,能够准确鉴别正常和异常的心理现象;

第三,要有与各种年龄、性别、教育水平、职业及各种疾病的人交往的知识和经验;第四,要有良好的观察力、较高的智力水平、清晰的自我认识、健康的人格;第五,要善于与他人交往,能较快地与被试建立协调关系,愿意助人,尊重他人,有接纳性和通情。

2. 谨慎选择测验工具　心理测验技术是一门正在发展中的技术。这个领域中的某些分支虽已比较成熟,但总的来说,发展还是不平衡的。因此,在选择心理测验工具时,除了依据测量的目的选择适当的量表外,特别要注意量表常模的适用范围。同时还应当了解量表的信度和效度,要选择信度和效度较高的量表。

3. 控制测验实施误差　任何测验都可能出现误差。心理测验的实施过程往往由于主、客观的影响因素,稍不注意,就会造成比较大的误差。因此,在测量实施过程中,心理测验人员要严格按照量表使用的操作规则来实施,同时还要善于稳定被试的情绪,使其自始至终地发挥潜能,客观准确地应答测验项目。

4. 正确使用心理测验提供的信息　心理测验可以为临床工作提供一些有用的信息,但不能机械地依赖这些信息,也不能机械地使用测验结果,特别是不能只注重测验结果。因为不管多有效的测验,它的测验结果所提供的信息都是有限的。测验人员要对心理学、病理心理学及其与健康和疾病的相关知识有系统的了解,并接受过专业培训,有较丰富的临床经验,能够综合分析被试的信息资料,并做出符合实际情况的判断。

5. 与被试建立协调的人际关系　心理测验人员与被试处于一种特殊的人际关系中。如果这种人际关系不协调,就有可能出现影响测验效果的情况,一种情况是被试产生"阻抗"情绪,拒绝合作,甚至导致测验无法进行;另一种情况是被试产生"焦虑"情绪,即所谓的"测验性焦虑",影响被试潜能的发挥,使其测验结果达不到应有的水平。因此,心理测验人员只有与被试建立一种良好的、协调的人际关系,才能取得被试的信任与合作,做出接近于其实际的应答反应,获得比较客观、准确的测验结果。

6. 遵守职业道德　一是对测验内容和测验材料的保密。心理测验尤其是标准化了的心理测验测题,内容不得公开。二是对测验结果的保密。因为心理评估工作涉及被试的切身利益(如个体生存发展和健康问题及国家法律规定的某些权利),有时还涉及法律问题(如司法鉴定等)。心理评估者应持有严肃、认真、科学、谨慎、客观的态度;注意保护被试利益,尊重被试的人格,对个人隐私要保密,以免增加被试的痛苦或损失。

(三) 心理测验的基本原则

1. 标准化原则　因为心理测验是一种数量化手段,因此标准化原则必须坚持。测量要采用公认的标准化工具,施测方法要严格根据测验指导手册的规定执行,这是提高测验结果信度和效度的可靠保证。

2. 保密原则　这也是心理测验的一条伦理道德标准。关于测验的内容、答案及计分方法只有做此项工作的有关人员才能掌握,不允许随意扩散,更不允许在出版物上公开发表,否则必然会影响测验结果的真实性。保密原则的另一个方面是对被试测验结果的保密,这涉及个人的隐私权。心理测验人员应尊重被试的利益。

3. 客观性原则　心理测验的结果只是测出来的数据,因此对结果做出评价时要遵循客观性原则,也就是对结果的解释要符合被试的实际情况。同时,还应注意不要以一两次心理测验的结果来下结论,尤其是对儿童进行智力发育障碍的诊断时更要注意。在进行结果评价时要结合被试的生活经历、家庭情况、社会环境及通过访谈、观察法所获得的各种资料全面考虑。

执考链接

1. 一个测验工具中对于对象可以测量到的程度,是指该工具的（　　　）

A. 常模　　　　　　B. 信度　　　　　　C. 效度

D. 样本　　　　　　E. 标准

参考答案: B

2. 反映一个测验工具正确性的是该测验的（　　　）

A. 效度　　　　　　B. 信度　　　　　　C. 样本

D. 常模　　　　　　E. 概念

参考答案: A

3. "一种心理测量的工具"称为（　　　）

A. 心理评估　　　　B. 心理鉴定　　　　C. 心理测验

D. 心理观察　　　　E. 心理调查

参考答案: C

4. 心理测验工作应遵守的原则为（　　　）

A. 真诚、中立、回避　　　　　B. 自强、自立、自省

C. 信度、效度、常模　　　　　D. 标准化、保密、客观

参考答案: D

四、常用的心理测验

(一) 智力测验

智力测验(intelligence test)是评估个人一般能力的方法,根据有关智力的概念和理论经标准化过程编制而成。

智力测验是目前临床上使用最广泛的一类测验。临床上多采用个别智力测验,教育界和某些研究也用团体智力测验。其临床应用概括如下。① 用于儿童保健,优

生优育：智力测验在儿童保健和儿童精神病学中经常被用于鉴别智力发育障碍病人。② 用于老年医学：随着人均寿命的延长，社会趋向于老龄化，老年人的健康问题越来越受到重视。老年痴呆是老年医学中的常见疾病，已经严重影响到病人及其家属的生活质量。智力损害是其重要的特征，通过智力测验，可以了解被试的智力水平，为临床诊断、治疗、护理提供必要的参考依据。③ 用于临床心理咨询：在临床心理咨询工作中，经常会遇到一些与智力有关的问题，智力测验能为心理咨询工作者对来访者进行诊断和选择咨询方式提供帮助。④ 用于临床大脑器质性病变和功能性障碍的鉴定：通过智力测验，可对大脑的器质性病变和功能性障碍进行鉴别诊断。

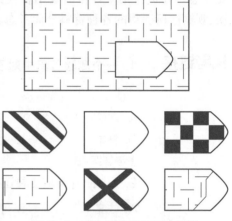

智力测验的形式多种多样，有的采用单一测验形式测查某一智力功能，其结果不能用 IQ 表示，如绘人测验、瑞文标准推理测验（图 5-1）等。有的则采用成套测验形式，测查多种智力功能，结果用 IQ 表示，称为 IQ 测验。目前这类智力测验使用得较多，国际通用的有韦氏智力测验，斯坦福 – 比奈智力量表等，在临床中用的最多的是韦氏智力测验。

图 5-1　瑞文标准推理测验图例

（二）人格测验

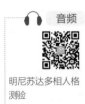
人格测验（personality test）用来测定个体在社会实践活动中所形成的对人、对事、对自己的态度、需要、动机、兴趣、情绪和行为发生的速度、强度、灵活性和持久性，以及与之相应的习惯化的行为方式的测验。由于依据的人格理论不同，人格测验多达数百种。常见的人格测验通常分为两大类：一类是结构不明确的投射性测验，其刺激材料为意义不明确的各种图形或墨迹，如罗夏墨迹测验、主题统觉测验、画人测验等。另一类是结构明确的问卷或调查表，如艾森克人格问卷、明尼苏达多相人格测验、卡特尔 16 项人格因素问卷等。

（三）临床评定量表

1. 90 项症状检核表（symptom checklist 90, SCL-90）　又称症状自评量表（self-reporting inventory），是由美国心理学家德罗加蒂斯（L.R. Derogatis）于 1975 年编制的用于评定个体现在或最近 1 周精神症状情况的自评量表。SCL-90 包括躯体症状、强迫、人际敏感、抑郁、焦虑、敌对、恐怖、偏执、精神病性 9 个因子，共 90 个条目，是世界上最著名的心理健康测试量表之一，也是当前使用最为广泛的精神障碍和心理疾病门诊检查量表。SCL-90 的使用范围很广，主要应用于成年的神经症、适应障碍及其他轻性精神障碍病人，不适合躁狂症和精神分裂症患者。

SCL-90 对有心理症状（即有可能处于心理障碍或心理障碍边缘）的个体有良好

的区分能力,适用于测查某人群中哪些人可能有心理障碍、某个个体可能有何种心理障碍及其严重程度如何。SCL-90 不仅可以自我测查,也可以对他人(如其行为异常,有患精神或心理疾病的可能)进行核查,如发现得分较高,则需要进一步进行有针对性的评估。

(1) 量表结构与内容:该量表共有 90 个项目,包含较广泛的精神病症状学内容,从感觉、情感、思维、意识、行为直至生活习惯、人际关系、饮食睡眠等均有涉及,并采用 10 个因子分别反映 10 个方面的心理症状情况,每一个因子反映出个体某方面的症状情况,通过因子分可了解症状分布特点。

(2) 实施与评价标准:SCL-90 的每一个项目采用 0~4 或者 1~5 五级评分制,每个项目后按"没有、很轻、中度、偏重、严重"设置选项。本教材采用 0~4 级评分制,从 0 分代表无症状到 4 分代表症状严重,依次递进。总分即为 90 个项目的得分总和。

(3) 结果分析:按照中国常模标准,总分 160 分为临床界限,超过 160 分说明被试可能存在某种心理障碍。每一种因子平均得分超过 2 分,则为阳性,说明可能存在该因子所代表的心理障碍。但需要注意的是,阳性只能说明个体可能患有心理疾病,并不是说一定患有心理疾病。要做出心理疾病的诊断,还必须进行面谈并参照相应疾病的诊断标准。

2. 抑郁自评量表(self rating depression scale,SDS) 是由美国精神医学家宗氏(W.W.K. Zung)于 1965 年编制的自评量表,用于评定被试最近 1 周的抑郁严重程度。其特点是使用简便,并能相当直观地反映抑郁病人的主观感受,主要适用于具有抑郁症状的成年人,包括门诊及住院病人,也可用于流行病学调查。

(1) 量表结构与内容:此量表共 20 个项目,分别反映精神病性情感症状(2 个项目)、躯体性障碍(8 个项目)、精神运动性障碍(2 个项目)、抑郁的心理障碍(8 个项目)方面的症状体验。

(2) 实施与评价标准:每项问题后有 1~4 四级评分选择。"1"表示没有或很少时间;"2"表示少部分时间;"3"表示相当多的时间;"4"表示绝大部分或全部时间。被试在理解每个问题的含义后,根据自己 1 周之内的感觉,在相应的栏目下画"√"。因为是自我评价,不需要别人参与,也不用别人提醒。如果不识字,可以由主试念题目,不由别人代答,由被试自己判定轻重程度。项目 2、5、6、11、12、14、16、17、18、20 为反向计分题,需按 4~1 计分。SDS 的主要统计指标为总分,即得总分(原始粗分 Y),将原始粗分乘以 1.25 后取整数部分,就得到标准分(T),即 $T = Y \times 1.25$。

(3) 结果分析:根据中国常模,SDS 标准分的分界值为 53 分,其中 53~62 分为轻度抑郁,63~72 分为中度抑郁,72 分以上为重度抑郁。但需要注意的是,关于抑郁症状的临床分级,除参考量表分值外,主要还应根据临床症状,特别是典型症状的程度来划分,量表总分值仅能作为一项参考指标而非绝对标准。

3. 焦虑自评量表(self-rating anxiety scale,SAS) 是由美国精神医学家宗氏(W.W.K. Zung)于 1971 年编制的自评量表,用于评定被试最近 1 周的焦虑严重程度,适用于具有焦虑症状的成年人。从量表构造的形式到具体评定的方法,都与抑郁自评量表十分相似,具有同样广泛的应用性。主要用于疗效评估,不能用于诊断。SAS能够较好地反映有焦虑倾向的精神疾病求助者的主观感受。SAS是心理咨询门诊中了解焦虑症状常用的自评工具。

(1)量表结构与内容:SAS有20个项目,由被试按量表说明进行自我评定,依次回答每个条目。

(2)实施与评价标准:采用1~4级评分,主要评定症状出现的频度。"1"表示没有或很少时间有;"2"表示有时有;"3"表示大部分时间有;"4"表示绝大部分或全部时间都有。20个条目中有15项是用负性词陈述的,按上述1~4顺序评分。其余5项(第5、9、13、17、19项)是用正性词陈述的,按4~1顺序反向计分。SAS的主要统计指标为总分,将20个项目的各个得分相加,即得总分(原始粗分 Y);用原始粗分乘以1.25以后取整数部分,就得到标准分(T),或者可以查表作相同的转换,即 $T=Y \times 1.25$。

(3)结果分析:按照中国常模结果,SAS标准分的分界值为50分,其中50~59分为轻度焦虑,60~69分为中度焦虑,70分及以上为重度焦虑。需要注意的是,由于焦虑是神经症的共同症状,因此SAS在各类神经症鉴别中作用不大;关于焦虑症状的临床分级,除参考量表分值外,主要还应根据临床症状,特别是典型症状的程度来划分,量表总分值仅能作为一项参考指标而非绝对标准。

4. A型行为量表 A型行为类型是美国著名心脏病专家弗里德曼(M. Friedman)和罗森曼(R.H. Roseman)于20世纪50年代首次提出的概念。他们发现许多冠心病病人都表现出共同而典型的行为特点,如雄心勃勃、争强好胜、痴迷于工作,但缺乏耐心,容易产生急躁、敌意情绪,常有时间匆忙感和时间紧迫感等;他们把这类个体的行为表现称为A型行为类型(TABP),而相对没有这些特点的行为表现称为B型行为类型。

A型行为类型被认为是冠心病的一种易患行为模式。调查研究发现冠心病病人中有较多的人属于A型行为类型,而且A型行为类型病人的冠心病复发率高,预后差。20世纪50年代末,弗里德曼和罗森曼开发了第一个A型行为类型的测查工具。中国版的A型行为类型问卷是在张伯源教授主持下,成立全国性的"A型行为类型与冠心病研究协作组",1983年通过协作组在全国范围内试用测试,在研究和参考美国的有关A型行为类型测查量表内容的基础上结合中国人自身的特点,经过3次修订,最后完成了这个具有较高效度和信度的A型行为类型问卷,从1985年开始在全国范围内广泛使用。

(1)量表结构与内容:此量表包含60个题目,包含3部分。

1)TH(time hurry):代表时间匆忙感,共25题。高分者:惜时如金,生活和工作节奏快,总有一种匆匆忙忙、时间不够用的感觉。希望在最短的时间内完成更多的事情,对节奏缓慢和浪费时间的工作或事情会感到不耐烦。粗心大意,易急躁。低分者:时间利用率不高,生活、工作节奏不快,悠然自得,心态平和,喜欢休闲和娱乐,做事有耐心,给人以四平八稳的感觉。

2) CH(competitive,hostility):代表争强好胜,共 25 题。高分者:生活、工作压力大,希望事业有所成就,竞争性极强,争强好胜,渴望出人头地,并对阻碍自己发展的人或事表现出强烈的反感或攻击意识。低分者:与世无争,易于与人和平共处,生活和工作压力不大,也可能本身生活标准要求不高,随遇而安,也可能是过于现实。

3) L(lie):代表掩饰分。如果 L≥7,表示真实性不大,需剔除该问卷。如果 L≤7,则需进一步调查其他两个量表的积分。

(2) 结果分析:行为模式类型(TYPE)=TH+CH,按得分可分为以下 5 种。① A型:TYPE≥36,A 型行为特征。② A–型:28≤TYPE<35,中间偏 A 型行为特征。③ M 型:TYPE=27,极端中间型。④ B–型:19≤TYPE<26,中间偏 B 型行为特征。⑤ B 型:TYPE≤18,B 型行为特征。

5. 生活事件量表(life events scale,LES) 是评价个体在特定时间内所经历的生活事件数量及这些事件对个体心理健康影响程度的评定量表(表 5-1)。LES 是自评量表,可用于对精神刺激进行定性和定量的评估,适用于 16 岁以上的正常人,神经症、身心疾病、各种躯体疾病及自制力已恢复的重度精神疾病病人。

(1) 量表结构与内容:国内外有多种生活事件量表,国内应用较多的是有杨德森、张亚林编制的生活事件量表。该量表由 48 条我国常见的生活事件组成,包括 3个方面的问题。① 家庭生活方面:包括恋爱或订婚、恋爱失败或感情破裂、结婚、自己(爱人)怀孕、自己(爱人)流产、与爱人父母不和等 28 条问题。② 工作学习方面:包括待业、无业、开始就业、高考失败、扣发奖金或罚款、对现职工作不满意、与上级关系紧张等 13 条问题。③ 社交及其他方面:包括好友重病或重伤、好友死亡、介入民事法律纠纷、意外惊吓、发生事故、自然灾害等 7 条问题。另有 2 条空白项目,被试可填写自己经历过而表中并未列出的某些事件。

(2) 实施与评价标准:施测时,要求填写者根据自身实际感受而不是按常理或伦理观念去判断那些经历过的事件对本人来说是好事还是坏事,影响程度如何,影响持续时间有多久。一次性的事件如流产、失窃,要记录发生次数;长期性事件如住房拥挤、夫妻分居等,不到半年计为 1 次,超过半年计为 2 次。影响程度分为 5 级,从毫无影响到影响极重,分别计 0、1、2、3、4 分。影响持续时间分 3 个月内、半年内、1年内、1 年以上共 4 个等级,分别计 1、2、3、4 分。

(3) 结果分析:统计指标为生活事件刺激量,具体计算方法如下。① 单项事件刺激量 = 该事件影响程度分 × 该事件持续时间分 × 该事件发生次数。② 正性事件刺激量 = 全部好事刺激量之和。③ 负性事件刺激量 = 全部坏事刺激量之和。④ 生活事件总刺激量 = 正性事件刺激量 + 负性事件刺激量。

生活事件刺激量越高,反映个体承受的精神压力越大。95% 的正常人 1 年内的总分不超过 20 分,99% 的不超过 32 分。负性事件刺激量的分值越高,对心身健康的影响越大。正性事件的意义尚待进一步的研究。

表 5-1　生活事件量表(LES)

家庭相关问题	27. 本人重病或重伤
1. 恋爱或订婚	28. 住房紧张
2. 恋爱失败或感情破裂	**工作、学习中的问题**
3. 结婚	29. 待业、无业
4. 自己(爱人)怀孕	30. 开始就业
5. 自己(爱人)流产	31. 高考失败
6. 家庭增添新成员	32. 扣发奖金或罚款
7. 与爱人父母不合	33. 突出的个人成就
8. 夫妻感情不好	34. 晋升、提级
9. 夫妻分居(因不和)	35. 对现职工作不满意
10. 性生活不满意或独生	36. 工作学习中压力大(如成绩不好)
11. 夫妻两地分居(工作需要)	37. 与上级关系紧张
12. 配偶一方有外遇	38. 与同事、邻居不合
13. 夫妻重归于好	39. 第一次远走他乡异国
14. 超指标生育	40. 生活规律,重大变化(饮食、睡眠规律改变)
15. 本人(爱人)做绝育手术	41. 本人退休、离休或未安排具体工作
16. 配偶死亡	**社会与其他问题**
17. 离婚	42. 好友重病或重伤
18. 子女升学,就业失败	43. 好友死亡
19. 子女管教困难	44. 被人误会、错怪、诬告、议论
20. 子女长期离家	45. 介入民事法律纠纷
21. 父母不和	46. 被拘留、受审
22. 家庭经济困难	47. 失窃、财产损失
23. 欠债 500 元以上	48. 意外惊吓、发生事故、自然灾害
24. 经济情况显著改善	49.
25. 家庭成员重病或重伤	50.
26. 家庭成员死亡	

注:若被试认为有表中未列生活事件,对其造成较大影响。可以自己填入所留的空栏中,并做出相应评价。

(四) 神经心理测验

1. H.R 成套神经心理测验　最初由霍尔斯泰德(W.C. Halstead)设计,后与瑞坦(R.M. Reitan)合作并加以发展而成为现在的成人用、少年用、幼儿用三套测验,合称 H.R 成套神经心理测验(HR-NB,简称 HRB 或 H.R)。霍尔斯泰德根据其生物智力理论编制此测验,在 1947 年曾选用 27 个实验性测验。通过与瑞坦的合作,发现有一些测验在区别正常和脑病损时不敏感,便加以淘汰。现在一般用 10 个分测验。有些实验室根据各自的经验在这些通用分测验上有增减。我国引进了此测验,由龚耀先及解亚宁等主持全国协作,于 1985 年及 1986 年分别完成了成人及幼儿测验的修订工作。前者简称 H.R.B(A)–RC,后者简称 H.R.B(Y)–RC。

2. 世界卫生组织老年成套神经心理测验(WHO–BCAI) 是由听觉词汇学习、分类、语言、运动、视觉辨认功能、数字连线和结构能力等 7 项分测验构成的心理测验。专门针对老年人编制,难度适中,适用于不同国家和文化背景的老年人。

目 标 检 测

一、名词解释

1. 心理评估 2. 心理测验 3. 观察法 4. 访谈法 5. 常模 6. 信度 7. 效度

二、填空题

1. 心理评估的常用方法包括:＿＿＿＿、＿＿＿＿和＿＿＿＿。

2. 按功能可将心理测验分为:＿＿＿＿、＿＿＿＿、＿＿＿＿、＿＿＿＿。

3. 心理测验的原则包括:＿＿＿＿、＿＿＿＿、＿＿＿＿。

三、简答题

1. 简述心理评估的常用方法。

2. 简述心理测验的注意事项。

3. 简述 90 项症状自评量表(SCL-90)、抑郁自评量表(SDS)、焦虑自评量表(SAS)的适用范围。

习题

项目五在线测试

(武绛玲)

项目六 进行心理咨询与心理治疗

学习目标

— 知识目标

1. 能说出心理咨询和心理治疗的概念、治疗过程和一般原则。
2. 能说出心理咨询与心理治疗之间的关系。
3. 简述不同心理治疗方法的基本原理和基本技术。

— 能力目标

1. 能学会应用几种常用的心理治疗方法。
2. 具有熟练运用心理咨询与心理治疗基本技术的能力。

— 素养目标

具有严谨、科学、规范的态度,树立以人为本的职业态度,养成良好的临床职业素养。

素养导航

《晋书·乐广传》中有这样的记载:何解,陈留人也,一日与河南尹乐广,会食于赵修武宅,酒至数杯,忽见杯底有似一小蛇,咽之入口,亦不觉有物,但每每思而疑之,日久,觉心痛,自思小蛇长久,食其五脏,医药不愈。久阔不复来,广问其故,答曰:"前在座,蒙赐酒,方欲饮,见杯中有蛇,意甚恶之,既饮而疾。"于时河南听事壁上有角弓,添画作蛇,广意杯中蛇,即角弓影也。复置酒于原处,谓解曰:"酒中复有见否?"答曰:"听见如初。"广乃告其所以,逐豁然意解,沉疴顿愈。何解认为自己喝酒时吞了一条小蛇,每天思而疑之,觉心痛,日久成疾,是典型的"心病"。而乐广究其因由,重置使何解染疾的情境,使其豁然意解,沉疴顿愈,可谓使用了绝妙的"心药",解其多日之愁闷,治愈了"医药不愈"之疾。

人类的心理活动在某种程度上把社会因素与人的生理、病理联系起来,使心理社会因素成为一种病因,对这些心理和心身疾病,单纯地采用药物治疗往往不够,甚至无效,而非药物的心理治疗却可以发挥积极的作用。因此,在当前的医疗模式中,医者强调不仅要看到病人身体上的疾病,也要重视心理因素,生理与心理并重,这样疾病才能更快痊愈。心理治疗师可采用语言劝慰疏导、提问、观念移植、谈话等方式和手段来治疗身心疾病。

任务一 合理运用心理咨询

一、心理咨询的概念

心理咨询(psychological counseling)又称心理辅导或心理咨商,是心理咨询工作者通过对话帮助来访者解决各类心理问题的过程。通过心理咨询,心理学家可以从专业角度为来访者解决心理困惑。来访者通过接受心理咨询可以改善人际关系,提高适应环境和应对环境变化的能力,促进身心健康发展。

医学心理咨询(psychological counseling in medicine)是心理咨询工作在医学临床的重要应用,所面临的问题往往是与躯体疾病或症状有关的心理学问题。这就要求心理咨询工作者必须具有丰富的医学及心理学的知识才能胜任这项工作。因此,一般由医学心理学工作者或者由具有心理学知识和相关技术训练的临床医务工作者来担任这项工作。由于充分认识到心理社会因素对人类健康与疾病的影响,国家卫生主管部门曾将心理服务列为医院等级评审检查的重要指标之一。

考点 ✎
心理咨询的概念

二、心理咨询的对象、任务和形式

(一) 心理咨询的对象

心理咨询的对象范围较为广泛,主要是带有心理困扰的正常人,有心理障碍或心理问题的躯体疾病病人,能够接受咨询帮助的轻型精神病病人。咨询对象最好具备以下几个条件:

1. 具有一定的智力水平 有正常思维、判断能力。

2. 咨询的内容合适 一些心因性问题,尤其是与心理社会因素有关的适应不良、情绪调节问题、教育与发展问题等更适合进行心理咨询。严重的神经症病人,发作期、症状期的精神疾病病人等,不适宜进行心理咨询。

3. 人格基本健全 来访者应无严重的人格障碍。因为人格障碍不仅可阻碍咨询关系的建立,也会影响咨询的正常进行,需要深入的心理治疗才能奏效。

4. 动机合理 有无咨询动机直接影响咨询效果。如果来访者缺乏咨询动机,心理咨询工作者就难以与其建立良好的咨询关系。一般来说,咨询动机越强烈,来访者与咨询工作者的关系就越容易建立,咨询效果就越好。

5. 具有基本的交流能力 来访者应能较清楚地表达自己的问题,能顺利体会咨询工作者的话。

6. 对心理咨询有一定的信任度 来访者如果缺乏对心理咨询的信任,就不会接纳心理咨询工作者的分析与观点,也就无助于问题的解决。

幼儿及不能合作或无法自诉、交谈的病人,不宜作为心理咨询的直接对象,但可以通过其家人或亲友等,进行间接的心理咨询。即使重症精神病病人,在稳定、恢复期,也可以直接参与家庭心理咨询。因此,心理咨询的对象包括:患有某种心身疾病的病人;有各种心理社会因素困扰的正常人群;以及代为咨询的病人家属或组织。

(二) 心理咨询的任务

心理咨询的任务在于通过来访者与心理咨询工作者直接进行对话,提供情况和问题,共同商讨适合来访者的有效解决途径和方法。但心理咨询工作者并不参与决断和解决具体问题,而是通过充分调动来访者的主观能动性,使其充分发挥自己的潜力,在心理咨询工作者的支持和帮助下,自己做出选择及决断,依靠自身的力量,解决自己的问题。

心理咨询是一个过程,只有通过咨询过程,才能实现咨询的目的。来访者提出的问题和要求虽然涉及许多方面,但一般可归纳为以下几个方面:

1. 对有关求学、就业、恋爱、婚姻、家庭、计划生育和优生反映出来的困惑和苦恼,急需咨询和答疑。

2. 要求介绍各个年龄阶段的心理卫生知识,如婴幼儿期、青春期、更年期和老年期的心理卫生;有关睡眠、学习、记忆和脑力劳动的心理卫生知识。

3. 性心理异常和性功能障碍的咨询和治疗。

4. 某些精神和心理病态的鉴别诊断和预后判断。

5. 各种情绪障碍,如焦虑、抑郁、恐惧等的诊断和治疗。

📖 知识拓展

心理咨询室建设

心理咨询室建设是一个泛指的概念,依据建设单位、功能室规划、心理设备配置等的不同,建设方案和内容各有差异,包括接待室、心理测评室、个体咨询室、音乐放松室、情绪宣泄室、团体活动室、心理阅览室、沙盘游戏室等一般心理咨询中心的常见功能室(图6-1)。布置心理咨询室或心理咨询中心要考虑以下5个因素:

1. 具有专业形象 咨询室或咨询中心要有名称牌、路标及提示牌。

2. 具有隐秘功能 来访者前来解决的问题,大多是比较隐私的,不愿让他人知道。因此,保密对很多来访者都是十分重要的。

3. 具有适当空间

(1) 咨询室房间大小、高低适中,光线明亮、柔和。

(2) 色调表现温暖:咨询室的色调宜选用比较温暖、容易让人平静的色彩,很多咨询室选择使用米色。

(3) 温度适宜:生理学和医学上认为人体最适宜的温度,工作时为 19~21℃,休息时为 25~29℃,标准温度为 21℃ ±3℃。

(4) 装饰品无须过多:咨询室内的装饰品不要过多,摆放花瓶、工艺品、古玩、书画、植物是适宜的。最好不要摆放私人物品,如家庭照片。

4. 具有充足设备　椅子或沙发、桌子,纸、笔,时钟。另外,咨询室中也要备有纸巾及彩笔,可以供来访者在哭泣时和用图画表达自己时使用。

5. 具有接待作用。

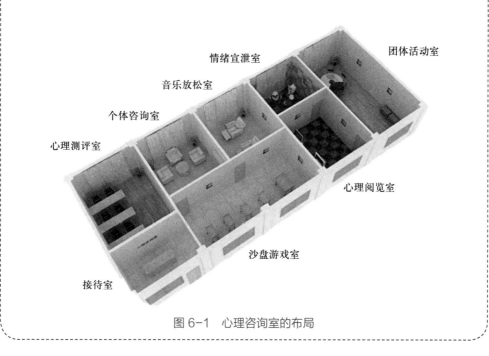

图 6-1　心理咨询室的布局

(三) 心理咨询的形式

根据来访者具体情况的不同,可以采取不同的咨询形式,常用的心理咨询形式有以下几种:

考点 ✐
心理咨询的常用
形式

1. 门诊心理咨询　门诊心理咨询是心理咨询最重要的一种方式。心理咨询门诊可设置在综合医院、精神卫生中心、卫生保健部门及医学心理学教学单位等有关部门。心理咨询门诊着重解决病人或健康人所提出的有关心身疾病、心理健康、精神疾病等方面的问题。门诊心理咨询通过心理咨询工作者与来访者直接的面对面的交谈,缩短了两者之间心理上的距离,通过询问有关的情况,观察来访者的言语和非言语信息,随时发现新的问题,对病情做全面和深入的了解,实事求是地提出合理的建议,及时进行解释疏导,及时进行双向信息反馈,因而效果较好。

2. 信函心理咨询　信函心理咨询曾是一种比较普遍的咨询方法,主要用于咨询者因路途遥远、交通不便或者咨询者暂时不愿意暴露身份,或有些问题难以当面启齿,或出于试探性心理。这种咨询形式只能从字面上进行分析,而无法直接面对面地深入磋商,全面地了解情况,只能进行一般安抚和稳定情绪的工作,并且受咨询者文字表达能力等方面因素的影响,故其效果不如门诊心理咨询好。随着心理咨询的进一步发展,目前信函心理咨询已逐渐减少。

3. 电话心理咨询　电话心理咨询以往多用于危机干预。咨询者通过热线电话向心理咨询机构告急、诉苦和求援，心理咨询工作者安抚咨询者情绪，防止意外事件的发生。因此，类似热线电话称之为"生命线"。随着电话的可及性和人们对心理咨询认识的改变，电话心理咨询已不再仅仅解决紧急情绪障碍的问题，它涉及各方面问题的心理咨询，既有信函心理咨询的特点，又具有部分门诊心理咨询的效果。不过，它无法直接面对面地进行交谈，无法了解咨询者在咨询过程中的情绪、情感反应，以及受通话时间、咨询机构经费等因素的限制，电话心理咨询工作存在一定的难度。值得注意的是，目前不少电台、网络平台也开通了心理咨询热线，但如果工作人员缺乏必备的心理咨询专业知识，就可能会产生误导。

4. 专题心理咨询　专题心理咨询是针对公众所关心的一些较为普遍的心理问题，在报纸、杂志、电台、电视台等新闻媒体上进行专题讲座和答疑。国内有不少报纸、杂志都开辟有心理咨询专栏，对各种常见的心理疾患，以咨询诊治的形式进行宣传，受到广大群众的欢迎。这种宣传形式的心理咨询对普及心理卫生知识起到了积极的作用。

5. 网络心理咨询　网络心理咨询是咨询者借助互联网的社交软件与平台进行心理咨询。互联网社交软件不仅可以对心理问题进行评估与测量，还可以将咨询过程全程记录，便于深入分析咨询者的问题以及进行案例讨论。与电话心理咨询相类似，它具有方便、快捷和一定的私密性，但不能深入交谈，对咨询者的了解有明显的局限性，因而咨询效果也不及门诊心理咨询。

执考链接　心理咨询常见的形式不包括（　　）

A. 门诊　　　　B. 信函　　　　C. 电话　　　　D. 专题　　　　E. 病房

参考答案：E

三、心理咨询的方法、技巧及规律

心理咨询主要是心理咨询工作者与咨询者之间以面谈的形式进行，这种面谈有明显的专业性和目的性，是保密性的谈话，因此应该在沟通上讲究一定的方法和技巧，否则，咨询工作将难以顺利进行。

（一）心理咨询的方法与技巧

1. 安慰　安慰是心理咨询中常用的技巧之一。有效的安慰，可使咨询者做到自我调节、积极地面对现实。

（1）善于倾听：是建立良好咨询关系的前提和基础。倾听本身就具有很好的安慰作用，它可使咨询者通过诉说来宣泄自己心中的不满与痛苦，从而逐步恢复其心理平衡。

(2) 恰当提问：提问的方式分为开放式提问和封闭式提问。前者是运用开放式的语句提问，常用"什么""怎么"等提问词。咨询者可根据自身情况自行决定回答的内容，这种方式表达的信息广而多，有利于心理咨询工作者获得更多、更全面的资料。后者是运用简单的肯定或否定的语句进行提问，而咨询者往往用"是"或"否"、"对"或"错"等词语，来澄清心理咨询工作者想了解的某些细节。

(3) 灵活解释：解释是指将事情讲清楚、说明白。心理咨询工作者的解释，可使咨询者重新认识其人生观、世界观、价值观。解释时，心理咨询工作者要尽可能地使用咨询者听得懂的语言。

2. 共情　共情是指个人能深入他人的主观世界，了解其感受的能力。共情可使咨询者感到自己被接纳、被理解和被尊重，从而产生一种愉快和满足，有助于双方进一步的理解和沟通。共情的目的是情感协调。美国心理学家赫文斯将共情分为主动共情和被动共情。前者是心理咨询工作者运用精神分析法积极体验咨询者因某种特殊情况而产生的情绪反应，强化咨询过程的自我袒露，常用方法有换位思考、表达尊重等。后者是指心理咨询工作者常常通过沉默和重复咨询者的话强化咨询者的某种认知与情感体验。沉默可为咨询者提供情感宣泄的时间和空间，可有效地提升咨询效果。

视频
共情

3. 移情和反移情的消除　移情是一种潜意识的心理反应倾向，常常出现在心理咨询活动中。所谓移情和反移情，是指心理咨询工作者和咨询者双方思想情感的相互影响。移情，常常表现为咨询者由于自己过去的经历而对心理咨询工作者产生强烈的爱或憎。反移情，是指心理咨询工作者的心理活动对咨询者心理和行为的影响，常表现为心理咨询工作者对咨询者过分的热情关心或敌视厌恶等。因此，在咨询过程中心理咨询工作者要仔细观察咨询者的异常心理变化，运用适当的心理疗法消除移情。同时，心理咨询工作者应通过不断的自我反省和同行们的督导，防止或消除反移情。

(二) 心理咨询中的几个规律性问题

1. 心理咨询的动机多种多样　大多数咨询者都是心事重重，身处困境而矛盾、犹豫、拿不定主意，急需听取有威望者的意见，寻找出路，并有了解有关生理、心理卫生知识的意愿。少数人则希望寻求同情、支持和有疏泄委屈的机会。咨询者第一次来访时，往往抱着打听或试试的想法。有些涉及性知识和寻求性功能障碍治疗的咨询者，多在咨询室外几经徘徊，最后鼓足了勇气，才硬着头皮来咨询(最后多如释重负，轻松、满意而去)。这表明在开展心理咨询工作时应注意宣传心理咨询的意义、内容和目的，以解除咨询者的各种顾虑。

2. 情绪障碍是心理咨询中最突出的表现　咨询者中有 50% 以上有情绪障碍。他们焦虑、抑郁、恐惧或烦恼，其中以焦虑和抑郁最为常见。他们新近遭遇的精神创伤多，情感反应均很强烈。因此，解除情绪障碍，稳定情绪，指明方向和希望，是心理咨询的首要工作，是开始阶段中最关键的一环。如果能及时处理好情绪障碍，则会给咨询者带来希望和渡过难关的信心，防止其精神崩溃，以免不幸事件的发生。如遇到情绪障碍的严重情况,则不要拘泥于慢条斯理地讨论、磋商步骤,而应当机立断,迅速实施药物、心理和社会三结合的治疗以求解除险象。

3. 咨询者会陷落于苦恼和困境 从咨询者的诉说和造成其苦恼因素的分析中,可以知其苦恼并非偶然,既有外界的社会因素,也有内在的心理因素,两者交互影响。心理咨询工作者只有从系统和整体观念来分析这些问题,其判断才不致片面,所提出的建议才能击中要害。咨询者处于困境的原因常有:命运坎坷,遭遇不幸和委屈,备受精神折磨;不谙处世之道,不善于处理上下级、同事、夫妇、子女、父母之间的关系,导致彼此抱怨、指责而心情不畅;缺乏生活艺术,不善于安排精神生活,生活呆板、僵化、贫乏,缺乏人情味,所以容易感到空虚无聊;性格古怪,不善与人相处,无法与人交流思想、交流感情,不仅自己感到苦恼,周围人也为之感到苦恼;缺乏卫生保健知识,尤其缺乏心理卫生知识,易受疑病和医源性疾病之害。年轻人由于缺乏生活阅历,在心理发展尚不完全成熟之际,最易受到迅速变化的社会冲击,并为此处于矛盾、困惑和苦恼之中。加之咨询者往往缺乏值得他们信任和有能力解决问题的支持者,如挚友、长辈、其他方面的权威人士等,结果遇到困难时便由于无助感而彷徨焦虑。

4. 心理咨询内容有年龄特点 不同年龄的咨询者所提出的心理咨询内容常不相同。心理咨询工作者必须掌握这一特点,才有助于抓住问题的要害。代儿童咨询者多为有关优育、教养、学习、智力培养的质疑,或多动行为问题;青少年多为青春期烦恼、学习和升学问题,或由于家庭不懂青少年心理规律及僵化、专制的教育方式引起青少年的苦恼;青年则多为恋爱、婚姻、性生活、职业选择、事业、人际关系中的烦恼;中老年人则多为衰老、体弱多病、离退休、丧偶、再婚及"两代人之间的隔阂"矛盾中的苦恼。

5. 分清楚是原发还是继发的 要透过病人出现的情绪障碍和形形色色的心理病态现象,寻找其产生的根本原因。一方面,要注意引起心理障碍的社会、心理因素。另一方面,也不能忽视有关生理学因素作为产生心理病态的背景。例如,焦虑、抑郁既可能是仅仅继发于社会、心理因素的境遇性反应,也可能是焦虑症或抑郁症的原发症状。境遇性反应的焦虑、抑郁仅为暂时性的心理反应;而焦虑症或抑郁症则为精神病范畴,有其致病生物学基础。因此,在心理咨询时,必须分别对待并予以相应的处理。如为精神病症,则应重视药物治疗,辅以心理咨询和心理治疗。在临床心理咨询中,事实上很多咨询者是患有精神疾病而继发一些与社会环境不适应的表现,在心理咨询中不可不慎。这也是为什么从事临床心理咨询的工作者必须具有丰富的临床知识和经验的道理。

四、性心理咨询

性心理咨询(psychological counseling for sex)大多由临床心理学家承担,主要是帮助病人解决各种性问题,提高其性适应能力和性生活的质量。虽然性心理咨询是比较专业的咨询技术,但它仍然遵循一般心理咨询的原则,尤其是强调性知识的教育,因为相当一部分的性心理障碍病人并非严重的性器官疾病,而是缺乏正确的性知识。因此,给予必要的性知识教育,学会放松与沟通,树立自信和消除自卑,以及改变不健康的性行为方式等,是性心理咨询的关键。

（一）性心理咨询的方式

性心理咨询的方式大致可分为四类。

1. 网络咨询　这可以克服"羞于启齿"的弊端,但也同样存在不能面谈的诸多不便,难以深入探讨问题和给予具体指导。

2. 门诊咨询　性心理咨询是在综合医院门诊咨询中常见的咨询病例,咨询内容主要为性功能障碍,也有部分一般的性问题咨询及少数性心理障碍者。

3. 家庭咨询　这是咨询者不好意思到医院,经旁人介绍心理咨询工作者深入咨询者家中进行的。咨询内容主要为性行为指导,以及性功能障碍和心理障碍。

4. 学校咨询　主要是在大学开展心理卫生工作时,对学生进行的咨询工作。咨询内容主要为性知识学习和一般的性问题。

对于一般的性问题咨询者,主要从性解剖生理、性心理及性卫生方面给予指导,以便他们对性问题有一个科学的认识,必要时也结合进行社会适应的协调工作。

（二）性心理咨询的范围

性心理咨询的范围相当广泛,主要概括为一般的性问题和病理的性问题两大类。

1. 一般的性问题

（1）各年龄阶段的性问题：婴幼儿期及儿童期性问题、青少年期的性问题、成年期的性问题、更年期的性问题、老年期的性问题。

（2）特殊群体中的性问题：慢性疾病及手术者的性问题、伤残者的性问题（一般伤残、性器官伤残）、计划生育中的性问题、有关性犯罪的性心理问题、海员及一些单性群体中的性问题。

2. 病理的性问题

（1）性功能障碍：

1）男性：阳痿、早泄、射精障碍、性交疼痛。

2）女性：性高潮缺乏、性感缺乏、阴道痉挛。

（2）性心理障碍：

1）性对象变异：同性恋、恋物癖、恋兽癖等。

2）性方式变异：窥淫癖、摩擦癖、异装癖等。

（3）性疾病：

1）性畸形及性身份的咨询。

2）性器官发育异常术后的心理社会适应性病人的心理压力。

（三）评估和注意事项

1. 对性心理咨询的评估　对于一般的性问题,主要是对咨询者进行有关生理、心理知识教育和行为指导,咨询后的效果通常是比较明显的,如手淫、遗精等问题。有少数问题,如老年期性问题、性病病人的心理压力等,需要社会配合,并协调人际关系,因此咨询工作不能局限在医院内。

性功能障碍者除一般咨询外,还要进行特殊的治疗。"感觉集中训练法"打破了传统治疗的束缚,把心理动力学和行为治疗的一些基本观点结合起来,疗效较好。还有一些药物、物理疗法也颇有效。

对性心理障碍者的处理,一直是临床上较为棘手的问题。这不但涉及对他们责任能力的评定,还要考虑他们本身有无求治的要求。如果病人能够配合治疗,适当选用一些心理疗法,也能取得一定效果。但更重要的是预防为主,应在人格社会化过程中,早期的心理卫生工作中给予解决。

2. 性心理咨询的注意事项 医患之间的情感交流无疑是性心理咨询中的最基本问题。在性心理咨询的开始阶段,要注意三个区别:其一,区别属于一般的性问题还是病理的性问题;其二,区别是由心理因素所致还是器质性疾病;其三,区别病人有无主动求治的要求。

在性心理咨询和处理的深入阶段,要注意几个原则,如医患认识的一致性、如何恢复性功能的自然性、夫妻共同治疗、注意性活动的影响和协调以及保密原则等,特别应注意医生角色的维护和医患之间的界线。

任务二　开展心理治疗

 案例分析

> 李某,女,刚大学毕业。两年前的一天,她回到宿舍,见一位女同学正坐在她的床上与另一位同学谈论酒后性行为。突然,她注意到坐在她床上的女生头发上有一个小虫在爬动。此后,便不让别人进她的房间,如果有人进入,她会认为房间被污染,别人走后,她会把别人碰过的东西扔掉或反复擦洗。
>
> 问题:1. 该病人的主要问题是什么?
> 　　　2. 心理治疗师应采用哪些治疗方法?

一、心理治疗的概念

考点
心理治疗的概念

心理治疗(psychotherapy)又称精神治疗,顾名思义,就是应用心理学的理论和方法所进行的治疗。国际上"心理治疗"的定义很多,不同的学者根据自己的理论取向和实践经验为其下了不同的定义。目前,我国医学心理学界将心理治疗定义为:以医学心理学的各种理论体系为指导,以良好的医患关系为桥梁,应用各种心理学技术与方法,改善被治疗者的心理功能与行为,调整与保持个体与环境之间的平衡,从而达到治疗目的。

因此,心理治疗需包含的基本要素有:

1. 治疗师方面　治疗师必须具备一定的心理学知识和技能,若治疗对象为病人,还必须具备一定的医学知识、丰富的生活经验与各领域的知识。同时,必须心理健康,具有适宜当心理治疗师的个性、敏锐的观察力和良好的职业道德,热爱本专业,工作认真负责。

2. 被治疗者方面　一般为具有正常认知能力的,有一定精神、躯体或行为问题的人,也包括一些希望改变个性或认知、行为习惯的人。被治疗者必须适宜进行心理治疗,同时符合上述的"自主性"和"学习性"等特点,积极配合治疗。

3. 治疗过程　以各种医学心理学理论为基础,灵活使用各种专业技术,按一定的程序规范地进行,以达到治疗目标。

4. 治疗环境　应具备具体治疗所需的相关设备和条件,环境安静、整洁,有合适的空间与面积,空气流通。

二、心理治疗与心理咨询的关系

心理治疗和心理咨询都是心理学领域中重要的服务形式,它们都是为了帮助人们解决心理问题,并提高其心理健康水平。虽然两者具有相似的目的,但在实践中,它们之间也存在一些差异。

1. 共同点　① 二者同属帮助过程,所采用的理论方法常常是一致的。② 二者进行工作的对象常常是相似的。③ 二者在强调帮助求助者成长和改变方面是相似的。④ 二者都注重建立帮助者与求助者之间的良好的人际关系,认为这是帮助求助者改变和成长的必要条件。

2. 主要区别　见表 6-1。

表 6-1　心理咨询与心理治疗的主要区别

区别	心理治疗	心理咨询
工作任务不同	重点在于弥补病人过去已经形成的损害	重点在于预防
对象和情境不同	对象是心理异常的病人,是在临床和治疗情境中展开工作	遵循教育的模式,咨询者多为正常对象
工作方式不同	多为成对访谈	应用更多的方式介入咨询者的生活环境之中
解决问题的性质不同	涉及内在的人格问题,更多的是与无意识打交道	具有现实指向的性质,涉及的是意识问题

音频

心理咨询与心理治疗的关系

三、心理治疗的机制

(一) 心身相互作用机制

心身是密切相关的一个整体,心理与生理可以通过神经系统、内分泌系统、免疫系统等产生相互作用,其中神经递质、激素、免疫活性物质等起到了至关重要的作用。良好的心理状态,如乐观、豁达、积极的心态有利于身体健康和疾病的恢复,而改善人格对某些疾病有治疗作用,可提高临床疗效。反之,焦虑、抑郁、恐惧、消极等心态妨碍健康与康复,并可使人易感某些疾病,对临床疗效造成负面影响。

(二) 心理学原理

每一种心理治疗方法都有一定的心理学理论作为指导。如精神分析疗法的原理为通过挖掘病人的潜意识,在求助者的潜意识与意识之间架起有效的桥梁,使其心理冲突得到解决,从而起到治疗作用。行为疗法则是帮助求助者通过学习改变不良行为,塑造健康的行为方式。认知疗法的原理是通过分析找出求助者错误的或歪曲的思维方式或信念,加以纠正,代之以合理的认知方式,达到治疗效果。而人本主义疗法则相信每个人都有解决自己心理问题的潜力,治疗过程就是帮助求助者挖掘这种潜力,从而达到治疗的目的。

(三) 产生疗效的机制

良好的治疗效应是通过一般性(或基本的)治愈机制和特殊治愈机制而实现的。一般性治愈机制与治疗师的个人特征、信心、良好的态度、资历、知识面等有关,使他们能够有效地与求助者互动,从而产生良好的治疗效果。特殊治愈机制则是指治疗者运用专业治疗原理,有目的地选择执行某种治疗策略及技巧,以期产生特殊的疗效。故治疗模式不同,其特定的治愈机制也各异。

四、心理治疗的层次和原则

(一) 心理治疗的层次

心理治疗的总目标是使接受治疗者自我成长,改善心理状态、生活质量,恢复健全的生理、心理、社会功能和适应自然环境的能力。因此,心理治疗可分为医学和心理学两个层次。

第一个层次是医生与人交往过程中所进行的一般性心理治疗。主要是帮助病人消除或改善各种心身症状,从而缓解疾病的痛苦或辅助治疗疾病,促进疾病的康复,预防复发。病人来到医院寻求诊治,虽然接触到的主要是医生、护士,但是在医院工作的医务人员,只要身着白色工作服,就被确认为是医院中的一名成员,就有义务解答病人的疑问、要求并尽量给予帮助。这一切都会对病人的心理产生影响,也就间接地使其疾病的病理过程发生变化。医务人员的言谈、表情、姿势、态度和行为无时无刻不在影响着病人的感受、认知、情绪和行为。因此,在医疗活动中,医务人员要利用自己的言行(例如耐心、和蔼可亲和富有同情心的态度、暖人心田的言语、权威性的解释和暗示等)发挥治疗作用,其影响之大,有时超过药物。虽然医务人员的言行不是心理治疗的唯一形式,但它确实是构成心理治疗的核心内容之一。因此,医务人员在与病人接触的过程中,永远不能忘记自己的言行所具有的重要意义。实际上,在处方开出之前,那种耐心倾听病人诉说病情和认真进行体格检查的态度就已经在起治疗作用了。换句话说,当你一接触病人,心理治疗就随之开始。

第二个层次是指作为一种特殊的治疗手段,针对消除某种心理症状或行为障碍提供专门的心理治疗技术。主要是帮助病人矫正不良行为,纠正错误认知,解决心理冲突,调整人际关系,改善认知、情绪、行为等。例如用系统脱敏疗法对某些恐怖症可获得较满意的效果。这些技术往往是根据一定的理论来设计的,有一定的程序和适应证。

（二）心理治疗的原则

心理治疗的方式方法很多,这些方式方法均有自身特点,但亦有一些普遍性的原则,掌握心理治疗的普遍性原则是确保治疗效果的关键。心理治疗的普遍性原则有以下几种:

1. 接纳性原则　即对所有求治的心理"病人",不论何种心理疾患,都应采取接纳的态度,一视同仁,不歧视某些心理"病人",不带入自己的情感等。

2. 共同参与原则　心理治疗不同于药物、手术等治疗,需要双方的配合,因此病人的参与十分重要。病人能积极参与,医患双方就能建立起共同的意愿,彼此形成充分信任和密切合作的关系,这是心理治疗成功的关键。

3. 针对性原则　心理治疗应从不同病人的实际情况出发,根据不同个体、不同症状、不同阶段,采取相应的治疗方法,有的放矢、对症下"药",精心医治以解求治者的心理症结及痛苦,促进其人格健康发展、日臻成熟。

4. 回避性原则　心理治疗不宜在熟人之间开展,亲人与熟人均应在治疗中回避。

心理治疗的这四个原则是相辅相成的,它们共同构成一个有机的整体,医生在进行心理治疗的过程中要将其进行结合,在其指导下对病人进行治疗,帮助病人重新拥有健康的身心。

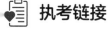 **执考链接**　病人,男,70岁,被诊断为抑郁障碍。某天得知其一位老朋友是心理治疗师,心想熟人好办事,遂向其求助,却遭到了拒绝。该心理治疗师拒绝提供服务所依据的心理治疗原则为（　　　）

A. 回避性原则　　　　　　　　B. 接纳性原则

C. 针对性原则　　　　　　　　D. 共同参与原则

参考答案:A

五、心理治疗的分类

心理治疗种类非常繁多,无法统一进行分类,目前常用的分类方法包括以下几种:

1. 按理解分类　可分为广义的和狭义的心理治疗。前者指所有医疗活动的全过程,包括高超的医疗技术、卓著的工作效率、良好的服务态度、高尚的医德医风、方便合理的医疗制度、优美舒适的就医环境、高质量的设备、良好的院容院貌等。狭义的心理治疗是指医生应用心理学的理论和方法,对求助者进行有针对性的专业的治疗。

2. 按对象分类　可分为个体心理治疗和集体心理治疗。个体心理治疗是医生或治疗者与病人或求助者一对一进行的心理治疗。集体心理治疗则是把两个以上具有相似问题的病人或求助者集中在一起实施的心理治疗。

3. 按场所分类　可分为家庭治疗和社会治疗。前者是治疗者对一个家庭,包括家庭核心成员或所有成员所进行的心理治疗。后者则是正视现实与矛盾,分析事件,改变病人的认知和态度的教育方法。

4. 按求助者的意识范围分类　可分为觉醒治疗和催眠治疗。前者是指求助者在接受心理治疗时意识清晰,自觉、积极地配合、学习,调整自己。后者指病人处在意识极度狭窄的状态下,受医生的言语指示所进行的心理治疗。

5. 按理论学派分类　可分为心理动力学或精神分析疗法、行为疗法、认知疗法、人本主义疗法等。

六、心理治疗方法

心理治疗在一百多年的发展历程中涌现出大量的理论、学派,具有各自独特的视角,形成各具特色的多种方法。如精神分析性疗法探索人的潜意识活动,分析人的心理病症;行为疗法注重矫治人的不良行为,建立合适的行为;人本主义疗法以积极关注、无条件接纳、尊重人的价值来促进个体的自我探索和成长;合理情绪疗法从质疑人的思维观念非理性中寻找不良情绪行为问题的成因等。各种方法均具有一定的治疗效果,但也存在一定的局限性,在治疗工作中都有无法解答和奏效的问题和案例。因此,心理治疗当今的发展更趋向于将各个学派、各种理论的精华整合、兼收并蓄,在工作中综合应用,更好地帮助求助者/病人,使其恢复身心健康,促进个性完善和成长。

(一) 经典的精神分析疗法

经典的精神分析疗法由弗洛伊德创立。应用此疗法使病人从无拘束的访谈中领悟到心理障碍的症结所在,并逐步改变其行为模式,从而达到治疗的目的。

从事精神分析的治疗者必须熟悉弗洛伊德的心理动力学理论(特别是关于潜意识和意识的),以及各种心理防卫机制的知识。访谈的目的是分析病人所暴露的、压抑在潜意识中的心理冲突,使病人意识到焦虑情绪的根源。访谈的方式一般是在安静、温暖的房间内,让病人斜躺在舒适的沙发椅上,面朝天花板,便于集中注意力于回忆上,治疗者坐在病人身后。访谈的时间每次45~50分钟,每周访谈5次。治疗过程需要半年至2年。长期的访谈才能获得病人足够的心理冲突资料,加深病人与治疗者的关系。使治疗者能全面了解病人的成长过程、生活经历、性格形成和处理问题的方式;病人通过访谈也逐步加深对自我的认识,为改变自己性格上的弱点找到努力的方向。这一疗法所采用的技术有:

1. 自由联想 每次访谈让病人选择自己想谈的题目,如生活、家庭关系、工作、与人交往、爱好或发病经过等。总之,随着脑中所涌现的念头脱口而出,不管说出来的事情彼此有无关联,是否合乎逻辑或幼稚可笑。开始访谈时病人要做到这一点是比较困难的,因为他不能不考虑给治疗者产生的印象。但是随着治疗者的鼓励和指点,病人逐渐沉入往事的回忆中,内心深处无意识的闸门不觉地打开,谈出的事情常常带有情绪色彩。往往病人突然停止不语,推说想不起来了,或者绕过所谈的话题而言其他,有时还伴有不适当的冲动行为,甚至扬言要停止治疗或忘记治疗的预约时间或迟到。这些表明病人出现了"抗拒"(resistance),这一现象常常是病人心理症结的所在,治疗者的任务就是要帮助病人克服这一无意识的抗拒。根据病人当时的心理状态,用同情的语调引导病人使伴有严重焦虑和冲突的事情进入病人的意识中,将压抑的情感发泄出来。由于许多事情属于幼年时代的精神创伤,当时所产生的情感反应常是比较幼稚的,故现在当病人在意识中用成人的心理去重新体验旧情,就比较容易处理和克服,这叫作情感矫正(emotional correction),这样病人所呈现的症状也会自然消失。

2. 梦的分析 弗洛伊德认为"梦乃是做梦者潜意识冲突欲望的象征,做梦的人为了避免被人察觉,所以用象征性的方式避免焦虑的产生","分析者对梦的内容加以分析,以期以发现这些象征的真谛"。因此,发掘潜意识中心理冲突的另一技术就是要求病人在访谈中也谈谈他做的梦,并把梦中不同内容自由地加以联想,以便治疗者能理解梦的外显内容(又称显梦,即梦的表面故事)和潜在内容(又称隐梦,即故事的象征意义)。例如,一女病人叙述她梦见一个蒙面的陌生男人闯入她二楼的卧室,偷走了抽屉中她心爱的首饰匣,她发觉后大喊一声"谁",那蒙面男人冲出阳台仓皇逃走,她追到阳台,往下一看,发现他已跌死在楼下,因而被吓醒。治疗者通过病人多次自由联想,了解了她的家庭生活和与丈夫的关系后就清楚这一显梦的象征意义,原来她的丈夫对她不忠实,隐瞒了有外遇的事实(蒙面的陌生男人),欺骗了她的感情(偷走了首饰匣),她很气愤,诅咒他没有好下场(他跌死在楼下),但又不愿他真的离她而去,所以又大喊一声(提醒他)。通过对隐梦的分析使病人清楚焦虑情感的根源,应该怎样正确地处理与丈夫的关系。

3. 移情 当病人沉入往事回忆中时,会说出许多带有焦虑感情的事情,而这些事情往往与和他关系密切的人物(如父母)有关,自然,情感的发泄也是有针对性的(针对自己的父母)。在访谈中病人往往把治疗者当作他发泄的对象,这就叫作移情(transference)(把过去与父母的病态关系转移到与治疗者的关系上)。当病人出现移情,对治疗者表露出特殊的感情,把他当作"上帝"(热爱的对象,称为正移情 positive transference)或"魔鬼"(憎恨的对象,称为负移情 negative transference)时,治疗者一定要清楚意识到自己的处境和地位,这是治疗过程中必然会出现的好现象。治疗者一定要超脱自己,善于利用这一移情,循循诱导,让病人认识到建立良好人际关系的必要性。当这些从无意识过程中所暴露出的病态或幼稚情感和人际关系成为意识过程的内容时,这种不成熟的或"神经症性"的心理防卫机制就减弱了,移情问题也就随之消失。

4. 解释　在治疗过程中,治疗者的中心工作就是向病人解释他话语中的潜意识含义,帮助病人克服抗拒,而使被压抑的心理冲突得以源源不断地通过自由联想和梦的分析暴露出来。解释是逐步深入的,根据每次访谈的内容,用病人所说过的话作依据,用病人能理解的语言告诉其心理症结所在。解释的程度随着长期的访谈和对病人心理的全面了解而逐步加深和完善,而病人也通过长期的访谈在意识中逐渐培养起一个对人对事成熟的心理反应和处理态度。

(二) 认知领悟心理疗法

视频

认知行为矫正技术

认知领悟心理疗法是钟友彬根据心理动力学理论结合中国的具体情况和多年实践于 20 世纪 70 年代末提出的,又称"中国式的心理分析法"。这一疗法保留了有关潜意识和心理防卫机制的理论,"承认幼年期的生活经历,尤其是创伤体验对个性形成的影响,并可成为成年后心理疾病的根源","不同意把各种心理疾病的根据都归之于幼年'性'心理的症结",而认为性变态是成年人用他本人所未意识到的,即"用幼年的性取乐方式解决他的性欲或解除他苦闷的表现"。因此,治疗时要用符合病人"生活经验的解释使病人理解、认识并相信他的症状和病态行为的幼稚性、荒谬性和不符合成年人逻辑的特点",这样可使病人达到真正的领悟,从而使症状消失。认知领悟疗法的适应证是强迫症、恐怖症和某些性变态,如露阴癖、窥阴癖、挨擦癖和异装癖等。

具体的做法是:

1. 采取直接会面的交谈方式,如病人同意,可有一位家属参加。每次访谈时间为 60~90 分钟,疗程和间隔时间皆不固定,由病人或由病人与医生协商决定。凡有书写能力的病人都要求在每次访谈后写出对医生解释的意见和结合自己病情的体会,并提出问题。

2. 初次会面时,由病人及其家属叙述症状产生、发展的过程和具体内容,尽可能在 1 小时内叙述完。经躯体和精神检查诊断为上述适应证后,即可进行初步解释,告诉病人是可以治好的,但需主动与医生合作,对医生的提示、解释要联系自己认真思考,疗效的好坏取决于自己的努力程度。如时间许可,可告诉病人,他们的病态是由于幼年的恐惧体验在成年人身上的再现,或用幼年的方式来应对成年人的心理困难或解决成年人的性欲。解释内容因疾病不同而略有出入。

3. 在以后的访谈中,继续询问病人的生活史和容易回忆的有关经验。不要求深入回忆,对于梦也不做过多的分析。主要通过访谈建立病人与医生间相互信任的良好关系,并使病人真诚地相信医生的解释。

4. 随后与病人一起分析症状的性质,引导他相信这些症状大都是幼稚的、不符合成人思维逻辑规律的感情或行动,有些想法近似儿童的幻想,在健康成年人看来是完全没有意义的,不值得恐惧,甚至是可笑的,只有幼童才会相信和恐惧,并不自觉地用一些幼稚的手段来"消除"这些幼稚的恐惧,或用幼年取乐的方式来解决成年人的问题等。这些解释要结合病人的具体病情来谈。

5. 当病人对上述解释和分析有了初步认识和体会后,即向病人进一步解释疾病的根源在于过去,甚至幼年期。对强迫症和恐怖症病人,指出其根源在于幼年期的精神创伤。这些创伤引起恐惧情绪在脑内留下痕迹,在成年期遇到挫折时会再现影响病人的心理,以致用儿童的态度对待在成年人看来不值得恐惧的事物。现在已是成年人不应当像孩子那样认识、相信并恐惧了。对于性变态病人,结合病人可以记忆起的儿童性游戏行为,讲明他的表现是用幼年方式来对待成年人的性欲或心理困难,因而是幼稚和愚蠢可笑的。上述的解释需要经过病人与医生多次共同的讨论,才能使病人完全理解,提升认识。

(三) 询者中心疗法

询者中心疗法旧称非指导性心理疗法(non-directive psychotherapy)或病人中心疗法,是罗杰斯以人本主义理论为基础于 1942 年提出的。它与精神分析疗法相反,不要病人回忆压抑在潜意识中的心理症结,而是帮助病人认识此时此地的现状。由于缺乏自知,不能正确认识和处理当前环境的现状,拒绝感受当时的情感体验而产生病态焦虑,因此治疗的目的就是让病人进行自我探索,了解与自我相一致的、恰当的情感,并用此感情体验来指导行动,也就是靠自己本身的力量来治疗自己存在的问题。

此疗法的适应证和心理疗法一样,主要是神经症。

这一疗法的具体做法如下:

1. 访谈时,治疗者不是以一个权威专家的面貌来分析和解释病人在言谈中所暴露的问题,而是以一个朋友的身份鼓励病人发泄内心的情感。对病人所说出来的事件不做任何评价和指引,而是对他所表达的情感做出反应。例如,某病人在谈到丈夫不让自己出门自由行动而表现出情绪时,治疗者说:"你是有些发火了吧!"咨询者说:"我当时简直是气疯了……"治疗者不断用反响(reflection)的方式来激发病人的情感,一再重复病人在言谈中所表现出来的是最基本的情感,使病人逐渐认识到自己在这一事件或问题中所克制的负面情感和自我评价。

2. 在治疗过程中,治疗者不做解释,很少提问题,也不回答问题,而是无条件地正面关心病人,使病人感到温暖。不管他暴露什么情感,总是充分理解和信任,当治疗者进入病人当时的情感中后,病人会看到治疗者是真诚的、表里一致的,对他的谈话是感兴趣的。在这样的气氛下病人毫无顾忌地畅所欲言,逐渐从消极被动的防御性的情感中解脱出来,不再依靠别人的评价来判断自己的价值。由于每个病人都具有对自我实现(self-actualization)的健康态度,所以一旦认识到自己问题的实质,就能发挥出自我调节和适应环境的潜在能力,改善人际关系,达到治疗的目的。

3. 一般治疗时间和次数不固定,由病人自行决定。这一疗法也可集体进行(10人左右),每周1~2次。集体治疗时,治疗者只能作为集体的一个成员参加。

(四) 系统脱敏疗法

视频

系统脱敏法

系统脱敏疗法是南非沃尔普(J. Wolpe)在20世纪50年代末期发展起来的一种行为疗法。他认为神经症的起因是在焦虑情境中原来不引起焦虑的中性刺激与焦虑反应多次结合而成为较为牢固的焦虑刺激,产生异常的焦虑情绪或紧张行为。他通过动物实验研究发现,如果抑制焦虑的愉悦反应(如进食)与引发焦虑的刺激同时出现,就会减弱焦虑刺激的力量,他称此为交互抑制(reciprocal inhibition)。于是,在治疗恐怖症时,他将焦虑刺激由弱而强与抑制焦虑反应的松弛反应多次结合,结果,原来的焦虑刺激与焦虑反应之间的联系逐渐减弱,病人对焦虑刺激的敏感性逐步减轻,最终恐惧被克服了。这一疗法就被称为系统脱敏疗法。

有些神经症病人虽然认识到自己的病因,也有了改变自己病态行为的决心,但是做起来却很困难,不知怎样做才能真正摆脱这些症状,为此还需要学会采取一些行动来制服它们。因而,系统脱敏疗法对由明显环境因素引起的某些恐怖症、强迫症特别有效。

例如,某大公司的推销员经常乘飞机来往于国内外各大城市,由于近来有飞机失事而对乘坐飞机产生了恐惧,患了乘机恐怖症,每逢要乘机外出就表现出严重的焦虑。

具体治疗方法如下:

1. 松弛训练 根据病种的不同采用不同的放松训练。一般应用肌肉放松训练的方法来对抗恐怖症中的焦虑情绪。训练时要求病人首先学会体验肌肉紧张与肌肉松弛间感觉上的差别,以便能主动掌握松弛过程,然后根据指导语进行全身各部分肌肉先紧张后松弛的训练,直至能主动自如地放松全身的肌肉。

2. 划分焦虑等级 通过与求助者的讨论,将引起求助者不良行为反应(如焦虑、恐惧)的情境刺激作详细的等级划分,并由弱而强按次序排列成焦虑等级表备用。将病人的焦虑从可以引起最轻的焦虑到引起最强烈的恐惧情景按层次顺序排列如下:

(1) 乘汽车去机场,看到一块前往机场方向的大指路牌。

(2) 来到民航候机场大门口。

(3) 进入候机大厅。

(4) 办理去某地航班的登机手续。

(5) 进入安全检查口。

(6) 排队进入机场检票大门口。

(7) 登上飞机楼梯。

(8) 进入飞机舱内。

(9) 坐在靠窗口的座位从窗口望见机翼与机场。

（10）飞机开始启动进入跑道。

（11）飞机升空，望见地面房屋逐渐变小远离自己。

（12）飞机进入天空白云之中。

将上述情境制成幻灯片，按顺序放在幻灯机内。

3. 脱敏训练　令病人坐在舒适的靠背椅上，并全身肌肉放松。对面墙上挂一银幕，病人手握幻灯机开关，先放映第一张幻灯片，令病人注视并进行放松训练。如果这一情境不再引起焦虑，也就是在肌肉处于松弛状态，即转入注视第二张幻灯片，依次训练，循序渐进。当看到某一张幻灯片，例如第（7）张，登上飞机楼梯时突然感到焦虑、恐慌、肌肉紧张，则可退回到第（6）张幻灯片，重新进行肌肉放松。确信看到第（6）张入机场检票口大门的情境已无焦虑，再重放第（7）张，依次反复直至看到登上飞机楼梯时不再焦虑，肌肉放松，再注视下一层次的幻灯片。如病人通过了全部情境，不再出现焦虑，肌肉处于松弛状态，即可以从模拟情境向现实情境中转移，陪伴病人乘车去机场，在现场重复上述情境。一般说来，在模拟情境中能够做到全身处于松弛状态，不再出现焦虑情绪，则绝大多数病人也能成功地在现实情境中做到，这时治疗即告完成。如果未将焦虑层次制成幻灯片，可嘱病人记住焦虑层次，或由治疗者按顺序下指令，病人按指令想象这一焦虑情境，如果在想象时肌肉保持松弛，未曾引起焦虑，则进行高一层次焦虑情境的想象。运用想象法进行系统脱敏可同样奏效。

（五）满灌疗法

满灌疗法（flooding therapy）又称冲击疗法，与系统脱敏疗法正好相反，后者是采用对抗条件作用，对同一可引起恐惧的刺激用新的反应（放松）来替代旧的反应（焦虑紧张），恐惧刺激逐步升级，直至最后给予最强的恐惧刺激时病人仍然做出放松反应，从而达到治疗目的，这一缓慢的逐步消退过程需要经过一定按部就班的训练，使病人逐渐适应引起恐惧的情境。而前者不需要经过任何放松训练，一开始就让病人进入最使他恐惧的情境中。一般采用想象的方式，鼓励病人想象最使他恐惧的场面，或者治疗者在旁反复地甚至不厌其烦地讲述最令他感到害怕的情境中的细节，或者用录像、幻灯片放映最使病人恐惧的镜头，以加深病人的焦虑程度，同时不允许病人采取堵耳朵、闭眼睛、叫喊等逃避措施。即使病人由于过分紧张、害怕而出现昏厥的征兆，仍鼓励病人继续想象或聆听治疗者的描述。如果让病人躺卧在沙发上，一般不会出现昏厥现象。事先告诉病人，在这里各种急救设备俱全，医务人员皆在身旁，他的生命是绝对安全有保障的，因此可以立即想象、聆听或观看使他感到最害怕的情景，在反复的恐惧刺激下，即使病人因焦虑时紧张而出现心跳加剧、呼吸困难、面色发白、四肢冰冷等自主神经系统反应，病人最担心的可怕灾难并没有发生，焦虑反应也就相应地消退了。另一有效的方式是要病人直接进入最令他感到恐怖的情境。例如，一名因担心寒冷会使下肢冻坏而致瘫痪的恐怖症病人，即使到了夏天上身仅穿单衣，下身仍穿着厚厚的绒裤和棉裤，病人诉说他只要一脱棉裤或者想象要脱棉裤，下肢就发抖、僵硬以致不能站立和行走。治疗时室温为 28℃，病人上身只穿单衣，下身却穿一条衬裤、一条棉毛裤、一条毛线裤、一条厚棉裤,并加一双厚的长筒袜。治疗者告诉病人经过检查,他的下肢和上肢的功能一样,在室温下不会发生瘫痪,同时还准备了注射药物和电刺激仪器以预防可能出现他所担心的情况。在治疗者的保证下,取得病人的同意后,嘱病人躺在治疗床上,用极其迅速的方法将其棉毛裤、毛线裤、厚棉裤、长筒袜一并脱下,只留短衬裤,结果病人下肢并未出现发抖、僵硬的现象。嘱病人在床上活动下肢,数分钟后即下地行走,一次治疗获得成功。

此疗法的适应证和系统脱敏疗法一样,对某些恐怖症和强迫症效果较好。至于对哪些病人采用此法,还要考虑他的文化水平、暗示程度以及发病原因等多种因素。

(六) 厌恶疗法

厌恶疗法多用引起躯体痛苦反应的非条件刺激与形成不良行为的条件刺激结合,使病人发生不良行为的同时感到躯体的痛苦反应,从而对不良行为产生厌恶而使其逐渐消退。此疗法对酒瘾、戒烟、贪食、吸毒和性变态者效果较好。决心戒烟的人可采用此疗法,身边口袋里放一袖珍电刺激盒,将电极置于手腕或手指上。每当他做出从口袋里掏烟的动作时,电极装置就自动启动,约 30 秒后发出警告信号(声音),而在他将香烟含在口中准备点火抽烟的瞬间,突然电击,电击持续约 0.8 秒,使病人产生剧烈疼痛。电子电击装置从启动到电击有一段时间不固定的空隙,在此时间内抽烟者期待着即将来临的皮肉疼痛,造成心理上一定的焦虑、紧张,从而失去对抽烟的兴趣。最简单的方法是在手腕上放一橡皮筋,每当病人出现不良行为时就用另一手不停地拉橡皮筋,一拉一松使之产生疼痛,直至不良行为消失为止。这对某些具有各种强迫性动作的病人较为有效。

此疗法的治疗次数和时间应根据不同病种而异。治疗时厌恶刺激应有足够的强度和持续时间,使其难以忍受而不得不消退其不良行为。随着不良行为的逐渐消退而加强对新的健康行为的形成。最好由当事人主动掌握这一疗法的要领,自觉接受厌恶刺激惩罚。

(七) 标记奖励法

标记奖励法(token economy)又称代币券法,此疗法根据操作性条件反射的原理,用奖励的方法强化所期望的行为,常应用于智力障碍儿童、行为障碍儿童、呈现严重行为衰退的慢性精神分裂症病人来塑造新的行为。"标记"可为一种内部流通的、印有一定价值的"货币"、代用券或筹码,也可为红旗或红星式样的印章符号。例如,在一所收容各种智力障碍儿童的医院里,根据智力障碍程度分为若干班级,每一班的儿童对其日常生活和学习活动有一定的规章要求。如对一中等智力障碍儿童的班级,在老师或教养员的带引指导下,要求每个儿童早晨按时起床,起床后要叠被,自己穿好衣服、裤子、袜子和鞋子,自己刷牙、洗脸,将洗漱用具放在规定的地方,在院内做早操,早餐时要坐在指定的位置上,所发的食物必须吃完,不能将食物遗留在桌上……,将儿童从早晨起床到晚上入睡一日生活中所进行的每项活动,包括课堂学习和游戏在内,根据难度的不同,规定每完成一项活动就给予 0.1~1 元的奖励(或给予若干"红星")。每一病室都设有小卖部,陈设各种糖果、点心等食品,小人书、图画书、练习本、铅笔、橡皮等学习用品,洋娃娃、小熊猫等玩具以及其他日用品,每一种物品都标明价钱(或需要若干"红星")。智力障碍儿童就用他自己每日得到或积存的"货币"购买他所喜爱的物品。除了这些物质的奖励,还有精神的奖励,需要积存多少"货币"或"红星"可以傍晚看电视或电影,假日去公园游玩。在每周探视日时,需要积存多少"货币"或"红星"就可以让父母或亲人带出院外去游玩或团聚半日。对这些精神上的奖励也是多数儿童所渴望的,为此大多数儿童在每日各项活动中都能做到规范要求,以期获得所需要的"货币"。通过标记奖励也使儿童学会了计数和计算。

对于那些有毁物、伤害他人和自己身体等严重行为障碍的儿童,对其日常生活的要求则另有规范,使病人明确其受奖的目标行为。例如,不撕毁自己的衣服或吃饭时不用手去抓食则给予较多的"货币"或"红星",而这些"货币"使他们能立即获得所期望的东西。

在精神病院里,对那些行为衰退的慢性精神分裂症或器质性精神病病人,也可用此疗法训练其塑造新的行为。例如,病人起床后如果能完成洗脸、刷牙动作,则早餐时可获得购买一个熟鸡蛋的权利等。

(八) 理性情绪疗法

理性情绪疗法(rational-emotive therapy,RET)由埃利斯(A. Ellis)于 20 世纪 20 年代所创立。埃利斯强调,要想清楚地了解个体的情绪困扰和适应不良行为,首先要了解个体是如何思想、感受、领悟和行动的。他相信人有能力和勇气来了解自己的不足,改变幼年时期所形成的基本价值观,以及由此导致的不适应行为和情绪。此疗法适用于各种神经症和某些行为障碍的病人。RET 的核心理论是 ABC 理论。A 指诱发事件(activating events);B 指个体对这一事件的看法、解释及评价即信念系统(belief system);C 指继该事件后,个体的情绪反应和行为结果(consequences)。其主要观点认为,对于A,每个人会产生不同的 B,而 B 是产生不同情绪和行为的主要原因,即情绪或不良行为并非由外部诱发事件本身所引起的,而是由于个体对这些事件的评价和解释造成的,这也是产生情绪障碍和神经症的根本原因。埃利斯常借用古希腊哲学家埃皮克迪特斯(Epictetus)的一句名言来阐述自己的观点:"人不是被事情本身所困扰,而是被其对事情的看法所困扰。"表 6-2 就是应用 ABC 理论的一个例子。

表6-2　理性情绪疗法分析

A(诱发事件)	B(对事件的看法、解释及评价)	C(行为结果)
考试不及格,必须补考	甲:糟透了!我完蛋了,补考也未必能及格,别人会看不起我了,今后抬不起头做人了 乙:成绩并不完全代表我的水平和能力,一次失利是正常的,下次我一定能够考好	甲:整日郁郁寡欢,情绪低落,烦躁,不参加集体活动,不与人交往,总低着头 乙:情绪未受明显影响,生活、学习正常

由此可见，对于同一个诱发事件 A，不同的观念 B 可以导致不同的结果 C。如果 B 是合理的、现实的，那么由此产生的 C 也就是适应的行为。否则，不合理的信念就会产生情绪困扰和不适应的行为。个体的认知系统不合理、不现实的信念（B），是导致情绪障碍和神经症的根本原因。

埃利斯通过临床观察，总结出日常生活中常见的产生情绪困扰，甚至导致神经症的 10 类不合理信念：① 在现实生活中，必须获得周围几乎每一个人的喜爱和赞赏。② 每个人都应该是全能的，即在人生中的每个环节和方面都能有所成就。③ 世界上有些人很邪恶、很可憎，所以应该对他们做严厉的谴责和惩罚。④ 如果事情非己所愿，那将是一件可怕的事情。⑤ 不愉快的事总是由于外在因素引起，自己是难以或无法控制和支配的，因而人对自身的痛苦和困扰也难以或无法控制和改变。⑥ 人们要随时警惕危险和可怕的事情，应该非常关心并不断注意其发生的可能性。⑦ 面对现实中的困难和自我承担的责任是件困难的事情，倒不如逃避它们。⑧ 以往的一切都是重要的，曾强烈影响个人生活的事情，可能会持续对人造成影响。⑨ 对人生中的每个问题，都应有一个唯一正确的答案。如果找不到这个答案，就会痛苦一生。⑩ 人生最大的幸福是通过习惯和无为，或者被动的和无须承担的自我欣赏而获得。

从非理性观念中，可以归纳出相应的非理性信念的主要特征：① 要求的绝对化（demandingness），即从自己的主观愿望出发，认为某一事件必定会发生或不会发生，常用"必须"（must）或"应该"（should）的字眼。然而，客观事物的发生往往不依个人的主观意志所转移，常出乎个人的意料。因此，怀有这种看法或信念的人极易陷入情绪的困扰。② 过分的概括化（overgeneralization），即对事件的评价以偏概全。一方面，表现在对自己的非理性评价，常凭自己对某一事物所产生的结果的好坏来评价自己为人的价值，其结果常导致自暴自弃、自责自罪，认为自己一无是处而产生焦虑、抑郁情绪。另一方面，表现在对别人的非理性评价，别人稍有差错，就认为他很坏，一无是处，其结果导致一味责备他人，并产生敌意和愤怒情绪。③ 糟糕透顶（awfulizing），即认为事件的发生会导致非常可怕或灾难性的后果。这种非理性信念常使个体陷入羞愧、焦虑、抑郁、悲观、绝望、不安、极端痛苦的情绪体验中而不能自拔。这种糟糕透顶的想法常常是与个体对己、对人、对周围环境事物的要求绝对化相联系的。上述三个特征造成病人的情绪障碍。因此，理性情绪疗法是以理性治疗非理性，帮助病人改变其认知，用理性思维的方式来替代非理性思维的方式，最大限度地减少由非理性信念所带来的情绪困扰的不良影响。

治疗过程一般分为四个阶段：

1. 心理诊断（psychodiagnosis）阶段　这是治疗的最初阶段，首先治疗者要与病人建立良好的工作关系，帮助病人建立自信心。其次摸清病人所关心的各种问题，将这些问题根据所属性质和病人对它们所产生的情绪反应分类，从其最迫切希望解决的问题入手。

2. 领悟（insight）阶段　这一阶段主要帮助病人认识到自己不适当的情绪和行为表现或症状是什么，产生这些症状的原因是自己造成的，要寻找产生这些症状的思想或哲学根源,即找出它们的非理性信念。

在寻找非理性信念并对其进行分析时要按顺序进行:第一,要了解有关激发事件 A 的客观证据;第二,病人对事件 A 的感觉体验是怎样反应的;第三,要病人回答为什么会对它产生恐惧、悲痛、愤怒的情绪,找出造成这些负性情绪的非理性信念;第四,分析病人对事件 A 同时存在理性的和非理性的看法或信念,并且将两者区别开来;第五,将病人的愤怒、悲痛、恐惧、抑郁、焦虑等情绪和不安全感、无助感、绝对化要求和负性自我评价等观念区别开来。

3. 修通(working throngh)阶段 这一阶段,治疗者主要采用辩论的方法动摇病人的非理性信念。用夸张或挑战式的发问要病人回答他有什么证据或理论对事件 A 持与众不同的看法等。通过反复不断的辩论,病人理屈词穷,不能为其非理性信念自圆其说,就会真正认识到他的非理性信念是不现实的、不合乎逻辑的,也是没有根据的,开始分清什么是理性的信念,什么是非理性的信念,并用理性的信念取代非理性的信念。

这一阶段是本疗法最重要的阶段,治疗时还可采用其他认知和行为疗法,如布置病人做认知性的家庭作业(阅读有关本疗法的文章,或写一篇与自己某一非理性信念进行辩论的报告等),或实施放松疗法以加强治疗效果。

4. 再教育(reeducation)阶段 这是治疗的最后阶段,为了进一步帮助病人摆脱旧有思维方式和非理性信念,还要探索是否还存在与本症状无关的其他非理性信念,并与之辩论,使病人学习到并逐渐养成与非理性信念进行辩论的方法。

(九) 气功疗法

气功是我国特有的一种古老的行为疗法,通过躯体内部自我调整达到祛病、强身、延年的目的。气功疗法是根据一定的固定程序,经过长期反复的锻炼,达到自我入静的放松。

气功的功法种类很多,按练功时肢体是否运动可分为静功、动功和动静功三种。肢体不运动的功法称静功,静功有松静功、内养功、强壮功等。肢体运动的功法称为动功,动功有太极拳、五禽戏、八段锦、峨眉桩、鹤翔桩等。动静功是将静功和动功有机地结合起来,或先静后动,或先动后静。按练功时的身体姿势来分,可分为卧功、坐功、站功和活步功四种。不论何种功法,练功时都要进行三调:调意、调身和调息。

调意:即调理自己的意念,也就是训练涌现在头脑中的思想和念头。一般把它限制在一个简单的词(如"松")或数字(如"一")上,并把它固定在想象中的身体某一部位上,如两眉间的"上丹田",脐下一寸半的"下丹田",这就称为"意守",意守的目的是为了入静。做到真正的入静,即排除各种内外干扰,头脑里什么也不想,没有什么念头,身心处于完全放松的状态,是很不容易的,这是一个主动的抑制过程,需要反复锻炼,付出很大的主观意志和努力才能达到这种入静、物我两忘的境界。

调身:即调整自己身体的姿势。功法不同,身体姿势的要求也各异。不论何种姿势,都要使头颈、躯干、四肢肌肉和关节处在一个相当松弛的状态,并不为自己所意识到,即使练动功时,身体各部分的活动也是得心应手,达到随心所欲的状态。

调息:即调节自己的呼吸,有意识地进行一呼一吸的训练,延长吸气或呼气的时间。呼吸可兴奋自主神经系统的活动,并通过它们的影响调节内脏的功能。

在各种不同的功法中,虽然"三调"各有侧重,但调身、调息都离不开调意的指导,所以调意是主要的。然而,练功时为了迅速获得效果常从较易掌握的调身入手,训练自己身体的姿势或动作。这一训练虽然需要用意念来指导,但随着身体各部分的放松或动作自如,意念的指导作用也随之减少。在调身的同时也可进行调息,也就是以意领气,将自然呼吸逐步转为均匀的、缓慢的腹式呼吸。练习到一定程度后,以意领气的作用也逐步减少,此时即可有目的地进行调意,从意守某一部位到万念俱寂,进入深度的入静状态。气功练到意念、姿势(有时是动作)和呼吸三者高度密切协调,自我与外界浑然一体,就能取得较好的治疗效果。

气功疗法的应用范围很广,如高血压、冠心病、溃疡病、支气管哮喘、糖尿病、偏头痛等心身疾病和各种焦虑症、恐怖症、强迫症等都有较好的疗效,对于体弱、营养不良、精神不振的病人也能起到强身保健的作用。

现以静功中的松静功为例,介绍练习气功的具体做法:

1. 松静功的目的是达到身心放松和入静的境界。

2. 锻炼时,身体姿势可采取坐式、站式或卧式。通常以坐式为主。舒适地坐在椅子上,头部伸直向前,双眼微闭,肢体放松,两手轻置在两腹侧。

呼吸:先采用自然呼吸,逐步地转入腹部均匀呼吸。

意守:视症状不同而决定其内容和部位。

3. 开始练功时,如症状为焦虑、紧张,首先要消除紧张,故以放松作为调意、调身的内容。默念"松"(或"放松")来消除精神上的紧张,在默念"松"时同时想象身体各部位肌肉关节的放松。只有尽量消除精神上的紧张才能做到肌肉关节的放松,而肌肉关节的放松可进一步解除精神上的紧张,两者相互促进。因此,用默念"松"的方法,首先引导头部各肌肉的放松,面部各部位肌肉的放松,如此顺序向下,再至颈部、左右上臂、前臂、手指,再至胸部(前胸、后胸),腹部,腰部。练坐功时放松到臀部,练站功时要放松到两足。经过一段放松功的锻炼,各部位肌肉关节随意念所指而能轻易地松弛后,即可进行呼吸锻炼。开始时可随自然呼吸默念"呼"将肺内气体呼出,然后逐步地默念"吸"同时吸气,将气吸至小腹脐下丹田处,停留数秒,再默念"呼",将气缓慢地呼出,如此以意领气周而复始,使之变成均匀、缓慢而深沉的呼吸,也可将气按经络循行路线向全身运行。开始练功时如不易做到放松,也可用录音机播放放松训练程序的录音来促进全身各部位肌肉的放松和呼吸的调整。

4. 开始练功时入静比较困难,不能急于求成。默念"松"和默念"呼""吸"都可以促进入静,当练功时不再出现精神上的紧张,四肢处于松弛状态,则可由默念转到意守,再从意守进入万念屏除忘我的境界,达到高度的入静。

5. 每次练功完毕,必须按顺序将意念、呼吸和姿势逐渐恢复到原来的自然状态,然后起立,散步片刻,再进行日常生活活动。

6. 练功时间以早上、晚上环境安静时为宜。如条件许可,白天也可加练一次,一日 3~4 次,每次约 30 分钟。每日练功次数和练功时间可根据情况增加或减少,灵活掌握,但必须持之以恒。

(十) 生物反馈疗法

生物反馈疗法(biofeedback therapy)又称生物回授疗法,是借助仪器(生物反馈仪)将人体内许多在一般情况下不能被人们感知的各种生物活动变化的信息(如皮肤电活动、皮肤温度、肌电活动、心率、血压、血管容积、胃肠 pH 以及脑电活动等)加以记录处理、放大并转换成为能被人们所理解的信息,如以听觉或视觉的信号显示出来(即信息反馈)的过程。生物反馈疗法是个体通过对这些反馈出来的活动变化的信号加以认识和体验,学会有意识地自我调控这些生物活动从而达到调整机体功能和防病治病的目的。因此,生物反馈疗法实际上是一种通过学习来改变自己内脏反应的认知行为疗法。

生物反馈疗法主要类型有肌电反馈、皮肤电反馈和心率、血压反馈等。其中,肌电反馈是目前国内应用最多的一种。它利用肌电生物反馈仪将骨骼肌兴奋收缩时产生的肌电活动及时检出,并转换为可觉察的信息。病人根据所反馈的信息对骨骼肌进行加强或减弱其运动的训练。肌电反馈用于治疗各种肌肉紧张或痉挛、失眠、焦虑状态以及紧张性头痛、原发性高血压等疾病,也可用于某些瘫痪病人的康复治疗。皮肤电活动主要通过皮肤电阻大小的改变或者皮肤电压的波动来表示,往往反映了个体情绪活动的水平。通过反馈训练,对皮肤电活动进行随意控制,进而达到调节情绪的目的,用于克服焦虑状态(如运动员)和降低血压。心率、血压反馈是直接将收缩压、舒张压或者脉搏速度的信息反馈出来,通过训练可学会调控心率或血压,可用于原发性高血压的治疗。此外,还有皮肤温度反馈、括约肌张力反馈、脑电反馈。目前,国内除使用单信息的单导生物反馈仪外,已有可同时记录多种信息的多导生物反馈仪,临床采用生物反馈治疗时,可同时进行多种信息反馈,如在治疗高血压时,可以同时进行血压、皮肤电、皮肤温度的反馈训练增强疗效。

生物反馈训练在指导语的引导下进行。在训练的同时可采用其他一些放松训练。选择病人所喜欢的信息显示方式。每次训练之前先测出病人的肌电基准水平值,并加以记录,以便参考和作为疗效观察的依据。放松目标应循序渐进,并让病人回忆放松的体会和总结经验,靠自我体验继续主动引导肌肉进入深度放松状态,每天在家中独自重复练习在诊室中学会的放松体验,学会在脱离仪器和特定训练环境的条件下也能够放松,最终取代生物反馈仪。生物反馈放松训练一个疗程一般需要 4~8 周,每周 2 次,每次 20~30 分钟。

在临床上,生物反馈治疗应用较为广泛,可用于临床内科、神经精神科、外科、妇科、儿科等各科多种与紧张应激有关的疾病;还可用于生活应激和心理训练,如对运动员、飞行学员、学生等进行心理训练,结合假设的环境,使受训者能正确应对,提高心理素质、应变能力和临场发挥能力,消除或减少临场紧张。尤其是对运动员的心理训练,国内外体育界都进行了大量的工作,并收到较好的效果。利用生物反馈疗法的原理对病人进行紧张训练,也可用于瘫痪、肌无力等疾病的治疗。

(十一)家庭疗法

家庭治疗(family therapy)是以"家庭"为治疗对象的一种心理治疗方法,以整个家庭为对象来规划和进行治疗,把焦点放在家庭成员之间的关系上,而不是过分地关注个体的内在心理构造和心理状态。因此,家庭治疗属于广义的集体心理治疗的范畴。它起源于 20 世纪 50 年代,从个别心理治疗以及某些集体心理治疗发展而来,团体动力学的研究、儿童指导运动、婚姻咨询以及认识论等对家庭治疗的进展都起到了积极的影响。主要理论观点为家庭是由互相关联的个体和子系统以血缘、婚姻、家族文化的代际传递、行为反馈等复杂方式自我组织起来并持续发展的开放系统和因果网络。家庭内部及家庭与外界之间发生的各种交互作用,可以称为家庭动力学过程。此外,个体的异常心理及行为,不仅仅是发生于个体内部的过程,也是社会现象,受到人际系统内互动模式的影响,或者其本身就是对系统过程的反应或干预调节。家庭治疗不仅关注患病的个体,而且把个体放在家庭的背景中观察,注意家庭系统的偏常现象。

家庭疗法模式有四种:① 结构性家庭治疗。家庭结构包括成员间的沟通方式、权威的分配与执行、情感上的亲近与否、家庭角色的界限是否分明。找出上述结构中的偏差并进行纠正是该治疗的重点所在。评估结构问题,可用"家庭形象雕塑"的技巧来测定各成员的心理知觉,治疗者可让各成员排列各自心目中家人关系的位置及距离远近,再开展针对性的治疗。② 分析性家庭治疗。基于心理分析理论认为家庭当前的问题起源于各成员(尤其是父母)早年的体验,治疗者的任务是发掘治疗对象的无意识的观念和情感,与当前家庭中行为问题的联系,通过深层心理及动机的分析了解使他们恢复"自知力",着手改善情感表达、满足与欲望的处理,促进家人心理成长。③ 行为性家庭治疗。着眼于可观察到的家庭成员间的行为表现,建立具体行为改善目标和进度,充分运用学习的原则,给予适当奖赏或惩罚,促进家庭行为的改善。④ 策略性家庭治疗。着眼于改进认知上的基本问题,首先要对家庭问题的本质有动态性的了解,建立有层次、有次序的治疗策略。例如,孩子依赖母亲的近因是母亲的娇宠,使孩子"永远长不大",而夫妻间缺乏温情是远因,使妻子的重心一直放在孩子身上,寻找寄托。治疗则应从远因着手,对父亲(丈夫)角色进行帮助,从而促使家庭成员采取积极行动,解决家庭问题。

家庭疗法的具体做法如下:

1. 预备性访谈　治疗师邀请家庭成员来治疗室,通过访谈对家庭进行评估,了解家庭的构成情况、家庭的特点、家庭成员间的相互效应方式与相互作用方式;要注意让每一个家庭成员都参与谈话,畅所欲言,并仔细观察各种非语言表达的内容,主要包括家庭结构、交流情况、家庭气氛、调整的可能性。

2. 治疗性访谈　治疗师每隔一段时间,与来访家庭中的成员一起访谈。访谈时,要努力营造融洽的对话气氛,让所有的家庭成员都感受到尊重,能积极、自然地表达自己的态度与感受。治疗师要针对在家庭评估时对家庭得出的一般印象和主要问题,采取相应的干预措施,特别要注意"问题"在保持家庭平衡上具有不可忽视的作用。在进行治疗性访谈时,还要有一些技巧,如把握谈话方向,不纠缠于症状或缺陷,要着眼于现在与未来,着眼于解决当前的问题。

3. 治疗持续时间　每次治疗访谈 1 小时左右,每周 1 次,以后可逐步延长至 1 个月或数月 1 次,每个疗程一般 6~10 次。

4. 治疗终止　通过一系列的家庭访谈和相应的治疗性作业,如果家庭已经建立起合适的结构,家庭成员间的交流已趋明晰而直接,发展了新的、有效的解决问题的技术,代际的等级结构、家庭内的凝聚力、成员中独立自主的能力得到完善的发展,原来维持症状的平衡已被打破并且建立新的平衡,就可以考虑结束治疗。

家庭疗法的适用范围非常广泛。神经症、心身疾病、少年儿童心理行为障碍、夫妻与婚姻冲突、躯体疾病的调适、某些精神病和药物依赖、重性精神病恢复期、物质滥用的康复治疗都适于进行家庭治疗。家庭疗法主要用于核心家庭中,即父母与子女住一起的家庭。家庭治疗的禁忌证是相对的,只有在重性精神病发作期、偏执性人格障碍、性虐待等情况下,不首选家庭疗法。

(十二) 悟践心理疗法

悟践心理疗法(comprehensive practice therapy)又称悟践疗法,是由我国心理学家李心天等于 1958 年创立的一种心理治疗方法。悟践疗法是一种综合快速疗法,其指导思想是认为病人对疾病的认识存在缺陷,因此心理治疗的核心是树立病人对疾病的正确认识。它认为疾病产生的原因是由于对待外界的生活事件不能正确地认知和评价,导致精神过度紧张,产生有害于身心健康的负性情绪而致病。由于大脑并没有器质性损害,因此病人可以通过自己的积极努力,参与各种治疗活动,不单纯被动服药,而是发挥自身的主观能动性来消除负性情绪,改变自身的病理状态,即通过提高自己对疾病的正确认识,主动参与改变自身状态的治疗活动和建立一个积极的心理状态来达到消除疾病的目的。

悟践疗法适用于神经衰弱症或以神经衰弱为主的其他神经症病人,这类病人无其他严重的躯体疾病,仅表现为失眠、头痛、记忆力减退、食欲不振、工作和学习能力下降等症状。

具体的做法如下:

1. 选择病人　选择确诊为神经衰弱症或以神经衰弱症状为主的其他神经症,经过体检无其他严重躯体疾病者,每批 30 人左右。

2. 治疗时间　每日半天,星期日休息,总治疗时间 4 周。

3. 整个治疗分为三个阶段

第一阶段:认识疾病和消除焦虑等负性情绪阶段。此阶段以集体心理治疗为主。向病人讲授神经衰弱的医疗知识,树立治愈的信心,时间约 1 周。

第二阶段:消除病因,恢复健康阶段。此阶段集体心理治疗和个别心理治疗并重。向病人讲授人的认识过程和个性心理特征与疾病的关系,鼓励病人积极参加各项治疗活动。在与病人个别谈话时,分析病人患病的可能原因,时间约为1周至1周半。

第三阶段:健康巩固阶段。集体心理治疗讲授对待生活事件应采取的正确态度,和缓解失眠等症状的有效方法;个别心理治疗则根据每个病人的情况制订一个循序渐进的恢复健康的生活日程表,要求病人按日程表活动,建立科学的生活制度和生活方式。

集体心理治疗除讲课外,还包括我国人民习用的群众活动形式。治疗第一天开动员会,治疗结束开庆功会、表彰会。讲课时还现身说法,定期召开治疗心得交流会,造成医生与病人,病人与病人间相互沟通的良好融洽气氛。强调医务人员的指导和示范作用及病人的积极能动作用。集体行为治疗主要为气功、太极拳。

4. 每日治疗的内容

(1) 医生讲课。

(2) 与医生谈前一日自己的情况,填写记录病情和生活进程的表格。

(3) 酌量服用某些药物或做必要的物理治疗。

(4) 在医院内草坪或附近公园中集体练气功或打太极拳。

(5) 定期进行形式多样的文体活动。

5. 疗程 如果在同一单位(学校、厂矿、机关)的成员中进行神经衰弱症的治疗,总治疗期可缩短至3周。每日治疗时间根据具体情况放在上午或下午。一旦病人认识到神经衰弱的疾病本质,并掌握了处理与客观矛盾的正确方法后,治愈的病人一般不会再复发,未治愈的病人可继续自我锻炼,最后达到痊愈。整个治疗只需一个疗程。

(十三) 催眠疗法

催眠疗法(hypnotic therapy)是利用人的受暗示性,通过言语暗示引起一种类似睡眠的状态即催眠状态。病人在这种状态中对治疗者的言语指示产生巨大的动力,引起较为深刻的心理状态的变化,从而使某些症状减轻或消失,疾病明显好转。催眠术是指用言语或其他心理手段使人进入催眠状态的技术。催眠疗法来自18世纪末奥地利的麦斯麦(Mesmer)的磁铁催眠术,以后逐渐发展为现代催眠术,曾被国外医者广泛运用。人群中能进入催眠状态的占70%~90%,仅有25%能达到深度恍惚状态,这些人的暗示性高;5%~10%的人不能被催眠,这些人暗示性低。催眠的生理本质至今未被阐明。催眠术者一般需要经过一定的培训才能上岗。

本疗法的具体做法如下:

1. 治疗前,首先要向病人说明催眠的性质要求,把治疗目的步骤讲清楚,以取得病人的同意和充分合作。其次,要测试病人的受暗示性程度,这是催眠治疗成功与否的关键。测试暗示性的方法很多,现介绍以下4种简易方法,测试前告诉病人要对其神经系统进行测查:

(1) 测查嗅觉的灵敏度:用事先备好的3个装有清水的试管,请病人分辨哪个装有清水,哪个装有淡醋或稀酒精。分辨不出得0分,挑出后两种的一种得1分,挑出两种得2分。

(2) 测查平衡功能：令病人面墙而立，双目轻闭，平静呼吸2分钟后，治疗者用低沉语调缓慢地说"你是否感到有点站不住了，是否开始感到有点前后(或左右)摇晃，你要集中注意力，尽力体验你的感觉，是否有点前后(或左右)摇晃"，停顿30秒，重复问话3次后，要病人回答，感到未摇晃者得0分，轻微摇晃者得1分，明显摇晃者得2分。

(3) 测查记忆力：令病人看一彩色画，画面画的是一个房间内有一扇窗户、蓝色的窗帘和两把椅子。30秒后拿走彩色画。问：① "房间里有3把还是4把椅子？"② "窗帘是什么颜色，浅绿色的还是淡黄色的？"③ "房间有2扇窗户还是3扇窗户？"若回答与问话一致，则具有暗示性，每一问得1分，若回答与画面一致则得0分，此项测查可得0~3分。

(4) 测查视觉分辨力：在白纸中画两个直径为4 cm、间距为8 cm的等大圆圈，中间分别写12与14(或14~15)两个数字。要病人回答哪个圆圈大，若回答一样大得0分，若回答其中之一得1分。

通过4项测查病人可得0~8分，分数越高表示病人暗示性越强，被催眠的可能性就越大。

2. 治疗时，房内光线要雅淡，要静，室温适中。让病人坐在舒适的沙发上。先调整呼吸，使其平静有规则，进而使全身肌肉处于放松状态。治疗者在旁实施催眠时一般采用直接或间接两种方法。

3. 治疗初期，每周进行2~3次，以后每周1次，一般不超过10次，每次治疗结束时，用言语暗示病人继续睡下去，后转入自然睡眠。或告诉病人，听到计数10倒数至1后即可醒来，或让病人重复治疗者的计数，告诉他数到5时即可醒来，一直数到1为止。解除催眠状态不宜过于急促，最好慢慢地让病人醒来。

此疗法主要用于各种神经症、心身疾病和其他某些心理行为障碍，包括癔症、心因性焦虑和恐惧、神经性呕吐、厌食、顽固呃逆、性功能障碍、失眠、某些疼痛疾病等。此外，催眠疗法可以与其他一些心理治疗方法联合使用。例如，精神分析可在催眠条件下进行，此时抗拒作用相对较弱。有人主张行为疗法也可以与催眠疗法相结合以促进疗效。

―――――――――――――――――――――――― 目 标 检 测 ――――――――――――――――――――――――

一、名词解释
1. 心理咨询　2. 心理治疗　3. 行为疗法　4. 系统脱敏疗法
5. 询者中心疗法　6. 生物反馈疗法

二、填空题
1. 根据心理现象的实质，心理治疗可分为(　　　)、(　　　)和(　　　)三类。
2. 经典的精神分析疗法包括(　　　)、(　　　)、(　　　)和(　　　)四种技术。
3. 询者中心疗法的理论基础是(　　　)。

项目六在线测试

三、简答题

1. 简述心理咨询的种类。
2. 简述厌食症的矫治与心理干预。
3. 简述系统脱敏疗法的步骤。

（王海芳）

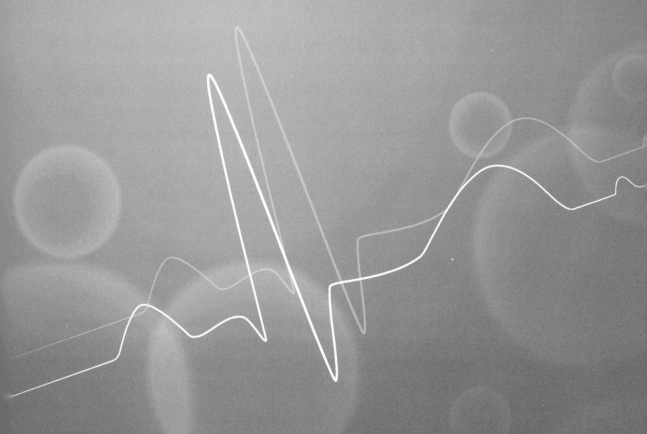

模块三
素质提升

项目七　建设高质量医患关系

图片

项目七思维导图

学习目标

- **知识目标**
  1. 能说出医患关系的概念、特点、性质、意义和医患沟通的原则。
  2. 简述改善医患关系的方法、医患沟通的常用方法和医患沟通的常用技巧。
  3. 了解医患交往的形式和水平，以及医患交往中的常见问题。
- **能力目标**
  1. 能结合专业特点，在临床实践中熟练运用医患关系知识。
  2. 具有和谐顺畅的人际沟通和医患沟通能力。
- **素养目标**
  1. 具有以人为本的精神，努力构建和谐的医患关系和职业素养。
  2. 能够根据医患沟通的特点，分析影响医患沟通的主要因素，合理选用医患沟通技巧，努力构建和谐的医患关系。

📍 素养导航

　　扁鹊见蔡桓公，立有间，扁鹊曰："君有疾在腠理，不治将恐深。"桓侯曰："寡人无疾。"扁鹊出，桓侯曰："医之好治不病以为功！"居十日，扁鹊复见，曰："君之病在肌肤，不治将益深。"桓侯不应。扁鹊出，桓侯又不悦。居十日，扁鹊复见，曰："君之病在肠胃，不治将益深。"桓侯又不应。扁鹊出，桓侯又不悦。居十日，扁鹊望桓侯而还走。桓侯故使人问之，扁鹊曰："疾在腠理，汤熨之所及也；在肌肤，针石之所及也；在肠胃，火齐之所及也；在骨髓，司命之所属，无奈何也。今在骨髓，臣是以无请也。"居五日，桓侯体痛，使人索扁鹊，已逃秦矣。桓侯遂死。

　　此文讲述了蔡桓公讳疾忌医，最后病入骨髓、体痛致死的寓言故事。但是，从另一个角度看，扁鹊作为一位医者，在与病人蔡桓公进行沟通时，并没有做到有效沟通，四次觐见沟通都以失败告终，因此对蔡桓公的死也负有一定的责任。一名医生纵然医术再高明，如果没有良好的医患关系，缺乏和谐、顺畅、有效的医患沟通，便不能顺利帮助病人祛除病痛，恢复健康，值得我们深思。

　　从世界范围来看，医学或医疗活动在人类社会中的影响力越来越大、越来越明显，成为左右人们社会生活的"巨大力量"。从我国目前的现实状况看，医疗纠纷呈现快速上升趋势，医患之间的信任度有所下降，医患关系已经成为社会焦点问题、热点问题。医患关系是贯穿整个医学发展、医疗活动开展始终的核心，是医院人际关系的基础,在临床工作中十分重要,其好坏直接影响医疗质量和病人对医院及医生的满意度。良好的医患关系可以使病人摆脱不良因素的干扰,始终处于接受治疗的最佳状态,亦可以避免医疗事故、医患纠纷的发生。

任务一 了解医患关系

一、医患关系

(一) 医患关系的概念

医患关系(doctor-patient relationship)是指在医学实践活动中产生的人际关系,有狭义和广义之分。其中,狭义的医患关系是指医生与病人在诊疗过程中产生的特定相互关系。广义的医患关系是指以医生为主体的医务群体(包括医生、护士、医技人员、医疗行政和后勤人员等)和以病人为核心的防治群体(包括病人、亲属、监护人及单位组织等)在诊疗过程中所产生的相互关系,可见医患关系不仅是一种人际关系,更是一种社会关系。从全面改善医患关系的角度我们应更重视广义的医患关系。对医患关系的把握主要通过医患关系的特点及其性质来实现。

考点 ✎
医患关系的概念

(二) 医患关系的特点

1. **选择性** 无论是个人与个人之间的交往,还是群体与群体之间的交往都不是盲目的,人们总是根据个人的爱好、需要、个性等方面选择具备一定条件、符合特定要求的交往对象进行交往。在医疗实践中,选择合适的医务人员或医疗单位就医是病人的权利,病人可以在众多的对象之间自由选择。而医务人员和医疗单位也有权利事先将自己的诊治范围、医疗特色及相关问题公布于众,这本身也是一种对诊疗对象或治疗疾病范围的选择。同时,医患双方可以考虑选择适当的就医方式或诊治模式,以达到诊治目的。

2. **对流性和开放性** 交往的基本属性就是双方之间的相互影响,医患交往双方既是信息的发出者,又是信息的接收者。诊疗活动是一个医患互动的过程,该过程不是孤立于社会整体系统的,而是社会整体系统的一个子系统,受社会整体系统所调控和制约,也只有在社会整体系统之中才能得以存在,发挥其应有的诊疗作用。

3. **多层次性** 随着现代生物–心理–社会医学模式的形成和发展,近代生物医学模式的缺陷日益明显,已不能适应现代人对健康问题的具体要求。医务人员不仅要关注病人的躯体性疾病,也要重视病人的心理、社会性疾病,要把病与人统一起来,不能只看病不见人。这就要求患方对医方不仅要主诉病情,而且要说明与疾病有关的一切心理、社会问题。医方对患方不仅要交谈,而且要交心,从而实现医患之间的多层次互动。

4. **互补性和协调性** 人与人的交往与商品交易的一个共同特征就是差异性越

大,交往越容易发生。供与求、有与无、生与死从来就是矛盾的两个方面,也正是在其对立、差异的基础上才形成完整的统一体,才有协调的必要。医患关系正是对供求关系、有无关系、生死关系的具体反映,医方只有在诊治疾病的过程中才能实现自身的价值,才能确证其存在的必要,才能使自身的医技水平不断提高。患方只有积极求医,与医方真诚协作,才可能更快恢复健康。因此,互补性和协调性是医患双方都应重视的方面,只有看到这一点,才能通过医患互动实现医学之目的。

5. 目的性和专一性 医患交往与一般的人际交往不同,它本身不仅具有明确的目的性,而且表现出高度的专一性。尽管医患交往的形式、层次多种多样,但其目的只有一个,即诊治疾病,确保机体的健康。这一目的是医患交往双方所共同期望的。在此,交往本身只是手段而不是目的。当然,也不能排除部分人为了其他目的,如获取假的医疗证明、寻求医疗赔偿等与医方交往的情况。

6. 地位的从属性 在医患关系中,患方相对于医者而言存在着不可改变的医疗信息缺失。社会对病人也始终是以弱势群体的地位视之。加之在医学科技迅猛发展、医疗技术高度分化与高度综合的今天,任何人都不可能精通所有的医学知识,即使作为患方身份出现的医学工作者也不能摆脱这种实际上的不对等状态。当然,从人格地位及法律地位而言,医患之间是平等的,都是具有法定权利和义务的公民,都应该受到同等的尊重。这里的从属性主要是就病人在交往中的作用来说的,医方在其中担当主导的角色,是医疗服务的施动方;病人在不具有丰富的医疗信息的情况下,为了治病就必须服从医方的指令,配合医方的治疗,而且患方的需求越多,疾病越严重,从属性就越强。

7. 特殊的亲密性 病人在求医的过程中,出于诊治的需要,可能会将一些从来没有告诉过任何人的隐私、秘密等告诉医者,对医者(无论首次接触与否)表现出高度的信任。医者也会以诊治疾病为根本,认真听取病人与疾病有关的隐私和秘密,而不对其妄加指责,从而构成医患之间特殊的亲密关系。

8. 就医选择的平等性 在医疗过程中,病人是各种各样的,生理方面有老少、美丑、男女之分;社会方面有地位、文化水平高低之别;病情有轻重、缓急之分。但是,医方应当平等地对待所有的病人,一视同仁,不应当有所区别,更不应当有选择地挑拣病人,拒绝病人。正如我国古代名医孙思邈所言:"凡大医治病,必当安神定志,无欲无求,先发大慈恻隐之心,誓愿普救含灵之苦。若有疾厄来求救者,不得问其贵贱贫富,长幼妍媸,怨亲善友,华夷愚智,普同一等,皆如至亲之想;亦不得瞻前顾后,自虑吉凶,护惜身命。"

9. 情感的中立性 医生对病人应当充满感情,不应该对其疾苦无动于衷。因此,在临床中,如果医生对病人的情感不够投入,缺乏应有的关心和热情,势必会影响其诊治效果。然而,如果医生对病人的情感过于强烈,关系过于密切,感情用事,也会产生一定的副作用。例如,医生给自己的亲属诊治,往往顾虑重重,举棋不定,想确诊反而误诊,难怪古往今来,很多名医的亲人看病,多向他人求医,这实际上是一种对情感因素的回避。因此,医生对病人只能同情而不能动情,应当与病人保持情感上的距离,在接受病人的真实情感时不应当让其了解自己真实的情感,尤其不能让病人了解自己对不良诊治信息的心理反应,拒绝互惠是医患交往中的一个重要特点。

（三）医患关系的性质

医患关系既是一种人际关系,也是一种历史关系。医患之间建立的人际关系在社会发展的不同历史时期,人们对其性质的认定是不一样的。从最初服务于氏族部落的巫医,到具有独立行医能力的职业者,再到失去部分独立性的职业群体,医生和病人之间的关系始终处在不断变动的状态中。基于这种变动,人们对医患关系的性质也在做着不同的解释。医患关系是基于特定的医疗活动而建立的人际关系。这种人际关系以医疗活动为前提,一旦医疗活动结束,医患关系就解体了。在医疗活动中双方的目的是一致的,医患双方的目的都是促进病人治愈疾病、恢复健康。因此,这种目的一致性的人际关系具有以下两种性质:

1. 契约关系　医患关系是建立在平等基础上的契约关系。社会主义制度的确立为尊重人的尊严、价值创造了物质基础,为实现人权平等创造了条件,医患之间是一种平等关系,即医务人员尊重病人的医疗权利,一视同仁地提供医疗服务;病人尊重医务人员的劳动并密切配合诊治,共同完成维护健康的任务。但是,由于两者在医学知识掌握上的差别和病人求医时的弱势心理,在医患之间存在着现实的不平等状况,这应引起医务人员的重视。医生以救死扶伤、防病治病为己任,国家赋予了医生某种特权(对疾病的诊治权和特殊干涉权等)并以医疗技术为保证,为病人提供服务;病人出于信任或与医生充分协商,接受医生的服务。这种服务与被服务的关系是由于医患之间的医学知识占有不同,所处的地位、职责不同所决定的。医生具有医学知识,处于一定主动地位,并具有某种权利,这就要求医生恪守职责、钻研技术,以高尚的医德、精湛的医术全心全意为病人服务,不辜负病人的信任。但应看到,被服务的病人因其地位和权利意识的提高,也不是完全被动的。现实生活中,很多医疗事故的发生是由于医者和病人中的任何一方没有履行应有的契约关系而发生的悲剧,尤其在病人身上,权利的"索取"多于义务的"付出"。

2. 信托关系　医患关系是以法制为保障建立起来的信托关系。病人就医和医者行医同样受到法律保护。法制保护了医生为病人提供医疗卫生保健和康复的特殊职权,使之可以获得病人身体、心理、隐私等信息,病人为了诊治疾病的需要而信任医生,将必要的信息告诉医生,并委托医生为其解除疾苦。因此,两者是建立在信赖基础上的特殊人际关系。目前,我国倡导的社会主义核心价值观中,个人层面"诚信、友善"的价值准则的普及,将极大地丰富医患之间的信托关系。

（四）医患关系的意义

在医疗活动中,医患关系的重要性早在现代医学出现之前就已为人们所认识,并成为医生治疗手段的一个重要部分。

1. 良好的医患关系是医疗活动顺利开展的必要基础　现代医学大量采用新技术、新设备对病人进行检查,这些检查往往要求病人充分合作。显然,如果没有病人的密切配合,就难以发挥这些设备的效用。从治疗方面看,病人遵从医嘱是治疗成功的关键,而病人的依从性往往与医患关系有着密切的联系。此外,疾病的防治往往涉及改变病人的生活方式,没有病人的合作这也是很难做到的,而病人的合作来自对医务人员的信任,来自良好的医患关系。因此,准确诊断、合理治疗都受到医患关系的影响。

2. 融洽的医患关系是治疗的手段之一　融洽的医患关系对于病人来说,不仅可消除疾病所造成的心理应激,增强安全感和战胜疾病的信心,还可以从良好的情绪反应所致的躯体效应中获益;对于医生来说,从这种充满友善的医疗活动中亦可得到更多的心理上的满足。因此,良好的医患关系本身就是一种治疗手段,它不仅可以促进病人的康复,而且对医务人员的身心健康也是必需的。例如,一些国家的医学院对待刚进入临床实习的医学生,并不是让他们接触疾病,而是让他们首先要学会接触自己的病人,学会怎样才能与病人建立良好的关系。这种做法是很有道理的。

二、医患交往的形式和水平

医患间的交往是人际交往的一种。人际交往是指人与人之间交换意见,传达思想,表达感情和需要的信息交流过程。医患间的交往是医务人员与病人之间的信息交流或沟通的过程。医患间所交流的信息十分广泛,既有与疾病的诊治直接相关的内容,又包括双方的思想、情感、愿望和要求等方面。

(一) 医患交往的形式

医患间的交往有两种形式:一种是言语形式的交往,另一种是非言语形式的交往。

1. 言语形式的交往　在人类社会交往中,言语沟通是最广泛使用的一种沟通方式,它不受时间和空间的限制,是其他任何沟通方式不可代替的。人们运用语言符号进行信息交流,传递思想、情感、观念和态度,达到交往的目的。言语沟通可分为口头沟通和书面沟通两种基本方式。口头沟通如交谈、讨论、开会、讲课、电话等,可以直接、迅速、清楚地传达信息,获得病情资料,并可以及时了解对方的反馈,并据此对沟通过程进行调整;书面沟通是借助书面文字材料实现沟通的一种方式,如通知、广告、医疗文件、信函等,可以传递复杂完整的信息,当临床某些病人因疾病或治疗的原因不能说话时,采用书面沟通是一种非常有效的方式,如聋哑病人通过书面沟通及手势,使医务人员了解其状况和需要。

2. 非言语形式的交往　非言语又称为体势语言,包括目光接触、面部表情、身体姿势、人际距离和副语言(说话时的语气、语调、语速及抑扬顿挫等)。在某种情况下,许多不能用言语来形容的思想感情,可以通过非言语形式得以流露和传递。非言语形式在交往中起到支持、修饰、替代或否定言语形式的作用。在医患沟通的过程中,病人的非言语行为包含丰富的信息,它有助于医务人员了解病人的真实感受和需要。同样,医务人员的仪表、动作、手势与表情,也为病人提供丰富的信息。因此,在注意自己非言语作用的同时,还要正确理解病人的体势语言,使其为建立良好的医患关系起到促进作用。

为了利于医患之间的正常交往,建立有益的医患关系,医务人员不仅应当注意自己的言语修养和言语活动,及时向病人传递有益于康复的信息,注意倾听病人的言语表述,还应当注意自己的仪表、动作、手势与表情,并注意仔细地观察病人的这些非言语形式的表现,为诊治疾病寻找依据。

(二)医患交往的水平

医患交往和相互作用还可以在两种水平上发生,即技术水平和非技术水平。

1. 技术水平　在技术水平上,医务人员凭借自己技术性的医学知识为病人做出诊断与治疗,包括采集病史、进行体格检查和心理检查、安排做实验室检验、开处方以及做具体处置等。例如,让病人参加治疗方案的讨论,征求病人的意见,取得病人的同意等就是医患关系技术水平方面的内容。

2. 非技术水平　非技术水平是指在实施医疗技术过程中,医生与病人相互交往而涉及的社会、伦理、法律、心理、生理方面的关系。我们通常所说的服务态度、医疗作风等就是这方面的内容。值得注意的是,医患关系中对医务人员是否满意,病人首先评价的不一定是医生给予的诊断和治疗的状况,也不一定是医务人员业务技术操作是否熟练,而是医务人员的服务态度,对病人是否认真、耐心,是否有同情心、热心等是病人及其家属非常敏感的问题,这些往往容易引起医患纠纷,这样的事例屡见不鲜。这说明病人及其家属对医务人员的评价多是从非技术方面的角度来考虑的,同时也说明了医德在医患关系中的重要性。

在实际的医疗活动中,两种水平的交往及作用是相互依赖、相互影响、相互交织的。一方面,非技术水平交往的成功有利于医生对病史的采集,增进病人对检查和治疗的依从性,从而有利于技术水平上的交往。因此,有人提出如下公式来说明病人依从性的重要性:治疗效果 = 医生的临床知识与技能 + 病人的依从性。另一方面,技术水平交往的失败,如医生的误诊和无效处置等,也会损害非技术水平的交往,损害有益于发展良好医患关系的相互信任及作用。由此可见,对于建立良好的医患关系来说,两种水平上的交往和相互作用都是重要的。值得注意的是,在生物医学模式的指导下,许多医务人员忽视了非技术水平的交往和相互作用的意义,只见疾病,不见病人。这种医学的"非人性化"倾向必然会妨碍良好医患关系的建立,进而影响诊治的效果。

音频

医患关系模式

三、医患交往中的常见问题

(一)医患交往时的心理状态

一个人在一段时间内的心理或情绪状态会影响与他人的交往。心理应激作为一种心理上的紧张状态,是影响医患交往最常见的因素之一。在医疗活动中,医患双方都会受到心理应激的影响。对于医生来说,不仅需要对病人做出正确的诊断与治疗,还要帮助其解决某些心理、社会问题。当医生认为自己的能力不足以满足上述需要时,就会对自己的病人的处理感到忧虑,或担心自己不受病人欢迎,从而造成心理应激和危及医患关系的心理反应；而对于病人而言，病人对医生的期待，有现实与不现实的、合理与不合理的、有意识与无意识的区分，如果病人在对医生的期待中激活了他早期不良的人际关系，则可引起不信任、激惹、愤怒或抑郁，这些不良的情绪对医患关系的影响很大。

(二) 医患间的冲突

一般来说，冲突常发生于有两个竞争目标出现时。医疗情境中医患双方具有共同的目标，就是病人的复原或康复，按理说不应当有冲突。但实际上，医患间的冲突是十分常见的，并成为影响医患关系的重要因素之一。

1. 医患间冲突的主要表现

(1) 医患间交往的信息量过少：在诊疗活动过程中，有时医务人员对病人所说的话（即使是与疾病有关）常常不愿意听完，甚至显得不耐烦，对疾病以外的话更是不愿谈、不愿听、不愿问。病人方面，在医患交往中处于被动地位，即便与疾病有关的话，也只是与医生进行“封闭式”的回答，很少采取讨论式的交谈，对疾病外的话更是不敢说，也不好意思去说。

(2) 病人不遵从医嘱，甚至表现为攻击行为：医患间的不信任、隔阂，可以表现为病人不听从医生的处理，甚至双方矛盾激化。如果出现某些医疗上的“事故”时，可能就会演变为严重的冲突——攻击行为。

2. 医患间冲突的原因

(1) 病人的不良心态：疾病引起病人心理发生变化，表现为急躁、焦虑、孤独、悲伤、敏感多疑、情绪不稳、容易激惹等。在求医的过程中，表现为稍不如意就对医务人员责怪谩骂；有的问这问那，提出一些不合理的要求；有的认为出钱看病想怎样就怎样，不听从医务人员安排，不尊重医务人员等。如果遇到这些情况，若医务人员不耐心做好解释工作，甚至恶语相向，必然会引起医患间的矛盾和冲突。

(2) 医患双方理解的分歧：对同一信息医患双方有时会理解不同。如医生使用专业术语不能被病人理解或理解错误；病人使用的方言又不能被医务人员领会；某些病人对医务人员发出的信息未能及时接收，以致引起病人的不遵医行为，医务人员感到不被尊重；医务人员为保证病人的休息，午间休息时禁止探视，被病人视为缺乏人道主义等，都会出现医患关系紧张的局面。

(3) 病人的服务要求不能满足：受管理体制和医务人员素质的制约，医疗服务水平和质量不能满足病人的需求，导致病人的不满，如由病人高保健需求与低医疗条件的矛盾引起的不满。

(4) 医患间信息不对称：病人求医过程中迫切需要了解病情、详细的治疗方法和预后等信息，医务人员如果不能及时传递给病人，或者报喜不报忧，病人就会领悟为没有消息就不是好消息，这样，势必造成医患间沟通不足，容易发生误解，并造成病人对医务人员失去信任感，进而导致医患关系紧张。

此外，家属的某些不恰当做法、社会风气不良（如拜金主义、歧视某些病人、不尊重医务人员），以及社会地位高的病人、久病者等出现的低顺应性，均可导致医患关系不良,甚至发生冲突。

（三）医患间的交往障碍

当代医学科学的发展具有三个特点:其一,尖端的医疗技术和医学科学知识空前增多,这一点虽然大大地提高了医生的诊断与治疗水平,但也使人们过多地把注意力放在技术方面。有研究表明,人们已不像过去那样对医务人员给予十分高的评价与尊敬,涉及治疗不当的"诉讼"和医疗纠纷也随之增多。其二,医患双方信息和地位的不对等会造成医患之间沟通障碍,病人及其家属无法准确接收和理解医务人员传达的医疗信息,进而影响医患沟通的效果。其三,医生在诊疗过程中有时缺乏主动服务意识及沟通意识,沟通不当、告知不清或缺乏对医疗风险的沟通评价等问题,都可能导致疾病恶化等问题的出现。

1. 医生方面 个别医务人员虽有较高的技术水平,但缺乏医德修养,有的甚至两者都缺乏。他们在诊治过程中对病人的病痛缺乏应有的同情和责任感,对病人态度冷淡、厌烦,甚至鄙视,以权威及"救世主"自居。在诊疗活动中,以有无"治疗价值"或"科研价值"的标准去对待病人,只注意自己"提高技术"而不关心病人的疾苦,对常见病、多发病不是马虎地诊治,就是一推了之。有些医务人员因受社会上的不良影响,以对方能否给自己带来某种物质利益或获得某种方便来确定医患关系,导致医患关系的紧张。

2. 病人方面 病人受疾病的折磨而变得情绪不稳,容易激惹,反应敏感,对医务人员过分挑剔或态度冷淡,这些都会成为医患关系中的交往障碍。不过除极个别人外,大多数病人是由于患病而带来的心理变化与异常情绪所致。只要医务人员能够理解病人并非是有意识地作对,只是特殊情况下的特殊反应,仍以和蔼的态度耐心细致地进行诊治和护理,满足病人的心理需求,这些医患关系中的交往障碍是容易克服的。

知识拓展

人际交往中的冷热水效应

冷热水效应即准备三杯水,一杯冷水,一杯温水,一杯热水,通过这三杯水进行的热度感知测试。如果你先把手放到热水里,再放到温水中,你会感觉到温水也是凉的。如果你先把手放到冷水里,之后再放到温水里,你会感到温水也是热的。一般而言,把冷热水效应运用在生活中,就叫作以退为进!

每个人在人际交往中都会面临不同的处境,当事业滑坡的时候,不妨先把最糟糕的事态委婉地告诉别人,这样即使没有做好也不会招致厌恶;当要指出别人问题的时候,不妨事先做个铺垫,让对方有个心理准备,这样就不会引起强烈的反感,使他人体会到你的用心良苦。医疗领域的不确定因素是时刻存在的,即便医生付出再多的努力,仍然会有抢救无效的情况发生。总而言之,如果你不能送上一盆"热水",那么不妨先用"凉水"打头阵,然后送上"温水",就能起到良好的作用。

四、改善医患关系的方法

改善医患关系不是简单的医学技术问题,它是涵盖了医学、心理学、社会学、经济学、政治学、管理学等众多学科在内的一个综合性问题。

(一) 坚持以人为本,发扬人道主义精神

人道主义精神是近代医学道德要求的根本。坚持以人为本,站在全局和整体的角度,从病人本身出发,重视人的心理、思想、感情以及社会因素。

(二) 卫生政策的导向作用和管理制度的规制

卫生政策的导向作用和管理制度的规制是改善医患关系的前提。应制定完善的全面基本医疗保障体系,不断加大对医疗卫生的投入,优化合理配置医疗卫生资源,控制医疗费用的不合理增长,满足居民不同需求的健康服务,为医患关系的改善创造好的环境。

(三) 坚持建立良好合作的关系

基于疾病的媒介而建立起来的医患关系需要双方的配合才能去除疾病、恢复健康。现代医学的快速发展与病人的积极配合是分不开的。没有病人的积极合作,较高风险性的医学实践是难以实施的,而现代临床医学的发展也将受到限制。因此,医患关系的良性发展有赖于医生与病人的共同努力来实现。

(四) 对医学科学的认知回归理性

虽然现代医学发展进步飞快,但医疗领域的不确定因素是客观存在的,加之新的病毒、病种的出现,即便医生付出再多的努力,仍然会有抢救无效的实例不可避免地发生,这些不幸,既是无法挽回的自然规律,也是推动医学发展的动力。医生不可能是万能的,疾病治疗的结果必然存在成功与失败的可能,作为病人及家属,对医生心存不满,侵犯医生的权利甚至人身自由,更有暴力伤害医生等恶性事件的发生,这种极端做法不仅违背了法律法规,更是对医生人格的亵渎。医生、病人、家属、全社会都应该尊重科学,回归理性。

(五) 加强医患沟通

有效的医患沟通可以成为改善医患关系的直接途径。现代社会发展为人们提供了全面、良好的医疗条件。在人们健康意识逐渐增强的同时,医疗纠纷案件却急剧增多。其中一个重要的因素是,医患之间沟通的机会减少,其沟通的方式简单化、粗暴化。因此,想要改善医患关系,必须加强医患之间良好的互动和沟通。沟通的魅力在于不仅可以强化彼此的关系,更能化解矛盾,建立互信,这需要医患双方共同努力,尤其是医生首先要有良好的服务态度和全心全意的服务意识。建立良好的第

一印象是发展良好关系的前提,而建立良好的印象,有效的沟通是基础。

现代医患关系是以相互参与型为主的,这种新型的医患关系拉近了医患双方的距离,也使得双方在地位上趋于平等,这就要求医方必须在注重病人生物、遗传、创伤等致病因素的同时,也要重视其社会、心理、精神因素的损害,真正做到以病人为中心。成功有效地交流沟通,不仅可以得到病人的信任和理解,获取在治疗上的主动和配合,更对取得最佳的临床治疗效果有着重要的作用。

任务二　学习医患沟通技能

案例分析

"想不到见大夫一面会这么难! 孩子在医院待了一星期,直到出院就见了一次大夫,始终没有一个人主动告诉俺孩子的情况怎么样了,到最后也不知道是哪个医生在给孩子看病、哪个护士管着,就是不停地通知欠费了让交钱。"某县农民李某,回忆起到省城看病的经历,仍愤愤不平。"我们既见不到孩子,也不知道孩子的病情,只能焦急地干等着。"李某说,刚出生的孩子因先天性心脏病合并新生儿肺炎,转到省城一家大医院新生儿科,眼看着家里仅有的近五万元积蓄一点点地交给医院,却没能挽留住孩子的生命,甚至连医生的一句知心话都没有"买"到,李某感到又伤心又难以接受。

问题:依据病人家属叙述的情况,该事件中医务工作者存在哪些问题?

医患沟通(doctor-patient communication)是医务人员和病人之间进行的信息交流与情感沟通,属于人际沟通的一种。但医患之间的沟通又不同于一般的人际沟通,病人就诊时,特别渴望医务人员的关爱、温暖和体贴,因而对医务人员的语言、表情、动作姿态、行为方式更为关注、更加敏感。有研究表明,现在临床上出现的医疗纠纷 90% 以上来源于沟通不畅或者根本没有沟通,主要原因除了病人的人格和情绪等因素,医务人员的态度、能力和方法等都是直接"诱因"。良好的医患沟通有助于医患正确理解对方,协调关系,保证诊疗活动顺利进行。特鲁多的墓志铭"有时去治愈,常常去帮助,总是去安慰"道出了医疗的真谛和医患沟通的重要性。

一、医患沟通的原则

医患沟通的实质是借助人际传播的各种载体,使医患之间顺畅、及时、有效地交流,以更好地实现医学目的,保证医疗质量,促进人类健康。从医务人员的专业角度来讲,医患沟通是诊断治疗的一部分,是医务工作者的职业需要。因此,医患沟通应遵守以下原则,以实现医患之间和谐、有效沟通。

考点
医患沟通的原则

(一) 平等和尊重原则

平等意识是医务人员必须具备的基本素质之一。必须意识到医患双方是一个不可分割的整体。马斯洛的"需要层次论"指出,每个人都有被尊重和自我尊严感的需求,尊重是建立在平等基础之上的尊敬和敬重,尊重病人是医患沟通的前提,是医务人员最基本的工作态度和行动准则之一。

没有发自内心的尊重就没有良好的沟通,甚至尊重本身就是一种沟通。表达尊重,主要体现在对病人的关注、倾听和适当的共鸣。因此,医生在医疗行动中要站在病人的角度和立场考虑问题,想病人所想、急病人所急。

(二) 主动原则

主动是沟通的首位原则,医生是医疗行为的实施者,因此要主动与病人沟通,面对紧急情况时更应如此。主动将各种信息与病人交流,尤其需要提前将医疗过程中的各种情况,包括已经发生的情况和可能发生的情况及时告知患方,而不是被动地等待询问,这一点十分重要。只有主动行动,才能避免被动。

(三) 坦诚和换位原则

首先,医务人员态度要真诚,要能够通过这种态度向病人传达心情和责任。其次,病人大多都有主观痛苦,有痛苦可能意味着有难言之隐,因此医生必须在合适的时间和地点坦诚地将所有的情况实事求是地与病人交流,如果遮遮掩掩,报喜不报忧,甚至违背事实,就有可能丧失病人对医生的信任,出现难以预料的结果,甚至有可能导致纠纷。但是坦诚也要讲究对象,讲究时机,讲究方式,讲究循序渐进。

(四) 保密原则

在诊疗过程中,特别是病史采集过程中,涉及病人的隐私,病人可能有许多情况不愿让别人知道,医务人员应该"知情同意"处理,保护病患隐私。

(五) 详尽原则

详尽是指沟通时尽可能不要漏掉诊疗过程中的任何重要细节,只有详尽,才能避免一些无法预料及节外生枝的情况。例如,实施某项医疗决策前需要告知病人情况,让患方签署"知情同意书"时,如果后来发生的情况在"知情同意书"中没有,医生所做的医疗决策没有被患方认可,那就可能发生难以避免的纠纷。

(六) 共同参与(互动)原则

在整个医疗过程中,医患双方应该保持良好的沟通。研究表明,医疗过程信息沟通通畅,医务人员能够耐心倾听病人的意见,让病人参与决策,共同选择最适治疗方案,能有效地提高病患治愈能力;与病人及其家属保持良好的沟通,能有效地帮助寻找致病因素,对制订有针对性的干预措施具有重要的价值。

医生与病人的交谈应具有（   ）

A. 隐蔽性　　　B. 情绪性　　　C. 针对性　　　D. 广泛性

参考答案：C

二、医患沟通的主要方法

（一）预防为主的针对性沟通

在医疗活动中，主动发现可能出现问题的苗头，把这类家属作为沟通的重点对象，与家属预约后要根据其具体要求有针对性地沟通。例如，在晨间交班中，除交接医疗工作外，还要把当天值班中发现的家属不满意的苗头作为常规内容进行交班，使下一班医务人员有的放矢地做好沟通工作。

（二）交换对象沟通

在医生与病人家属沟通困难时，可另换一位医生或主任与患方沟通；当医生不能与某位病人家属沟通时，也可换一位病人家属沟通，让这位家属去说服其他家属。

（三）集体沟通

同种疾病病人较多时，医院可召集所有家属，以举办培训班的形式进行沟通，讲解疾病的起因、治疗及预防知识。这种沟通，不但节约时间，还可促进病人间的相互理解，使病人成为义务宣传员，增进病人之间的交流与感情。

（四）书面沟通

为了弥补语言沟通的不足，很多医院实行了书面沟通，把一些常规问题印刷出来，便于病人的家属翻阅。例如，新生儿病区因无人陪伴，家属完全不了解患儿的治疗、生活情况，除有限的探视外，医务人员还将患儿在病区一天的喂养、洗换、护理、治疗等共性情况以及出院随访、喂养护理知识等编成小手册，发给每位入院患儿的家属，达到沟通的目的。

（五）协调统一沟通

当下级医生对某疾病的解释拿不准时，先请示上级医生，然后按照统一的意见进行沟通。对诊断尚不明确或疾病恶化时，在沟通前，医务人员要进行内部讨论，统一认识后再由上级医生与家属沟通。

（六）实物对照沟通

某些疾病，口头和书面沟通都困难，可辅之以实物或影视资料沟通。比如，对先天性心脏病患儿的家属,医生可用心脏模型结合画图进行讲解,使家属形象地了解疾病到底出现在哪个部位,如何进行手术修补等;再如骨科病人,病人的家属不知道骨病在什么位置,骨科医生便拿出人体骨架,用通俗的语言给病人讲解。

三、医患沟通的常用技巧

考点

医患沟通的技巧

视频

倾听

医患沟通是否成功,沟通技巧起很大的作用,主要包括语言沟通技巧和非语言沟通技巧两大类。

(一)语言沟通技巧

语言是人类交流的基础,说话者根据交谈的对象与场合,选择合适的措辞和表达方式传达信息;而听者则根据所具有的语言知识、谈话背景及场合,来理解对方的意思并做出恰当的反应。医务人员必须善于运用语言艺术,达到有效沟通,使病人能积极配合治疗。语言沟通必须遵循医患沟通基本原则,灵活运用各类语言,达到良好沟通效果。

1. 询问性语言　是医务人员的基本功,医务人员根据事物的内部逻辑,为了解病情从病人语言中获取有价值的主诉。询问性语言是医务人员行医过程中必定要使用的语言种类,是医务人员对病人进行调查研究的主要手段,只有经过必要而又详尽的询问调查,才能有助于诊断的准确无误。不进行深入的病史询问,匆匆地得出诊断结论,不仅是对病人生命健康的极端不负责任,也是对医务人员职业不够尊重的表现。

问诊时要紧紧围绕医疗目标展开询问,对重要的、关键的主诉要深入了解,对表达不清之处要适时提问,对背离医疗主题的话题要回避、引导。只有如此,才能在有限的时间里搜集到足够的、真实的资料,为医者的临床思维提供充实的原始材料。正确的提问不仅要掌握时机,把握语气和语调,而且要把握提问的方式和内容。如果涉及对病人个人隐私的询问,要注意时机和场合,与医疗无任何关系的隐私严禁询问。一方面,尽量避免使用专业词语,不同文化背景的病人对医学词汇的理解有较大的差异,须用常人易懂的词语代替难懂的医学术语。另一方面,我国地域辽阔,人口众多,各地的方言、俚语、俗话都很多,医生应尽量使用汉语普通话,但有时使用方言,在一定程度上也可以促进医患沟通。总之,应因人而异。

2. 信息性语言　指医务人员在为病人诊治的过程中,有针对性地做关于疾病知识、治疗方案、治疗情况的介绍说明,以便于病人在知情权得到保障的前提下,做出某种治疗选择。在医疗活动中,医生有使用病人能够理解的语言来说明其所患病情的义务,要介绍可能的治疗方案及每种治疗方案的优劣和预后,病人听取说明和介绍后,有选择或同意某种治疗方案的权利。

医患之间的信息沟通,重点进行诊疗方案、诊疗过程及机体状态综合评估的沟通。在沟通过程中,除向病人及其家属介绍有关疾病的诊断情况、主要治疗手段、重要检查的目的和结果等情况外,遇有下列情况时,应当充分告知并充分征求病人本人或其家属及其关系人同意。第一,需要病人承担痛苦的侵入性检查和治疗项目;第二,需要病人承担较大经济负担的检查和治疗项目;第三,具有一定危险性的诊断治疗;第四,临床试验性检查和治疗项目;第五,诊疗过程中使用药物的毒副作用;第六,在病人病情危重或更改手术方案的情况下,应向家属告知其病情及预后。总之,医疗过程是一个医患双向互动的过程,病人的理解和配合是顺利完成医疗过程的重要条件。从目前医疗行为的实施过程可以看出,一些实验性诊断、特殊检查、手术和药物治疗,都必须在取得病人的同意和配合后才能进行,这样可以增加病人对医疗技术局限性和高风险性的了解,增加对医生的信任,增强医生对治疗疾病的信心。

3. 指令性语言 是医务人员在履行职责时,根据需要做出的有关诊断或治疗的专业性医嘱或需病人配合的工作性指令。其执行程度直接关系到疾病的确诊和治疗。医嘱是指令性语言的一种,医生下达的关于处方用药的指令,也属医嘱范畴。还有一种指令性语言带有工作指示性质,例如:"请深呼吸,并憋住气""您今晚12点后就不要吃喝了,明早7点做抽血检查"等。

指令性语言能够反映医务人员的职业素养。一般来说,指令性语言对病人带有一定的要求性,需要病人遵从执行,因而医务人员容易形成命令式口吻,口气死板,损伤病人的自尊心,引起抵触情绪。根据调查,病人对指令性语言的要求一是亲切,二是明确。虽然指令性语言属工作命令,但这也改变不了人们对它的"亲切"的要求,医务人员在安排病人的事务,指示病人的候诊、诊疗等各种活动时,均应给人以亲切感。

4. 抚慰性语言 是医务人员为配合治疗或出于其他职业需要,对病人使用的安抚鼓励性的工作语言。例如,注射室护士对前来打针的儿童就可以说"小朋友真勇敢,打针不怕疼",医生对疑虑心较重的病人可以说"您的病是季节性常见病,不要有什么思想负担",妇产科医生对孕妇可以说"您怀孕了,这些反应是正常现象,回去休息休息就好了"。

随着我国医疗模式的变革,医务人员加强对病人运用抚慰性语言,是十分必要的。为了顺应医学事业发展的需要,医务人员应将安慰病人作为自己的本职工作来对待和完成。

5. 禁忌性语言 医学语言学把那些在病人面前不能说的语言称为临床医学禁忌语,它是临床医学语言应用中的消极现象。在医疗服务过程中,由于传统文化的影响、病人自身的心理素质及知识水平的限制,医生在和病人沟通时,有些话不能明确地说,需要委婉地提出,有些话甚至不能说,还有些只能与病人家属沟通。

在进行医患沟通时,有如下的禁忌。一是称谓的禁忌,称谓是人们为了表示相互之间的某种关系,或为了表示身份、地位、职业的区别而使用的一些称呼。在临床工作中,医务人员称谓病人时忌讳用床号代替名字,这是很不礼貌的称谓。有的医务人员对科主任、护士长的称谓常用老板来代替,给人造成一种很不严肃的感觉。二是凶祸词语的禁忌,从心理学角度分析,人们非常忌讳提到凶祸一类的字眼。在临床实践中,死亡是最令病人感到恐惧的事情,所以"死"字是不能随意提及的,如非说不可,则改而避之,用同义词来代替,构成修辞上的婉言。例如,称为下世、过世、谢世等,或"心脏停止跳动了""呼吸已经停止了"等说法。三是服务语言的禁忌,医务人员为了提高医疗服务质量,不但要端正服务态度,而且要明确服务禁忌语,在医疗工作中,要杜绝"淡、少、专、硬、偏"的现象。

6. 礼貌性语言　说话要文明礼貌:一是称呼要恰当;二是做到"请"字当先;三是选词要准确,语言要规范、文雅、不粗俗;四是有服务不周之处要用致歉语;五是不要随便打断病人的话,应答要及时;六是精神要专注,切不可边诊疗边与他人闲聊无关话题。

(二) 非语言沟通技巧

非语言沟通主要是指体态语,也就是行为举止,包括面部表情、眼神、动作、手势和身体姿势等用来传递信息的"无声语言"。在沟通中,非语言沟通方式占有非常大的比例。在医患沟通中准确运用非语言技巧,对促进医患交谈有重要的作用。

1. 眼神　眼睛既可接收外界信息,又可传递自身内部信息。从表达效果来说,其表达感情之复杂、微妙、深刻程度是其他体态语所无法比拟的。眼睛是透露人的内心世界的最有效途径,目光接触是最为重要的体态语沟通的方式。

在医务工作中,医务人员使用目光语的具体要求有如下三点。① 目光注视的部位:医务人员注视病人的部位应有所讲究,一般而言,应以病人的双眼和口之间为宜,对女性病人不宜注视胸部和下体。② 目光注视的时间:既不可长时间地盯着病人不放,目光也不可在对方脸上掠来掠去。在交谈时,既要不时用短促的目光注视病人,让病人感到医生在聚精会神地听他的主诉,但又不能目不转睛地盯着病人,使病人的精神紧张、局促不安或造成不必要的误解。③ 目光注视的方式:应体现庄重和友善,含有敌意的目光和漫不经心的眼神都是应当避免的。

2. 面部表情　是另一个可以实现精细细节信息沟通的体态语言途径。面部表情是交流沟通中最丰富的源泉,更容易为人们所察觉,是沟通双方判断对方态度、情绪的主要线索。与目光一样,表情可以有效地表现肯定与否定、接纳与拒绝、积极与消极、强烈与轻微等各种程度的情感。在与病人的接触中,医生的表情,不时地向病人及其家属传达着某种信息,传达着感情和态度。因此,医务人员在病人面前,应尽可能地去控制一些会给病人造成伤害的非语言表情,如不喜欢和敌意等,更要细心体察病人的面部表情。另外,还要学会控制自己的面部表情,不要因诊断出"绝症"而大惊失色,更不能在病人谈出自己的隐私时嬉笑等。

人们常说微笑是最好的语言,它是一种为社交或职业需要表达友善感情的表情语言。在医患沟通中,微笑是保持医患关系融洽的润滑剂,微笑服务能使病人获得心理上的满足,使相互之间的沟通交流顺畅,交往成功。医务人员运用微笑语应注意的问题:① 真诚友善。微笑是人的内心世界的外部反映,只有对病人怀有真诚的感情,才能产生友善的微笑。② 自然大方。微笑是有源之水,水到渠成,不可干笑、假笑。③ 得体有度。医务人员在病人心目中是治病救人的天使,在病人面前出现有失大雅的狂笑、冷笑、嘲笑等体态语,不符合医务人员的社会形象要求,应该避免。

3. **身体运动** 通常使用的主要身体语言与人们日常生活密切相关,也是最容易被察觉的一种语言。其中,手势几乎伴随着人们的各种交际场合,可以这么认为,凡有口语交流的地方,都有手势语的存在,手势能够表示各种复杂的含义,这些含义经长期使用,已经约定俗成。如大家熟知的一些身体动作:摆手——制止、否定,双手外推——拒绝,双手外摊——无可奈何,双臂外展——阻拦,搔头皮或颈部——困惑,搓手和拽衣领——紧张,拍脑袋——自责,耸肩——不以为然或无可奈何,抚对方肩——友好,等等。

医务人员学习和掌握体态语,不仅在于可以通过观察病人的体态变化,了解病人的内心所思和思想变化,从而为治疗疾病打好基础,而且在于,医务人员的体态语每时每刻都在被病人"阅读"和接受,医务人员的体态语得当与否,对其自身形象和医务工作质量有着很大的影响。

一个人的坐姿既是气质、素养和个性的体现,又受一定的职业规范所制约。不同的坐姿传递的信息不同,人们上身自然挺直,双腿微张而坐,是稳重严肃的表现;将一条腿架在另一条腿上的坐姿是轻松自信的表现;女性上身自然挺直,双腿并拢,是庄重矜持的表现。医生和护士在工作岗位上,一般应选择文雅得体的社交坐姿,以适应社会和病人对医务人员的要求和期望。

立姿是通过人站立的各种姿态传递信息的语言。在医疗工作中,一个医生,一边在口语中表现出渊博的学识,一边辅以气宇轩昂的站立姿态,病人不仅为其良好的内在素质而折服,而且还会对其稳重、潇洒的外部形象而称羡不已,从而起到增加信任感和亲和感的效果。

人的步姿与性格、情绪、职业有很大的关系。快速而有目的的步态表示有自信和健康状况良好。如步履轻盈、身手敏捷等,能给人以热情饱满、充满青春活力的健康形象。医疗职业除了急救场合,一般要求医务人员的步姿稳健、步速适中、步态沉静、基本无足音。这不仅是对医务人员职业形象的要求,也是医院工作环境的客观要求。

4. **身体接触** 也是一种身体语言,人与人之间相互理解、消除隔阂、建立深厚的情谊等常常需要通过身体接触才能得到充分表达。在医疗工作中也需要得当的身体接触,有时对病人的关心体贴可以体现在一个细微的动作中例如:触摸发热病人的额头;在为病人测量血压完毕时,帮病人把挽起的衣袖拉下;冬天查房时,听诊时先为病人暖暖听诊器;体格检查结束后,及时给病人整理好衣被;当病人咳嗽、痰不易咳出时,主动为病人翻身拍背,协助排痰等,都会给病人传递一种关爱和善意,起到良好的沟通效果。

5. **仪表和着装** 着装反映一个人的年龄、职业、社会角色、性格、情绪倾向等,人们的第一印象常常来自对方的外表,病人的仪表和着装可以为医务人员提供一些线索。同样,医务人员的仪表也会影响病人对医务人员的印象。因此,医务人员应注意自己的仪表和着装,力求衣冠整洁、端庄大方。另外,还要掌握好化妆的尺度,因为化妆本身也是一种特殊的身体语言和沟通方式。医务人员可以化淡妆,给人以稳重大方以及知识修养较好的美感,切忌不顾职业,浓妆艳抹。同时,上班时间佩戴首饰与自己的特征融合而和谐,尽量避免繁杂和奢华。

📖 知识拓展

着装的TPO原则

TPO原则,是有关服饰礼仪的基本原则之一,即着装要考虑到时间"Time"、地点"Place"、场合"Occasion",即着装应该与当时的时间、所处的地点和场合相协调。

从时间上讲,冬天要穿保暖、御寒的冬装,夏天要穿透气、吸汗、凉爽的夏装。白天穿的衣服需要面对他人,应当合身、严谨;晚上穿的衣服不为外人所见,应当宽大、随意等。

从地点上讲,穿泳装出现在海滨、浴场,是人们司空见惯的;但若是穿着泳装去上班、逛街,则让人难以接受。在国内,一位少女只要愿意,随时可以穿小背心、超短裙,但她若是以这身行头出现在着装保守的阿拉伯国家,就显得有些不尊重当地人了。

从场合上讲,与顾客会谈、参加正式会议等,衣着应庄重考究,按惯例着正装;而在朋友聚会、郊游等场合,着装应轻便舒适。试想一下,如果大家都穿便装,你却穿礼服就有欠轻松。同样,如果以便装出席正式宴会,不但是对宴会主人的不尊重,也会令自己颇觉尴尬。

6. **体距语** 也称人际距离,是交往双方之间的空间距离。沟通双方通过空间距离传递一定的信息。美国人类学家爱德华·霍尔,将人际距离分为四种。① 亲密距离,即亲人、夫妻之间的沟通和交际距离。② 个人距离,即朋友之间交往的距离。此时人们说话温柔,可以感知大量的体语信息。③ 社交距离,即彼此认识的人之间的交往距离,商业交往多发生在这个距离。④ 公众距离,即在正式场合或其他公共场合沟通式的人际距离。此时沟通往往是单向的。同时通过实验得出美国中产阶级白人的人际距离分别为:亲密距离 0~0.5 m,个人距离 0.5~1.2 m,社交距离 1.2~3.5 m,公众距离 3.5~7.5 m。在现实生活中,有很多因素影响人际距离,如性别、环境、社会地位、文化、民族等。

医务人员应重视人际距离在沟通中的有效性,要有意识地把握与病人的距离,对病人表示安慰、安抚时距离应近些,这会有利于情感沟通。当与病人交谈时,距离应当为一个手臂的长度,这样会使病人感到更加自然和舒适,而对有些敏感病人、异性病人的交往距离应适当远些,以免引起反感或误解。通过距离的选择应用,给病人以合理的空间,最大限度地保证其私人性,以表现对病人的尊重、关心和爱护。

7. **副语言** 是伴随有声语言出现的一种特殊的语音现象,它经常出现在人们的口语中,对有声语言的表情达意起着相辅相成、相得益彰的作用。在医疗口语中,常用的副语言形式有语调、语速、重音。

语调的使用具有很强的临场性,与当时的语境有密切的关系。何时用升调,何时用降调,都随说话者的实时实地的需要而变化。同样表示叙述,当叙述的是一件令人愉快的事情,比如与病人病愈出院话别时可用升调;当叙述的是一件令人痛苦的事情,比如病人进手术室前的谈话,大多用降调或平调,一般不宜用升调。同样的道理,同是用升调(或降调)的一句话,音调在兴奋或发怒时会高些,在悲哀时会低些。

医学沟通之所以要强调语速,是因为在医疗工作的不同场合和情境条件下,语速确应有所选择和变化。在与病人或家属沟通时,适宜的节奏对于表情达意相当重要。紧急的场合、处理危重病人的抢救事宜时,多用快节奏,应当节奏明快,快而不乱。其语言句式宜用短语,忌用长句。在门诊室里正常接待病人,在病房里与病人的日常交谈,一般用中速节奏,而在有些特殊语境条件下,如在向病人亲属宣告噩耗,在与病人谈及令人悲痛的事情时,则应以较慢的速度进行。这样,一是对病人及其亲属表示尊重,二是为病人留下足够的思想准备时间。

重音,也称重读。它是指语音在一定时间里呈现的长短、高低、轻重等有规律、有意图的起伏变化情况。还要讲究声调、语调,甚至韵律的协调与变化,创造一种与谈话内容、对象、目标和情境相协调的语言氛围。在医疗口语表达中,它有强调重点,突出情感和引人注意的作用。

总之,语气、语调、语言和节奏等语言形式要素具有增强语言听觉美感和提高语言表现力、说服力、感染力的作用,它不仅是语言的包装,而且是语言艺术的重要构成部分。这些副语言形式的巧妙运用,对医疗口语的正常表达十分重要。

音频

医患沟通的特殊技巧

目 标 检 测

一、名词解释

1. 医患关系　2. 医患沟通　3. 指令性语言　4. 体距语　5. 副语言

二、填空题

1. 医患关系的性质是_____和_____。

2. 医患交往的形式为_____和_____。

3. 非语言沟通是指_____,主要包括_____、_____、_____、_____、_____和_____。

三、简答题

1. 简述医患关系的特点。

2. 医患沟通的主要方法包括哪些?

3. 加强医患沟通,改善医患关系应从哪些方面入手?

（王　译）

习题

项目七在线测试

项目八　培养医务工作者的职业心理素质

图片

项目八思维导图

学习目标

— **知识目标**

1. 能说出医务工作者应具备的职业心理素质与要求,以及其良好心理素质的培养途径。

2. 简述医生的权利和义务内容,心理品质培养原则,以及心理健康促进的原则。

3. 了解医生角色、职业心理素质的含义。

— **能力目标**

1. 能结合专业特点,熟练运用医学心理学知识解释医务工作者心理品质、心理健康促进在临床医学中的应用原则。

2. 具有给出医务工作者应具备的职业心理素质培养途径及建议的能力。

— **素养目标**

1. 具有严谨、科学、规范的态度,合理选用咨询建议的方法与措施。

2. 树立正确理解医务工作者角色的观念,养成良好的心理咨询服务职业素养。

素养导航

小祝出生于医学世家,父母的榜样示范引领他在多年后也当了医生。他一直感恩父母在高强度的职业压力下,从未缺席他的成长,甚至从未让他感受到一丝来自他们工作的负能量。

小祝很早就明白,医生背后需要超出常人的付出和强大的内心。因此,他用刻苦和坚持铺就了自己的"学霸"之路。2009年,他考入中南大学湘雅医学院。2014年,他进入北京协和医院骨科攻读临床硕士学位;之后他前往德国图宾根大学骨科创伤中心攻读医学博士学位,其间还在美国及印度等地进行过短暂的交流和学习。2021年,他博士毕业后回到家乡,成为中南大学湘雅医院的一名骨科医生,同时也是在站骨科博士后。"北京协和医院的培养十分严格,在我们毕业生吃'散伙饭'的那天,班长说'我们做到了!'几乎全是男生的一班人集体泪崩。那3年熬过的一个个大夜班,连轴转的手术,为了病人而放弃的假期,回不了家的春节……那一刻,大家被自己感动了。"那天,他在朋友圈里留下动态:"医生所有的辛苦、疲惫、焦虑,以及他们想放弃的念头都会在从值班室走出来披上白大衣那一刻,消失。"

♥ ♥ ♥

心理素质是人的整体素质的重要组成部分,是在遗传因素、后天教育与环境的影响下,主体积极实践,不断发展而形成的个体能力与人格特征的综合体现,是个体工作效率和生活满意度的重要衡量指标。随着人民群众对健康需求的日益增长,对医务工作者的整体素质,包括心理素质提出了更高的要求。

任务一　了解医务工作者的职业心理素质

一、医生角色的行为模式

(一) 医生角色

医生角色是指在医患关系中占据主导地位,并遵从与诊断、治疗相关的职业规范,通过一定的行为模式对病人负责的群体。医生角色是医疗卫生队伍的重要主体,是一个重要的社会角色。医务工作者一般扮演以下几种角色:

1. 临床技能提供者　医生向病人提供专业的医学技能,运用循证医学原则,对病人进行准确的诊断与治疗;护士向病人提供所需的专业服务,如观察病情、实施各项治疗护理操作等。这一角色的任务是传达对病人需求的理解并提供支持,要求医务工作者富有爱心,具有扎实的人文社会科学、医学、护理学知识以及娴熟的操作技能。治病救人的过程,就是医务工作者把爱心、知识和技能转化为为病人服务的关爱和照护的过程。医务工作者应以病人为中心,把病人视为一个有自我价值和社会价值的人,合理提升病人的生命质量;医务工作者需要有良好的身体素质,身体功能健全,能够承担手术和护理操作时消耗的体力劳动。

2. 健康咨询服务者　随着医学模式的改变,医务工作者根据病人自身需求,给予有关健康疾病知识的咨询与指导服务。例如,帮助病人识别和应对各种心理应激,发展有利于健康的态度与行为,指导病人配合治疗、预防疾病、调配营养、认识病情及进行自我护理等。

3. 健康代言人　医务工作者应尊重和维护病人或其他服务对象的知情权和合法权益;针对有损民众健康的问题或事件,医务工作者应根据自身的医护专业知识,提供建议、意见给医院管理者或卫生行政管理部门加以改进,为制定卫生政策提供参考依据,成为社区居民乃至普通百姓的健康代言人。

4. 健康教育者　医务工作者可以作为健康教育者,通过举办讲座、进行出院指导、发放健康教育手册等方式,教授病人及社区人群医学保健方面的知识,以改善其健康态度与健康行为,达到预防疾病、促进健康的目的。例如,在社区开讲座宣传预防艾滋病、流行性感冒、乙型病毒性肝炎等知识,传播优生优育方法等。

5. 医学研究者　医务工作者应对专业领域存在的问题开展科学研究,将研究成果推广应用,以指导和改进临床工作,提高服务病人的水平与质量。

6. 健康管理者　医务工作者应基于病人的健康体检结果,建立健康档案,给出健康状况评估,并有针对性地提出个性化的健康管理方案或处方,如有条件可以实行一对一咨询指导和跟踪调查服务等。

7. 医患关系促进者　医务工作者不仅要做好医院内部的关系维护,还应真诚、耐心、细致地与病人沟通,促进医疗服务合力的形成,更好地促进病人的健康。一方面,医生、护士、营养师、检验师、康复治疗师、心理治疗师、社会工作者等多学科医务专业人员通力合作,为病人提供全面、高质量的整体服务;另一方面,在多学科专业人员团队中,医务工作者既要独立地对病人情况进行评估、计划并实施技术操作,也需要与其他学科专业人员沟通、协作,更需要与病人及其家属深度交流,解析、探讨解决病人问题的策略,体现"医者仁心",做良好医患关系的促进者。

(二) 医生的权利和义务

医生角色决定了医生行为必须为实现角色目标服务,其行为模式必须遵循以下原则:病人第一原则,尊重病人权利原则,坚持医疗服务公平原则,寻求诊疗服务最优化原则,坚持医疗保密原则,强化仁术仁德不断学习原则,坚持医患互动原则等。

2022 年 3 月 1 日起实施的《中华人民共和国医师法》第二十二、二十三条规定了医生的法律权利和义务。

医生在执业活动中享有下列权利:在注册的执业范围内,按照有关规范进行医学诊查、疾病调查、医学处置,出具相应的医学证明文件,选择合理的医疗、预防、保健方案;获取劳动报酬,享受国家规定的福利待遇,按照规定参加社会保险并享受相应待遇;获得符合国家规定标准的执业基本条件和职业防护装备;从事医学教育、研究、学术交流;参加专业培训,接受继续医学教育;对所在医疗卫生机构和卫生健康主管部门的工作提出意见和建议,依法参与所在机构的民主管理;法律、法规规定的其他权利。

医生在执业活动中履行下列义务:树立敬业精神,恪守职业道德,履行医师职责,尽职尽责救治病人,执行疫情防控等公共卫生措施;遵循临床诊疗指南,遵守临床技术操作规范和医学伦理规范等;尊重、关心、爱护病人,依法保护病人隐私和个人信息;努力钻研业务,更新知识,提高医学专业技术能力和水平,提升医疗卫生服务质量;宣传推广与岗位相适应的健康科普知识,对病人及公众进行健康教育和健康指导;法律、法规规定的其他义务。

这些医生的权利和义务都为保证医生角色的实现提供了必要的保障。

二、医务工作者应具备的职业心理素质

(一) 职业心理素质的含义

"素质"有狭义和广义之分。狭义的素质主要指生理、心理素质,是由遗传因素或其他先天因素决定,通常又叫作遗传素质、先天素质或自然素质;广义的素质是指个体在先天禀赋的基础上,通过环境和教育的影响,结合自身努力形成和发展起来的相对稳定的身心组织要素、结构及其质量水平,包括心理素质和社会文化素质。

心理素质是指人的心理方面的特点和品质,包括智能结构的特点和品质(如智

商水平、认知结构、思维能力、创造能力等),需要结构的特点和品质(如意愿、兴趣、爱好、动机、意志、情感、信念等),自我意识(如自我认识、自我体验、自我控制),气质和性格特点等。

职业心理素质是指某一职业对进入该行业人员所要求具备的心理素质的总和。职业心理素质即职业角色的心理素质,是职业素质结构中的一种特殊的职业心理因素。医务工作者职业心理素质是对医务工作者整体素质结构中是否具备从事医卫职业所要求的心理素质总和的反映。

考点
职业心理素质的含义

(二) 医务工作者应具备的职业心理素质与要求

医学是生命科学,它服务的直接对象是人,只有高素质的优秀医学人才方能承担这一使命。"医乃仁术,医者仁心"。有仁爱之心的人,才有仁爱之德,才能练就仁爱之术。所以从医者,首先要有良好的医德,而良好医德与良好职业心理素质是相辅相成、密不可分的。

考点
医务工作者的职业心理素质要求

1. 认知素质要求　医务工作者应具备的认知素质包括感觉、知觉、记忆、想象及思维等方面的素质,而且要求比其他专业的工作人员优秀。

(1) 敏锐的观察力:医务工作者必须具备敏锐的观察力,随时用心观察病人的临床症状及指征、行为反应,了解病人的病情变化与心理状态,洞悉病人需求,提高诊断、治疗与护理水平。

(2) 良好的注意力:临床工作纷繁复杂,病人的病情变化多端,这要求医务工作者具备注意的全部优秀品质。① 注意的稳定性:能保持长时间情绪稳定地为病人做某项医疗操作与服务。② 注意的广阔性:能"眼观六路,耳听八方",把繁杂的工作内容"尽收眼底""一览无遗"而又心中有数。③ 注意的集中性:能分清轻重缓急,聚精会神做某项临床操作,不被其他信息干扰而分心,确保病人的医疗安全。④ 注意的分配:能在对病人进行治疗、护理操作时,同时进行观察、思考、谈话等活动,合理分配自己的注意力。⑤ 注意的灵活性:能在有限的时间内完成各项医务工作,做到多项工作之间清清楚楚、准确无误和互不干扰。

(3) 准确的记忆力:医务工作者面对的病人多,病人病情不断变化,治疗方案、护理计划、用药种类和剂量也经常改变,这要求医务工作者必须具有良好的记忆素质,包括记忆的敏捷性、准确性、持久性、准备性等要达到上乘水平。医生根据病人不同体质、不同病情所用的不同处方或手术都要科学规范,记忆准确,不能出现任何差错;护士在执行医嘱、注射、发药以及测体温、脉搏、呼吸等各项任务中要做到准确量化、无误差。

(4) 独立的思维力:在临床工作中,病人千差万别,病情千变万化,要做出准确诊断、恰当治疗、有效护理,医务工作者应该养成独立的思维能力。例如,对疑难重症病人的诊断与治疗,虽然是医疗团队合作进行的,但在很多情况下,是由具有独立思维能力的医生根据不同来源的疾病信息提出真知灼见,做出医疗判断,从而取得良好的效果。

2. 情绪与情感素质要求　积极的情绪使人精神饱满、注意广泛、观察敏锐、记忆清晰、思维活跃、工作有序、失误少而效率高;消极的情绪使人情绪低落、注意分散、思维迟钝、易出差错。医务工作者积极的情绪特征应该是情绪体验真实而平静,情绪唤醒敏感而可控,情绪行为稳定而洒脱,情绪认知全面而深刻,如轻声细语的问候、和蔼可亲的表情、满面春风的微笑等,不仅能调节病房或治疗环境的气氛,还能唤起病人战胜疾病的信心。相反,情绪烦躁、抑郁、焦虑容易发生差错事故,病人也会感到不愉快,产生不安,增加思想负担。医务工作者还要学会观察、辨别病人的情绪,控制自己的情绪,提高自己的情商水平,必要时运用放松或转移的方法保持情绪稳定,做到急事不慌、悲喜有节、纠缠不怒、理智应对。

3. 意志素质要求 意志是自觉地确定目标,努力克服困难以达到目的的心理过程。医务工作者良好的意志素质表现为意志的果断性、自制性、坚持性。例如,果断性体现在急救时的当机立断、迅速而机智;自制性体现在与病人交谈时,能耐心听取病人的苦衷,不因对方的情绪影响自己;坚持性体现在主治医生完成危重病人的康复治疗,特别是难度高、时间长的手术操作时,耐心、认真、细致、坚持,力争成功。

4. 个性素质要求 个性即人格,包括能力、气质、性格与自我意识系统,性格是个性中的核心成分。良好的性格有利于个体身心健康,有利于人际交往,也可提高工作效率。一般认为,优秀医务工作者的个性特点有:正直、勤奋、务实、团结,对待工作满腔热情、严谨负责、精益求精;对待病人真诚沟通、同感理解、无私奉献;对待同事真情相助、团结友善、取长补短、共同进步;对待自己谦虚沉稳、自尊自爱、严格要求;树立职责意识、服务意识、协作意识、创新意识、法律意识、问题意识、风险意识、忧患意识和自身建设意识等;尤其在医患关系日益加剧的情况下,要培养好风险意识,把疾病治疗、损伤处理、临床护理与健康促进和疾病预防相结合,掌握对影响身心健康的疾病谱起重要作用的遗传基因、生活方式、社会环境、家庭背景、人口统计、性别差异、社会经济、区域文化以及群体心理的各种因素的知识,在科学规范操作的同时,以防不测,学会运用法律武器保护自己的合法权益,成长为一名优秀的医务工作者。

任务二 培养医务工作者良好的心理素质

 案例分析

> 小李为某三甲医院护士,自述近1个多月来心情烦躁,情绪低落,晚上失眠,白天没有精神,上班经常出现小差错,特别害怕碰到静脉输液的操作,休息2周后情况没有改善,故前来求助。她回忆自己自小成绩好,在护校理论和技能考试都是名列前茅,毕业后通过层层考核脱颖而出,被一家三甲医院聘用。工作半年多,她兢兢业业,手脚勤快,吃苦耐劳,服务态度好,得到护士长、同事的认同和病人的表扬,感觉自己越来越爱这份工作了。可是,1个月前,她给一位病人输液,这个病人的血管虽然不是很明显,但是她觉得自己应该能一次就穿刺成功,可没想到穿刺失败了。病人当时脸色不悦,

说:"你技术还需要锻炼啊,我来这么多天,每天都是第一次就穿刺成功哦。"虽然病人没有大骂,但当时数落小李的话语让她无地自容。这次的操作失败对小李的自信心伤害很大,她甚至怀疑自己是否具有当好护士的能力了。

　　问题:1. 小李为何会产生情绪低落等心理问题?

　　　　　2. 应该如何帮助小李调整心理状态?

一、培养原则

　　医务工作者优良的心理素质与遗传有关,但更多的是在后天的教育、生活、工作实践中逐渐形成和发展起来的,包括心理品质的培养和心理健康的促进。

(一)心理品质培养的原则

　　1. 家庭教育、学校教育与社会教育相结合　家庭是孩子成长的摇篮,按照精神分析理论,一个人的心理品质很大程度上是由个体的原生家庭所"遗传"和"铸造"的,因此父母要重视孩子儿童时期心理品质的培养。学校在进行医学理论知识教育的同时,应该对学生的职业态度、理想及价值观作为素质教育的核心来培养,使学生在学校期间有明确的人生目标并打下坚实的基础,有崇高的敬业精神。社会要营造一种尊重医务工作者的良好氛围,给医务工作者最大的心理安全与心理满足感,最大限度地帮助医务工作者实现自己的社会价值,让医务工作者在长期工作实践中增长才干,不断调整自我心态与期望以适应社会要求与发展。

　　2. 规范教育与自我调控相结合　医务工作者经过系列规范的临床培训与实践,在团体心理的氛围内会有共同进步,获得优秀心理品质的交集。但由于个性特征、耐受性、敏感性、挫折经验、认知态度与技能状态不同,在相同情况下所引起的心理反应和应激水平不尽相同。因此,传授自我调控的技巧也更具有现实性,积极培养自我调控能力是良好心理品质的基础。

　　3. 现实形象与理想模式相结合　医务工作者心理品质的培养是以最终符合社会角色需要为目标、以提高病人的生命质量为依归,但现实形象与理想模式之间一般会存在差距。这就需要通过正面的典型宣传,如严重急性呼吸综合征(SARS)流行时期殉职的好护士叶欣、"寻找最美乡村医生"等医务工作者的良好形象,给予医务工作者极大的鼓舞,也让医务工作者感受到差距,从而制定目标,在工作的实践中不断学习,提高医德医术,聚集心理正能量,塑造自我形象,向更高的理想境界迈进,缩小现实与理想的差距。

　　4. 严于律己与宽以待人相结合　医务工作者要严格要求自己,从平凡的小事做起,不断修炼自己的性格,虚心接受批评,"闻过则喜""有则改之,无则加勉"。即使在个人独处时也能谨慎遵守道德原则与规范,做到"慎独"。对待他人,要以宽大的胸襟去理解和接纳,给予充分的理解与良好应对。

（二）心理健康促进的原则

要培养良好的心理品质，心理健康是基础。心理健康的促进应遵循以下原则：

1. 认识自己，悦纳自己　"人贵有自知之明"，认识自己是一个逐渐深入、不断完善的过程，在此过程中要悦纳自己，积极地无条件地接受自己不能改变的，努力地改变自己能够改变的。认识自己、悦纳自己是发展健康的自我体验的关键与核心。

2. 面对现实，适应环境　优秀的医务工作者能发挥自己最大的努力去适应环境，在现有的环境中发挥自己最大的潜能，相信"方法永远比困难多"，始终以病人为中心，减轻病人痛苦的同时获得自我效能感，通过创造条件，逐步改善环境，实现自我价值。

3. 结交知己，与人为善　勇敢地走出自我，敢于向知己敞开心扉，和他人建立良好的人际关系，这是心理健康的必备条件。与他人在一起，不仅可以得到帮助和获得信息，还可使自己的苦恼得到宣泄、快乐得到分享、能力得到体现。学习他人的优点，改进自己的缺点，从而促使自己不断进步，保持心理平衡与健康。

4. 挫折磨砺，积极进取　"不经历风雨怎能见彩虹"，只有经过系列的挫折教育，才会有更强大的内心成就，更强大的自我。强者的奥秘在于自觉运用这一哲理处理生活道路上的困境。医务工作者只有将自身的心理健康达到一个更高的境界和水准，才能将现代医学模式所要求的临床工作做好，不断前进。

执考链接　心理健康促进的原则不包括（　　　　）

A. 认识自己，悦纳自己　　　　B. 面对现实，适应环境

C. 结交知己，与人为善　　　　D. 挫折磨砺，积极进取

E. 规范教育，自我调控

参考答案：E

二、培养途径

心理素质的培养是在精神分析、行为主义、团体动力学、人本主义等心理学相关理论指导下进行心理素质训练，发挥内外环境的交互作用，塑造个体经历与阅历的过程。心理素质的培养规律是在社会教育、学校教育、日常生活和工作实践中发挥主观能动性逐渐形成和发展的。心理素质的培养目的是全面提高医务工作者的心理素质，提高服务病人的质量。具体培养途径如下：

（一）创设健康向上的社会文化氛围，为医务工作者提供安全的心理环境

医务工作者与病人之间的关系是相互平等、相互尊重的，社会上的每一位公民都是潜在的病人。因此，应努力营造全社会尊重医务工作者的良好氛围。尊重医

务工作者的人格和劳动成果,保障他们的生活水平,使他们有尊严地生活,生活得幸福,这样才会有更多的优秀人才投入到医疗服务队伍中来,社会公民的健康质量才会得到有力保障。这需要全社会的共同努力。

1. 政府加大力度改进医疗设施,重视医疗教育,普及医疗知识,规范医疗市场,健全医疗法规,改革医疗制度,提高医务工作者待遇。

2. 各级医疗机构为医务工作者营造宽松、愉悦、团结、奋进的工作氛围,提供人文关怀,培养缜密、热情、精细、顽强的工作团队,实施具体的心理减压措施,比如定期组织运动比赛、野外郊游、文艺表演等,让医务工作者放松心情、缓解压力。

3. 加强媒体从业者的医学常识普及,挖掘医务工作者的闪光点,引导社会舆论以科学、理性、宽容的心态评价医疗行业和医务工作者,让民众对医疗效果有科学合理的期待,多倾听医务工作者的声音,改变社会对医疗行业的偏见,传递正能量。

4. 广大民众应换位思考,掌握医学常识,培养文明的生活习惯,理解医务工作者的艰辛。

5. 医务工作者应洁身自好、奋发图强、尊重生命,维护人类可持续发展。

6. 医学院校应提升医学教育水平,创设各种环境,提高医学生对成功的体验和自我成就感,增强其心理素质,完成从一名优秀的医学生到一名合格的医务工作者的转变。这样,医务工作者将在一个自由而安全的心理环境中不断提高各方面素质,做好人类健康的"守护神"。

(二)加强医学院校人文知识教育,为医务工作者的心理素质打下坚实基础

医学院校的教师在教学中,应自觉把传授基础理论、专业知识与培养学生积极的职业态度和良好的心理素质有机结合起来,找准教学与职业心理素质培养的最佳契合点,渗透于教学全过程。

1. 整合医学院校教育资源　加强爱心文化的建设,强化爱心意识,培养爱心能力,形成教育合力,不断增强医学生的心理素质,培养具有"仁心"的医务工作者。

2. 优化课程结构　增设美学欣赏、文学欣赏以及系列文体活动欣赏课程与活动等,优化医学生的职业态度与职业价值观。

3. 提高医学院校教师人文素质　医学院校每位教师都应把优化学生职业态度、提高学生心理素质作为一项教学目的,努力提高自身人文素质,认真挖掘教材中蕴含的职业心理素质及其教育的内容;自觉采用有利于提高学生职业心理素质的方法。

4. 加强人文素质的考核评估　把职业心理素质的提高程度作为教学评估的重要内容之一,制订医学生的培养规则和临床操作流程,使之量化、细化和可操作化。通过医学人文知识教育,使医学生在紧张的医学专业学习之余能够增加对真善美的熏陶、理解、欣赏与创造,激发对生命的热爱和从事今后工作的自信与自觉,建立一个强大的内心世界,提高心理素质,完善自己的同时服务好病人。

（三）塑造可供观察学习的亲切榜样，为医务工作者的心理发展指引方向

按照班杜拉的观察学习理论，越是与个体接近的学习榜样，越是对个体产生巨大的示范效应。

1. 医学院校及医院的文化环境会给医学生和医务工作者提供潜意识的激励作用。

2. 上课教师、实习带教教师、医院领导和同事等的一言一行都会给医务工作者提供学习的案例。

3. 杰出校友、优秀同事等给医务工作者强大的示范性，他们的医学知识、人格魅力、临床技能、处理复杂事物的能力等都将对平凡的医务工作者产生潜移默化的影响。这些发生在身边的可敬可亲的榜样就是强大的"心理场"，是努力和奋斗的方向，浸润其中的个体优秀概率会大大地提高，心理素质会得到极大的改善与平衡。

（四）树立终身学习理念，强化医务工作者的心理自我调适能力

1. 持续学习　现今为知识经济时代，唯有不断学习才不会被历史潮流所抛弃。目前，医学发展突飞猛进，新旧知识更替速度远超其他领域，医疗设备的更新换代，医药产品的层出不穷，身心疾病的千变万化等都极大地增加了医务工作者的心理焦虑，降低了心理健康水平，每一个医务工作者唯有树立终身学习的理念，"活到老，学到老"，不断学习、实践、升华，自身的学识与心理素质才会不断提升，处理工作与生活中的困难才能得心应手，从而提高医务工作者的心理素质。

2. 适时调整　医务工作者在学习的同时要适时调整奋斗目标，按照最能接近实现的目标逐步推进。例如，引导本科以上层次的医务工作者开展国内外卫生事业的研究与实践，以开拓我国医药卫生事业新局面的历史使命激发其职业自豪感，从意识层面增强其心理调适能力；引导专科层次的医务工作者明确找准职业定位，服务基层，做好常见病、多发病的诊断与治疗，做好流行病学调查、卫生健康普及知识宣传等，从行为层面增强心理调适能力。

3. 自我调适　面对纷繁复杂的医疗实践，医务工作者应以积极的心态和行为，合理有效地化解各种矛盾。首先，通过对个体教育引导，以积极的应对方式替代消极的应对方式，如通过合理定义应激源、提升解决问题的能力、放松训练、社会支持、身体锻炼、调整生活方式等减少应激，预防职业倦怠感。其次，提高医务工作者的内控感、成功体验和自我成就感。再者，学习和运用积极的应对策略，加强沟通技巧的训练，以应对职业压力的负面影响，具体做法包括：① 提高医务工作者感知自我和他人情绪的能力，掌握疏导负性情绪的方法，比如开展有氧运动、听音乐、肌肉放松、旅游、购物、散步、看喜剧、打沙包等。② 提高医务工作者主动适应社会环境的潜能，在遭遇困境时，能以积极的思考、乐观的心态、丰富的经验支配和控制自己，增进心理健康。③ 在遭遇生活事件时，拓宽应对策略，采用正面词语法，用"我能行""我一定要"等正面词语自我激励，以积极进取的态度找到解决方法，摆脱情绪困扰，增强抗压能力，提高心理素质等。

音频

医务人员心理压力的自我调节

（五）建立医疗机构的心理督导机制，为医务工作者提供心理宣泄的途径

医务工作者由于工作对象的特殊性、病情变化的多样性与突发性，在难以预料或凭现有的医疗水平无法处理的情况下造成医疗失败，给病人及其家属带来痛苦的同时，也给医务工作者造成痛苦和心理困扰时，需要医院或者专门的心理咨询或督导机构对相关个体和群体进行心理咨询、心理危机干预。此外，还需要对医务工作者进行定期或不定期的心理调查、测试与访谈，运用个体咨询、团体咨询、心理游戏、心理剧等途径缓解医务工作者的心理负能量，强化其心理正能量，不断提高心理素质。

1. 加强心理辅导　针对医务工作者（含医学生）在心理发展过程中遇到的各种不良事件与心理冲突（矛盾），通过专题心理健康讲座以及团体或个别辅导的形式，帮助和指导他们走出困境，预防心理疾病的产生。

2. 开展心理咨询　运用心理学的理论与技术，通过语言与非语言的交流，启发寻求帮助的医务工作者改变其认识、情感、态度，发展和提高其心理素质，解决与消除其在生活、学习、工作及家庭关系、人际交流中出现的心理问题。具体方式包括面对面访谈、心理信箱投稿、心理热线解惑等。

3. 建立心理档案　建立医务工作者的家庭情况、个人简历，个性测试与分析、智力测试与分析、非智力因素测试与分析的结果，个人辅导记录、心理咨询记录等客观资料，以全面反映医务工作者的职业心理素质，起到预防教育作用。

4. 建立心理督导机构　组织心理咨询小组或借助心理咨询机构对医务工作者的心理健康加以维护，成立医务心理督导组，以个人、小组、团队等形式开展定期咨询，对突发事件引发的心理危机，制订心理干预方案，尤其是针对有临床操作失误的医务工作者，应设专门的心理危机干预小组，全力解决病人与医务工作者的心理紧张和焦虑，防止医患关系升级以及医务工作者的二次伤害。

总之，医务工作者需要从道德、知识、技能等各方面提升自己的心理素质，不断学习与实践，以自我潜能开发为主，发挥内外环境的相互作用，着眼于“医者仁心”，逐步完善自己的人格，努力做一名优秀的医务工作者，达到“自我实现”的目标，为祖国的医疗卫生事业服务，推进健康中国建设。

目 标 检 测

一、名词解释

1. 医生角色　2. 职业心理素质

二、填空题

1. 心理素质的培养目标是_____、_____和_____。

2. 医务工作者需要从_____、_____、_____等各方面提升自己的心理素质。

三、简答题

1. 医务工作者的职业心理素质要求包括哪些？

2. 如何培养医务工作者的自我调适能力？

习题

项目八在线测试

（区绮云）

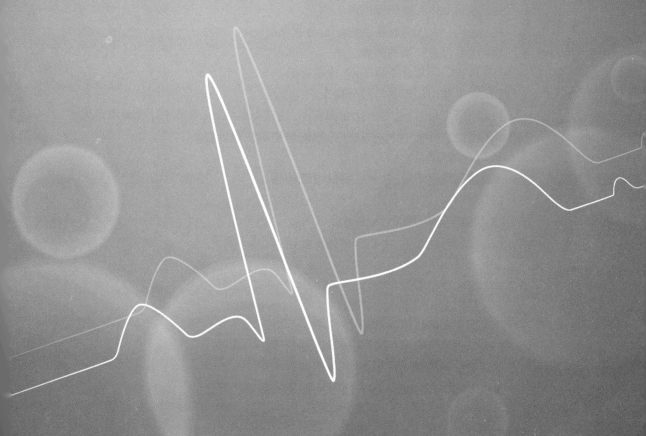

附 录

附录一 气质问卷调查表

指导语：下面 60 题可以帮助您大致确定自己的气质类型，在回答这些问题时，您认为符合自己情况的计 2 分；比较符合的计 1 分；介于符合与不符合之间的计 0 分；比较不符合的计 –1 分；完全不符合的计 –2 分。

1. 做事力求稳妥，不做无把握之事。
2. 遇到可气的事就怒不可遏，想把心里的话全说出来才痛快。
3. 宁肯一个人做事，不愿很多人在一起。
4. 到一个新环境很快就能适应。
5. 厌恶那些强烈的刺激，如尖叫、噪声、危险情境等。
6. 和人争吵时，总是先发制人，喜欢挑衅。
7. 喜欢安静的环境。
8. 善于和人交往。
9. 羡慕那种善于克制自己感情的人。
10. 生活有规律，很少违反作息制度。
11. 在多数情况下情绪是乐观的。
12. 碰到陌生人感到很拘束。
13. 遇到令人气愤的事能很好地自我克制。
14. 做事总有旺盛的精力。
15. 遇到问题常常举棋不定，优柔寡断。
16. 在人群中从不觉得过分拘束。
17. 情绪高昂时，觉得干什么都有趣；情绪低落时，又觉得干什么都没意思。
18. 当注意力集中于一事物时，别的事物难使我分心。
19. 理解问题总比别人快。
20. 碰到危险情境，常有一种极度恐怖感。
21. 对学习、工作、事业怀有很高的热情。
22. 能够长时间做枯燥、单调的工作。
23. 符合兴趣的事，干起来劲头十足，否则就不想干。
24. 一点小事就能引起情绪波动。
25. 讨厌那些需要耐心，细致的工作。
26. 与人交往不卑不亢。
27. 喜欢参加热烈的活动。
28. 爱看感情细腻、描写人物内心的著作。
29. 工作学习时间长了，常感到厌倦。
30. 不喜欢长时间谈论一个问题，愿意实际动手干。

31. 宁愿侃侃而谈,不愿窃窃私语。

32. 别人说我总是闷闷不乐。

33. 理解问题常比别人慢些。

34. 疲倦时只要短暂地休息就能精神抖擞,重新投入工作。

35. 心里有话宁愿自己想,不愿说出来。

36. 认准一个目标就希望尽快实现,不达目的,誓不罢休。

37. 学习、工作同样长的时间后,常比别人更疲倦。

38. 做事有些莽撞,常常不考虑后果。

39. 老师讲授新知识时,总希望他讲慢些,多重复几遍。

40. 能够很快地忘记那些不愉快的事情。

41. 做作业或做一件事情,总比别人花的时间多。

42. 喜欢运动量大的剧烈体育活动,或参加各种文艺活动。

43. 不能很快地把注意力从一件事转移到另一件事上去。

44. 接受一个任务后,就希望把它迅速解决。

45. 认为墨守成规比冒风险要强一些。

46. 能够同时注意几件事物。

47. 当我烦闷的时候,别人很难使我高兴。

48. 爱看情节起伏跌宕,激动人心的小说。

49. 对工作抱认真严谨、始终一贯的态度。

50. 和周围人们的关系总是相处不好。

51. 喜欢学习学过的知识,重复做自己掌握的工作。

52. 希望做变化大、花样多的工作。

53. 小时候会背的诗歌,我似乎比别人记得清楚。

54. 别人说我"出语伤人",可我并不觉得这样。

55. 在体育活动中,常因反应慢而落后。

56. 反应敏捷,头脑机智。

57. 喜欢有条理而不甚麻烦的工作。

58. 兴奋的事常使我失眠。

59. 老师讲新概念,常常听不懂,但是弄懂以后就难忘记。

60. 假如工作枯燥乏味,马上就会情绪低落。

附录二　症状自评量表(SCL-90)

指导语:以下表格中列出了有些人可能有的症状,请仔细阅读每一条,然后根据最近一周下列问题影响您或使您感到苦恼的程度,选择最合适的方格,打一个勾,如"√"。请不要漏掉问题。

项目	无	轻度	中度	偏重	严重
	0	1	2	3	4
1. 头痛	☐	☐	☐	☐	☐
2. 神经过敏,心中不踏实	☐	☐	☐	☐	☐
3. 头脑中有不必要的想法或字句盘旋	☐	☐	☐	☐	☐
4. 头昏或昏倒	☐	☐	☐	☐	☐
5. 对异性的兴趣减退	☐	☐	☐	☐	☐
6. 对旁人责备求全	☐	☐	☐	☐	☐
7. 感到别人能控制你的思想	☐	☐	☐	☐	☐
8. 责怪别人制造麻烦	☐	☐	☐	☐	☐
9. 忘记性大	☐	☐	☐	☐	☐
10. 担心自己的衣饰整齐及仪态的端正	☐	☐	☐	☐	☐
11. 容易烦恼和激动	☐	☐	☐	☐	☐
12. 胸痛	☐	☐	☐	☐	☐
13. 害怕空旷的场所或街道	☐	☐	☐	☐	☐
14. 感到自己的精力下降,活动减慢	☐	☐	☐	☐	☐
15. 想结束自己的生命	☐	☐	☐	☐	☐
16. 听到旁人听不到的声音	☐	☐	☐	☐	☐
17. 发抖	☐	☐	☐	☐	☐
18. 感到大多数人都不可信任	☐	☐	☐	☐	☐
19. 胃口不好	☐	☐	☐	☐	☐
20. 容易哭泣	☐	☐	☐	☐	☐
21. 同异性相处时感到害羞,不自在	☐	☐	☐	☐	☐
22. 感到受骗,中了圈套或有人想抓您	☐	☐	☐	☐	☐
23. 无缘无故地突然感到害怕	☐	☐	☐	☐	☐
24. 自己不能控制地大发脾气	☐	☐	☐	☐	☐
25. 怕单独出门	☐	☐	☐	☐	☐

项目	无	轻度	中度	偏重	严重
	0	1	2	3	4
26. 经常责怪自己	☐	☐	☐	☐	☐
27. 腰痛	☐	☐	☐	☐	☐
28. 感到难以完成任务	☐	☐	☐	☐	☐
29. 感到孤独	☐	☐	☐	☐	☐
30. 感到苦闷	☐	☐	☐	☐	☐
31. 过分担忧	☐	☐	☐	☐	☐
32. 对事物不感兴趣	☐	☐	☐	☐	☐
33. 感到害怕	☐	☐	☐	☐	☐
34. 您的感情容易受到伤害	☐	☐	☐	☐	☐
35. 旁人能知道您的私下想法	☐	☐	☐	☐	☐
36. 感到别人不理解您,不同情您	☐	☐	☐	☐	☐
37. 感到人们对您不友好,不喜欢您	☐	☐	☐	☐	☐
38. 做事必须做得很慢以保证做得正确	☐	☐	☐	☐	☐
39. 心跳得很厉害	☐	☐	☐	☐	☐
40. 恶心或胃部不舒服	☐	☐	☐	☐	☐
41. 感到比不上他人	☐	☐	☐	☐	☐
42. 肌肉酸痛	☐	☐	☐	☐	☐
43. 感到有人在监视您,谈论您	☐	☐	☐	☐	☐
44. 难以入睡	☐	☐	☐	☐	☐
45. 做事必须反复检查	☐	☐	☐	☐	☐
46. 难以做出决定	☐	☐	☐	☐	☐
47. 怕乘电车、公共汽车、地铁或火车	☐	☐	☐	☐	☐
48. 呼吸有困难	☐	☐	☐	☐	☐
49. 一阵阵发冷或发热	☐	☐	☐	☐	☐
50. 因为感到害怕而避开某些东西、场合或活动	☐	☐	☐	☐	☐
51. 脑子变空了	☐	☐	☐	☐	☐
52. 身体发麻或刺痛	☐	☐	☐	☐	☐
53. 喉咙有梗塞感	☐	☐	☐	☐	☐
54. 感到对前途没有希望	☐	☐	☐	☐	☐
55. 不能集中注意力	☐	☐	☐	☐	☐

项目	无	轻度	中度	偏重	严重
	0	1	2	3	4
56. 感到身体的某一部分软弱无力	☐	☐	☐	☐	☐
57. 感到紧张或容易紧张	☐	☐	☐	☐	☐
58. 感到手或脚发沉	☐	☐	☐	☐	☐
59. 想到有关死亡的事	☐	☐	☐	☐	☐
60. 吃得太多	☐	☐	☐	☐	☐
61. 当别人看着您或谈论您时感到不自在	☐	☐	☐	☐	☐
62. 有一些不属于您自己的想法	☐	☐	☐	☐	☐
63. 有想打人或伤害他人的冲动	☐	☐	☐	☐	☐
64. 醒得太早	☐	☐	☐	☐	☐
65. 必须反复洗手、点数目或触摸某些东西	☐	☐	☐	☐	☐
66. 睡得不稳不深	☐	☐	☐	☐	☐
67. 有想摔坏或破坏东西的冲动	☐	☐	☐	☐	☐
68. 有一些别人没有的想法或念头	☐	☐	☐	☐	☐
69. 感到对别人神经过敏	☐	☐	☐	☐	☐
70. 在商店或电影院等人多的地方感到不自在	☐	☐	☐	☐	☐
71. 感到任何事情都很难做	☐	☐	☐	☐	☐
72. 一阵阵恐惧或惊恐	☐	☐	☐	☐	☐
73. 感到在公共场合吃东西很不舒服	☐	☐	☐	☐	☐
74. 经常与人争论	☐	☐	☐	☐	☐
75. 单独一人时神经很紧张	☐	☐	☐	☐	☐
76. 别人对您的成绩没有做出恰当的评价	☐	☐	☐	☐	☐
77. 即使和别人在一起也感到孤单	☐	☐	☐	☐	☐
78. 感到坐立不安、心神不宁	☐	☐	☐	☐	☐
79. 感到自己没有什么价值	☐	☐	☐	☐	☐
80. 感到熟悉的东西变得陌生或不像是真的	☐	☐	☐	☐	☐
81. 大叫或摔东西	☐	☐	☐	☐	☐
82. 害怕会在公共场合昏倒	☐	☐	☐	☐	☐
83. 感到别人想占您的便宜	☐	☐	☐	☐	☐
84. 为一些有关"性"的想法而很苦恼	☐	☐	☐	☐	☐
85. 认为应该因为自己的过错而受到惩罚	☐	☐	☐	☐	☐

项目	无	轻度	中度	偏重	严重
	0	1	2	3	4
86. 感到要赶快把事情做完	☐	☐	☐	☐	☐
87. 感到自己的身体有严重问题	☐	☐	☐	☐	☐
88. 从未感到和其他人很亲近	☐	☐	☐	☐	☐
89. 感到自己有罪	☐	☐	☐	☐	☐
90. 感到自己的脑子有毛病	☐	☐	☐	☐	☐

附录三 抑郁自评量表

指导语：自评时注意，下面有 20 条文字，请仔细阅读每一条，把意思弄明白。然后根据您最近一周实际情况，选择最合适的一个，打上"√"。

项目	偶尔	有时	经常	持续
1. 我觉得闷闷不乐，情绪低沉				
*2. 我觉得一天之中早晨最好				
3. 我一阵阵地哭出来或是想哭				
4. 我晚上睡眠不好				
*5. 我吃的和平时一样多				
*6. 我与异性接触时和以往一样感到愉快				
7. 我发觉我的体重在下降				
8. 我有便秘的苦恼				
9. 我心跳比平时快				
10. 我无缘无故感到疲乏				
*11. 我的头脑和平时一样清楚				
*12. 我觉得经常做的事情并没有困难				
13. 我觉得不安而平静不下来				
*14. 我对将来抱有希望				
15. 我比平常容易激动				
*16. 我觉得做出决定是容易的				
*17. 我觉得自己是个有用的人，有人需要我				
*18. 我的生活过得很有意思				
19. 我认为如果我死了别人会生活得更好些				
*20. 平常感兴趣的事我仍然照样感兴趣				

注：标 * 者为反向计分。

附录四　A 型行为类型评定项目

指导语:请回答下列问题。凡是符合您的情况的就在"是"字上打"√",凡是不符合您的情况的就在"否"字上打"√"。每个问题必须回答,答案无所谓对与不对、好与不好。请尽快回答,不要在每道题目上思索太多。回答时不要考虑"应该怎样",只回答您平时"是怎样的"就行了。

项目	是	否
1. 我常常力图说服别人同意我的观点		
2. 即使没有什么要紧事,我走路也很快		
3. 我经常感到应该做的事情很多,有压力		
4. 即使是决定了的事别人也很容易使我改变主意		
5. 我常常因为一些事大发脾气或和人争吵		
6. 遇到买东西排长队时,我宁愿不买		
7. 有些工作我根本安排不下,只是临时挤时间去做		
8. 我上班或赴约会时,从来不迟到		
9. 当我正在做事,谁要是打扰我,不管有意无意,我都非常恼火		
10. 我总看不惯那些慢条斯理、不紧不慢的人		
11. 有时我简直忙得透不过气来,因为该做的事情太多了		
12. 即使跟别人合作,我也总想单独完成一些更重要的部分		
13. 有时我真想骂人		
14. 我做事喜欢慢慢来,而且总是思前想后		
15. 排队买东西,要是有人加塞,我就忍不住指责他或出来干涉		
16. 我觉得自己是一个无忧无虑、逍遥自在的人		
17. 有时连我自己都觉得,我所操心的事远远超过我应该操心的范围		
18. 无论做什么事,即使比别人差,我也无所谓		
19. 我总不能像有些人那样,做事不紧不慢		
20. 我从来没想过要按照自己的想法办事		
21. 每天的事都使我的神经高度紧张		
22. 在公园里赏花、观鱼等,我总是先看完,等着同来的人		
23. 对别人的缺点和毛病,我常常不能宽容		
24. 在我所认识的人里,个个我都喜欢		
25. 听到别人发表不正确见解,我总想立即纠正他		
26. 无论做什么事,我都比别人快一些		
27. 当别人对我无礼时,我会立即以牙还牙		
28. 我觉得我有能力把一切事情办好		
29. 聊天时,我也总是急于说出自己的想法,甚至打断别人的话		
30. 人们认为我是一个相当安静、沉着的人		

项目	是	否
31. 我觉得世界上值得我信任的人实在不多		
32. 对未来我有许多想法,并总想一下子都能实现		
33. 有时我也会说人家的闲话		
34. 尽管时间很宽裕,我吃饭也快		
35. 听人讲话或报告时我常替讲话人着急,我想还不如我来讲哩		
36. 即使有人冤枉了我,我也能够忍受		
37. 我有时会把今天该做的事拖到明天去做		
38. 人们认为我是一个干脆、利落、高效率的人		
39. 有人对我或我的工作吹毛求疵时,很容易挫伤我的积极性		
40. 我常常感到时间晚了,可一看表还早呢		
41. 我觉得我是一个非常敏感的人		
42. 我做事总是匆匆忙忙的,力图用最少的时间办尽量多的事情		
43. 如果犯有错误,我每次全都愿意承认		
44. 坐公共汽车时,我总觉得司机开车太慢		
45. 无论做什么事,即使看着别人做不好我也不想拿来替他做		
46. 我常常为工作没做完,一天又过去而忧虑		
47. 很多事如果由我来负责,情况要比现在好得多		
48. 有时我会想到一些坏得说不出口的事		
49. 即使受工作能力和水平很差的人所领导,我也无所谓		
50. 必须等待什么的时候,我总是心急如焚,"像热锅上的蚂蚁"		
51. 当事情不顺利时我就想放弃,因为我觉得自己能力不够		
52. 假如我可以不买票白看电影,而且不会被发现,我可能会这样做		
53. 别人托我办的事,只要答应了,我从不拖延		
54. 人们认为我做事很有耐性,干什么都不会着急		
55. 约会或乘车、船,我从不迟到,如果对方耽误了,我就恼火		
56. 我每天看电影,不然心里就不舒服		
57. 许多事本来可以大家分担,可我喜欢一人去干		
58. 我觉得别人对我的话理解太慢,甚至理解不了我的意思似的		
59. 人家说我是个厉害的暴性子的人		
60. 我常常比较容易看到别人的缺点而不容易看到别人的优点		

附录五　领悟社会支持量表（PSSS）

指导语：以下有 12 个句子，每一个句子后面有 7 个答案。请你根据自己的实际情况在每句后面选择一个答案。例如，选择 1 表示你极不同意，即说明你的实际情况与这一句子极不相符；选择 7 表示你极同意，即说明你的实际情况与这一句子极相符；选择 4 表示中间状态。依此类推。

项目	1	2	3	4	5	6	7
1. 在我遇到问题时会有人出现在我的身旁							
2. 有人与我共享快乐与忧愁							
3. 我的家人能够确实具体地给我帮助							
4. 在需要时我能从家庭获得感情上的帮助和支持							
5. 当我有困难时，有人能安慰我							
6. 我的朋友能真正地帮助我							
7. 当我出问题时，有朋友可依靠							
8. 我能与自己的亲人讨论我的难题							
9. 我的朋友们能与我分享快乐与忧愁							
10. 在我的生活中有人关心我的感情							
11. 我的亲人乐意帮助我做出决定							
12. 我能与朋友们讨论自己的难题							

参考文献

［1］ 马存根. 医学心理学［M］.5 版. 北京：人民卫生出版社,2019.

［2］ 孙萍. 医学心理学［M］.4 版. 北京：北京大学医学出版社,2019.

［3］ 马辛,赵旭东. 医学心理学［M］.3 版. 北京：人民卫生出版社,2015.

［4］ 李光英,张斌. 医学心理学［M］. 北京：中国中医药出版社,2023.

［5］ 白学军. 实验心理学［M］.2 版. 北京：中国人民大学出版社,2017.

［6］ 汤雅婷,陈劲松. 医学心理学［M］.2 版. 北京：科学出版社,2016.

［7］ 杨凤池,崔广成. 医学心理学［M］.4 版. 北京：北京大学医学出版社,2020.

［8］ 徐传庚. 医学心理学［M］.2 版. 北京：中国中医药出版社,2018.

［9］ 姚树桥,杨艳杰. 医学心理学［M］.7 版. 北京：人民卫生出版社,2020.

［10］ 季建林. 医学心理学［M］. 上海：复旦大学出版社,2020.

［11］ 吴均林. 医学心理学［M］. 北京：高等教育出版社,2006.

［12］ 李钧,邱悦群. 实用医患沟通学［M］. 北京：高等教育出版社,2015.

［13］ 夏曼,施宏伟. 医患沟通［M］. 北京：人民卫生出版社,2019.

［14］ 王彩霞. 医患沟通［M］. 北京：北京大学医学出版社,2022.

［15］ 彭聃龄,陈宝国. 普通心理学［M］.6 版. 北京：北京师范大学出版社,2024.

［16］ 方颖,武绛玲. 医学心理学［M］.3 版. 北京：科学出版社,2023.

［17］ 余运英. 老年人心理与行为［M］. 北京：北京师范大学出版社,2022.

［18］ 刘新学,唐雪梅. 学前心理学［M］.3 版. 北京：北京师范大学出版社,2023.

读者意见反馈

为收集对教材的意见建议，进一步完善教材编写并做好服务工作，读者可将对本教材的意见建议通过如下渠道反馈至我社。

咨询电话　400-810-0598

反馈邮箱　gjdzfwb@pub.hep.cn

通信地址　北京市朝阳区惠新东街4号富盛大厦1座　高等教育出版社总编辑办公室

邮政编码　100029

资源服务提示

授课教师如需获得本书配套教辅资源，请登录"高等教育出版社产品信息检索系统"(http://xuanshu.hep.com.cn)搜索下载，首次使用本系统的用户，请先进行注册并完成教师资格认证。